千葉大学医学部附属病院　副病院長・
病院経営管理学研究センター長

井上 貴裕 編著

病院経営
財務マネジメント
財務基盤強化のための実践テキスト

MANAGEMENT

LOGICA
ロギカ書房

は じ め に

　病院経営者ならば誰もが自分の病院を赤字にしたくない、できれば毎期黒字の決算で締めくくりたいと願っているはずだ。これは、病院が営利組織ではないため、株式上場でひと儲けしたいとか、出資者に対して配当で報いたいという思いからではなく、次の投資機会を失わず持続的な成長を遂げていくことが良質な医療提供につながるという発想からである。だとするならば、収益性を高められるような施策を打てばよいわけだが、人事など様々なしがらみがあるからなのか、プライドが捨てきれないのか、合理的な意思決定が行われないことも少なくない。もちろん医療を志したときの理想を忘れてはいけないし、患者のために最善の医療提供を行うことは医療人である限り常に優先すべきことである。採算性など度外視で行われる医療も決して少なくないわけであり、むしろそのような姿勢こそが大切であり、差別化の源泉だという見方もできる。この治療をすると赤字になるので、やめておこうという選択は現行のわが国の医療制度や医療職の倫理観ではあり得ないことだろう。しかし、病院経営に逆風が吹き続けており、今後も回復の見込みが立たないのだとすれば、将来は経済性が医療を支配するのが常識となってしまうかもしれない。命がお金で買われるような時代だ。では、どうしたらそのような未来の到来を避けることができるだろうか。

　最も大切なことは病院が健全経営を続けることだ。赤字でも実施すべき医療があると私は信じている。しかし、その赤字は全体のどこかで吸収し、補填していかなければならない。未来永劫、あらゆる領域で赤字では次の投資ができなくなってしまう。では、どうしたら健全経営を続けられるのだろうか。1つは医療政策や診療報酬の方向性を的確に把握し、その方向性に沿った医療提供を行うことだ。良くも悪くも病院は規制産業であり、だからこそ政策を無視した経営は不可能だ。もちろんただ政策に流されるのではなく、自ら率先した取組みも必要不可欠であるが、それは政策を理解してこそ可能になるだろう。

そしてもう1つは地域の医療の実情を見据えた現実的な意思決定を行うことだ。夢や理想も大切だが、自らの立ち位置を客観的に把握し、独自の立ち位置を築くことが優位性の源泉である。地域の医療提供体制の中で不可欠な存在を目指すことが財務基盤を強化することにもつながるだろう。

　本書は、医療政策や診療報酬についての論点を主に第1章で取り上げた。本書だけで網羅できているわけではない点はご容赦いただきたいが（シリーズ書籍もご参照いただきたい）、平成30年度診療報酬改定を踏まえた最新の内容で構成している。そして、第2章では、今後の病院経営で外せない視点、第3章では病院経営のプロフェッショナルが闘ってきた事例を紹介している。戦略の立案から、リーダーシップ、組織管理についてふれていただいた。

　病院経営は戦略を立案したらそれで終わりではない。それはスタートラインに過ぎない。組織を活性化し、現場を鼓舞し、そして患者のために日々働く職員たちが生き生きとして活躍する基盤を整えることこそが経営者の役割である。

　消費税増税や診療報酬本体改定の財源不足など今後も病院経営を取り巻く環境は決して楽観視できない。しかし、医療政策の方向性を踏まえ、地域に不可欠な医療提供を現実的に行い、適切なリーダーシップを発揮し、質の高い医療を提供する医療機関の未来は明るいと私は信じている。本書がそのきっかけづくりに微力ながら貢献できることを願っている。

　なお、第1章は編著者の連載原稿である「CB newsマネジメント　先が見えない時代の戦略的病院経営及びビジョンと戦略　医療機関経営　未来への処方箋」を加筆修正したものです。

　株式会社CBナレッジ　大戸豊様、保健・医療・福祉サービス研究会　林玲子様に多大のお力添えをいただきましたことに、心よりお礼を申し上げます。

2019年5月

井上　貴裕

目 次

はじめに

第1章　病院経営と財務マネジメント

（井上　貴裕・千葉大学医学部附属病院）

1.1　公立病院の財務状況を悪化させる元凶と対応策　*2*

　　1．給与費比率と委託費比率の高さから黒字は絶望的な場合も　*3*

　　2．理想を失わずに、財務的な規律も保つ　*6*

1.2　繰入金に頼る公立病院が踏み出すべき一歩　*10*

　　1．不採算医療とも言われる救急だが、民間病院も注力している　*10*

　　2．総合入院体制加算1に加えて、多額の補助金は必要なのか　*12*

　　3．経営に自由度がないことが制約になっている　*13*

1.3　なぜ大垣市民病院は強いのか？　*17*

　　1．大垣市民病院の給与費比率が低い本当の理由は　*18*

　　2．高い生産性を維持できる理由は　*22*

　　3．金岡院長の強いリーダーシップ　*23*

1.4　今のままの消費税補てんなら、診療機器更新は絶望的　*26*

　　1．千葉大学医学部附属病院の業績はなぜ改善したのか？　*26*

　　2．診療報酬による消費税補てんは十分なのか？　*28*

1.5　18年度改定が機能評価係数Ⅱに与えた影響とは　*31*

1.6　ロボット支援下手術をどう考えるか　*37*

　　1．da Vinci台数の地域差と経験症例数クリアのための選択肢　*37*

　　2．高度急性期病院はロボット支援下手術をどう考えるべきか　*40*

1.7　救急医療入院の地域差を再検証する　*42*

1．18年度診療報酬改定でどう変わったか？地域による基準の違いは？　*43*

2．「全国一律にメス」には医療崩壊のリスク　*46*

1.8　救急医療係数で適切な評価を受けるために　*48*

1．救急医療係数が上昇したトップ3病院の評価が高まった理由　*49*

2．救急医療係数には重篤な緊急入院件数も関係　*51*

3．時間外選定療養費を徴収する選択肢も　*54*

1.9　在院日数が持つ意味は内科と外科で異なる　*56*

1．平均在院日数を短縮しても思うように単価が増えない場合の打開策　*58*

1.10　白内障手術の外来化を進め、急性期らしい病床活用を　*62*

1.11　診療密度と効率性係数が低い病院は DPC 病院として妥当なのか　*67*

1.12　2019年の GW、10連休の一部開院も検討を
　　　〜今後の大型連休と病院経営を考える〜　*72*

1.13　急性期の「目安」は 6 万円の診療単価　*77*

1．急性期病院における入院診療単価の内訳　*78*

1.14　地域一般入院基本料は、地域包括ケア病棟との統合も視野か　*82*

1.15　中核病院に求められる外来診療機能
　　　〜働き方改革に必要な外来縮小〜　*89*

1．医師の働き方改革と求められる外来診療機能　*89*

2．外来診療の経済性　*90*

3．患者のためにも重要な外来縮小　*92*

1.16　働き方改革の時代〜補助者の重要性と今後の課題〜　*94*

1．医師等の負担軽減の重要性　*94*

2．2025年に向けた課題　*96*

3．2040年に向けた課題　*97*

1.17　平均在院日数は下げ止まったのか？

〜地域包括ケア病棟　台頭の影響〜　*100*

　　　1．平均在院日数　一般病床全体の状況　*100*

　　　2．地域包括ケア病棟　入院医療管理料の台頭　*103*

　　　3．DPC 対象病院　平均在院日数短縮の状況　*104*

1.18　「妊婦加算」凍結で問われる診療報酬のあるべき姿　*106*

1.19　高利益の薬局だからこそ、さらなる付加価値を　*110*

　　　1．病院の利益が外部に流出したという見方も　*110*

　　　2．病院は院内処方に戻せばよいのか　*113*

　　　3．報酬面でも病院薬剤師の魅力はある　*114*

1.20　病院経営を市場原理に委ねるべきか　*116*

　　　1．市場原理に委ねた場合に危惧されること　*118*

　　　2．効率的で、公平性がある医療の維持を　*120*

1.21　経営者に求められる英断

　　　〜実効性ある意思決定を支えるフレームワークの活用〜　*121*

　　　1．病院における管理会計　*121*

　　　2．PPM による資源配分　*123*

第 2 章　これからの病院経営の視点

2.1　病院経営層のための人工知能入門　*128*

（亀田　義人・千葉大学医学部附属病院）

　　　1．人工知能とは何か？　*128*

　　　2．人工知能を活用する意義　*131*

　　　3．人工知能の歴史とトレンド　*133*

　　　4．人工知能発展のための 3 要素　*134*

　　　5．ディープラーニングの理論的背景　*136*

6．人工知能の限界　*137*

7．人工知能搭載製品の開発プロセス　*139*

2.2　病院経営の視点で考える職員のメンタルヘルス対策　*145*

（吉村　健佑・千葉大学医学部附属病院）

1．メンタルヘルス不調の現状と職場の損失　*145*

2．病院での産業保健体制作り　*146*

3．指針の示す「4つのケア」に沿った活動の展開　*148*

4．メンタルヘルス対策の費用対効果　*149*

5．おわりに　*150*

第3章　ケース・スタディ　10病院の実践

3.1　CSR経営を基盤にした独自のマネジメントシステムによる渓仁会グループの経営　*154*

（田中　繁道・医療法人渓仁会）

3.2　市立札幌病院の経営改善への取組み　*173*

（関　利盛・市立札幌病院）

3.3　グループの取組み内容とちば医経塾1期生として感じたこと　*188*

（小室　瑞夫・TUMS（桐和会ユニバーサルメディカルサービス））

3.4　「1＋1＜2」の証明　*201*

（北野　喜良・まつもと医療センター）

3.5　中規模ケアミックス型脳神経外科専門病院の経営戦略と取組事例
〜診療情報管理士は病院経営にどう貢献していくべきか〜　*216*

（川腰　晃弘・金沢脳神経外科病院）

3.6　赤字病院からの脱却を目指して　*238*

（遠山　一喜・高岡市民病院）

3.7　経営改善の取組み〜更なる成長のために、今なすべきこと〜　*254*

（池田 栄人・京都第一赤十字病院）

3.8 平成医療福祉グループの経営と慢性期医療　*271*

（武久 洋三・平成医療福祉グループ）

3.9 崖っぷち自治体病院　復活のシナリオ　*282*

（前田 博教・高知県立あき総合病院）

3.10 コンサルからケアミックス病院の事務長になって実践してきた病院経営　*303*

（藤井 将志・谷田病院）

第1章

病院経営と
財務マネジメント

1.1

公立病院の財務状況を悪化させる
元凶と対応策

千葉大学医学部附属病院 副病院長・病院経営管理学研究センター長・ちば医経塾塾長 井上 貴裕

　一般病院の業績悪化が止まらない。2018年度診療報酬改定で病院機能によっては一息つけたところもあるかもしれないが、定期昇給や消費増税などを考えると、楽観視できない病院がほとんどだろう。

　開設主体別に見ると、特に業績が悪いのが公立病院（自治体病院）で、その損益差額は悲惨なものだ。個人や医療法人などの民間病院が黒字なのに対し、公立病院の赤字幅は半端なものではなく、補助金の繰り入れなくして事業が成り立たない状況を示している。ただ、この傾向は最近始まったことではなく、以前から変わらない。

　一般病院全体では黒字基調であった2012年度（平成24年度）ですら、公立病院の損益差額は大幅なマイナスで、そこから悪化の一途をたどっている（**図表1.1.1**）。もちろん公立病院は政策医療を担っていたり、地域で不足する不可欠な役割を果たしたりしていることも想定され、単純に赤字だから悪いという烙印を押すことはできない。ただ、血税が投入されているのだから、その検証は不可欠だろう。

　本稿では、公立病院はなぜ赤字なのか、今後の医療政策でどう扱っていくべきか、そして病院として改善のために何ができるかを考えていく。

図表1.1.1　一般病院　損益差額の状況

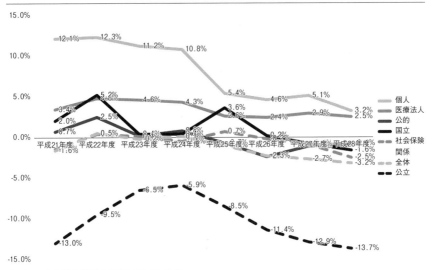

出所：医療経済実態調査報告に基づき作成

1．給与費比率と委託費比率の高さから黒字は絶望的な場合も

　図表1.1.2は、病院の開設主体別に医業収益に対する医業費用の割合を見たものだ。公立病院は材料費比率については他の公的病院とそれほど大きな差はない一方、給与費比率、委託費比率、減価償却費比率が高い水準にある。個人や医療法人の材料費比率が非常に低いため、民間病院は医薬品や診療材料を買い叩いているのではと思いがちだが、単純にそうとはいえない。100床当たり医業収益を見ると、民間病院は低い水準にあるため、手術が少なかったり、不足する回復期、あるいは慢性期的な機能に転換したりしていることも考えられるからだ。国や自治体の場合には入札が必要で、その金額は開示されるので、業者も低価格を提示しづらいという現実もあって、公立病院は多少高値で買わざるを得ない面はある。

　ただ、医薬品や診療材料の購入価格以上に収益に差が付くのが病院機能だ。

4　第1章　病院経営と財務マネジメント

図表1.1.2　医業収益に対する医業費用の割合

開設主体別施設分類	給与費比率	材料費比率	委託費比率	減価償却費比率	100床当たり医業収益
医療法人	55%	10%	5%	4%	1,505,333
国立	54%	26%	6%	7%	1,780,666
公立	60%	25%	9%	9%	2,020,227
公的	53%	27%	6%	6%	2,429,349
社会保険関係法人	52%	29%	6%	5%	2,662,217
個人	57%	16%	6%	3%	932,478

出所：医療経済実態調査報告（2017年11月18日公表）に基づき作成

その点では、公立病院は他の公的病院に匹敵する急性期的な機能を有していると考えられる。

　公立病院の財務状況を悪化させている元凶は別のところにあり、給与費比率と委託費比率の高さは特徴的だ。給与費比率が高いことは、投入した人件費に対して医業収益が追い付いていないことを意味する。人員配置が過剰なのか、給与費水準が高過ぎるのかなどが関係しているのだろう。一方で、委託費比率も人件費的な性格を強く帯びる。特に公立病院では、定員の制約があることが多く、医事課など事務部門は外部委託の対象になりやすい。給与費比率も委託費比率も高いのであれば、黒字になることは難しい。何しろ両方を合計すると医業収益の69％にも上るのだから、それで黒字を確保することは絶望的といえるだろう。

　また、減価償却費比率が高いのも特徴的で、過剰投資が浮き彫りになっている。病院を新築する際に、やたら豪華な建物を用意する場合も少なくないが、それが医療機能にプラスかというと、必ずしもそうでなかったりする。設備投資も積極的に行う傾向がある。民間病院のように医師の報酬に色を付けることができないから、せめて医師が望む設備を購入し、「やりたい医療」をできるように環境を整備するという発想からなのかもしれない。それが地域で必要と

される医療機能であれば、間違ってはないのだが、医業収益が追い付かないという点からすれば、やはり過剰投資であることは否定できない。

ここでは給与費比率についてさらに深掘りし、何が高水準とさせるのかその実態に迫る。給与費比率が高い場合にまず問われるのは「人が多いのではないか」ということだ。人員配置が過剰ならば、人件費に医業収益が追い付かないことは想像に難くない。

図表1.1.3　100床当たり職員数

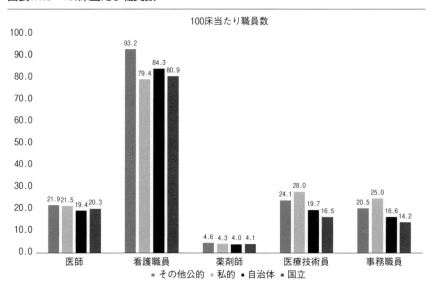

出所：全国公私病院連盟、病院経営分析調査報告に基づき作成

図表1.1.4　看護要員1人1日当たり患者数

	総　数	入　院	外　来
その他公的	2.6	1.1	10.5
自治体	2.5	1.1	9.4
私的	2.4	1.2	10.2
国立	2.3	1.1	12.9

出所：全国公私病院連盟、病院経営分析調査報告に基づき作成

6　第1章　病院経営と財務マネジメント

　図表1.1.3は、職種別の100床当たりの常勤換算職員数であり、公立病院の人員配置が必ずしも過剰とはいえない。ただ、これは病床当たりなので、病床に対して患者数が少なければ、やはり過剰配置となってしまう。そこで、職員数が最も多い看護師に焦点を当て、看護師1人当たりの患者数を見たのが**図表1.1.4**だ。外来についてはやや少なめだが、入院は他の開設主体と大きく変わらない。医療政策では、外来の機能分化が迫られ、病院は外来患者数を減らしていく方向性だから、このことが悪いとは言えない。

2．理想を失わずに、財務的な規律も保つ

　では、問題の本質はどこに潜んでいるのか。それは給与水準の割には医業収益が少ないことにある。公立病院では、人事院勧告に追随して給与水準を上げていくものの、それに医業収益が追い付いていないわけだ。

　図表1.1.5〜**図表1.1.9**は職種別の給与費の状況で、公立病院は全般的に高めだ。ただし、職種別賃金は平均年齢などの影響も受けるので単純に比較はできない。公立病院の場合は勤続年数が長くなるほど、給与が上がり続けるため、離職率が低いことなどが影響している可能性は十分にある。

　公立病院の経営者からすれば、給与水準をコントロールすることはできない。だからといって、赤字のままでよいかと言えば、自治体の財政事情にもよるが、適切な医療提供を継続できなくなるかもしれない。

　政策的には公立病院が地域にとって本当に不可欠な機能を果たしているのか、さらなる検証が必要だし、場合によっては再編統合や運営を民間に任せるという視点も必要になるだろう。

　もちろん、公立病院でも特別な補助金を入れなくても黒字の病院はあるため、すべてにこのような議論が当てはまるわけではない。政策医療を提供しているから赤字だと主張されることもあるが、そればかりが理由ではないだろう。やはり補助金がもらえるから、甘い体質になっているという側面も否定できない。医療はお金儲けのためにやっているわけではないから、公立病院らし

1.1 公立病院の財務状況を悪化させる元凶と対応策　　7

図表1.1.5　関係主体別　医師給与

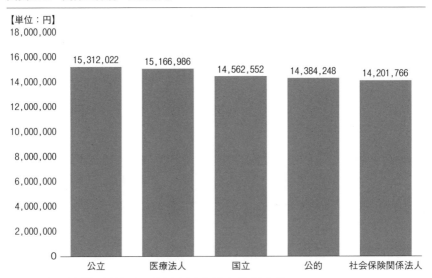

出所：医療経済実態調査報告（2017年11月18日公表）に基づき作成

図表1.1.6　関係主体別　看護師給与

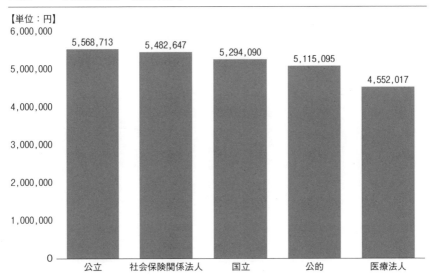

出所：医療経済実態調査報告（2017年11月18日公表）に基づき作成

図表1.1.7 関係主体別　薬剤師給与

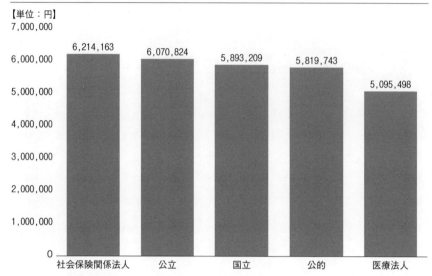

出所：医療経済実態調査報告（2017年11月18日公表）に基づき作成

図表1.1.8 関係主体別　医療技術員給与

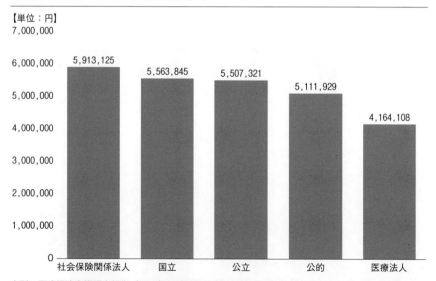

出所：医療経済実態調査報告（2017年11月18日公表）に基づき作成

図表1.1.9　関係主体別　事務職員給与

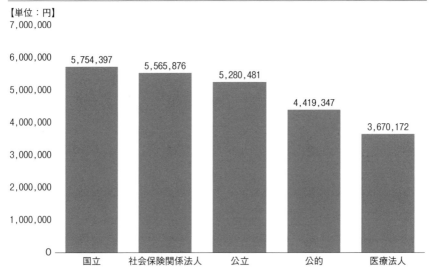

出所：医療経済実態調査報告（2017年11月18日公表）に基づき作成

く県民や市民のために最善の医療提供を行うという理念は失ってはいけない。ただ、そのことが甘えにつながることも少なくない。医療人としての理想を失わずに、財務的な規律を保つという現実をも見据えてバランスのよい病院運営をしていく必要がある。

　最後に、個人的な印象だが、業績のよい公立病院は地域に必要な医療を提供し、とにかくスタッフがよく働く。給与水準が決して低いわけではないことには言及しておく。

1.2

繰入金に頼る公立病院が
踏み出すべき一歩

井上 貴裕

　公立病院の財務状況は悪化しており、厳しい現実を迎えている。それは、公立病院は補助金が投入されるために甘えが生じやすかったり、給与が高止まりしたり、医療機器などでは一定額以上の契約の場合は入札が必要となり、それがかえって価格上昇の要因になるなど、構造的な問題があるのも事実だ。その一方で、住民が安心して暮らせる環境を整備する上で、公立病院が欠かせない場合もあることは確かだ。

　本稿では公立病院に多額の繰入金が注入されている状況を明らかにしつつ、政策医療とは何か、そして活性化に向けた施策を提案したい。

1. 不採算医療とも言われる救急だが、
民間病院も注力している

　図表1.2.1は、他会計繰入金が年間20億円以上の公立病院を抽出している。大規模急性期病院が中心で、地域の中でも一定の存在感を持って、最後の砦としての役割を果たす施設もある。一方で、都市部の激戦区に立地し、新入院患者の獲得に苦戦する中、結果として病床稼働率が極めて低くなり、赤字補てん的な繰入れが行われているケースもあるだろう。

　公立病院が、民間では不採算になってしまう政策医療を提供し、それが住民の便益になっていることが明白なら、税金の投入に異論は出ないだろう。た

1.2 繰入金に頼る公立病院が踏み出すべき一歩　11

図表1.2.1　2015年度　他会計繰入金　20億円以上の病院

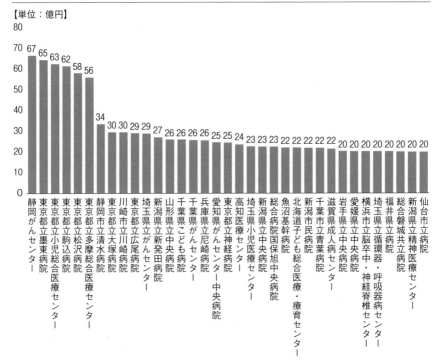

出所：病院情報局、総務省、地方公営企業年鑑を基に作成

だ、不採算医療を一律に定義することは容易ではない。不採算の分野として、よく救急医療や精神医療、小児・周産期医療が挙げられるが、民間でも救急に注力する施設は多い。

　図表1.2.2は救急車搬送入院で全国トップ50の病院であり、ナンバーワン、ツーは民間病院だし、多額の繰入れが行われている病院は数件しか見当たらない。「民間はおいしいところだけを持っていき、ほかでは手に負えない患者が公立病院に搬送される」という主張も聞かれることがあるが、これだけの実績を挙げている病院は、断らない救急を提供している可能性が高い。むしろ、民間病院でも、公立病院並みの手当があってもいいのではないか。もちろん受入

図表1.2.2　2016年度　救急車搬送入院件数　全国トップ50病院

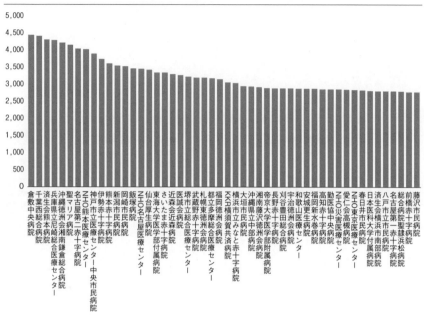

出所：中央社会保険医療協議会「DPC評価分科会」資料を基に作成

　件数だけでは評価できないが、救急の不応需率が極めて高い公立病院があるのは残念でならない。

2．総合入院体制加算１に加えて、多額の補助金は必要なのか

　このほか、精神医療も不採算といわれ、特に精神科救急はそうかもしれない。ただ、損失補てん的な対応は診療報酬でも行われている。総合入院体制加算や精神科急性期医師配置加算などは、診療体制と一定の実績があれば、多額の報酬につながるだろう。また、金額は大きくはないが、DPC/PDPSの地域医療係数にある「体制評価係数」でも、精神系疾患への対応は評価されている。

小児・周産期医療も政策医療とされ、繰入れが行われるケースがある。小児・周産期医療の中には、極めて重篤で、採算を度外視しても対応すべき患者がいるのは確かだが、すべてが不採算医療ではない。これらの領域では、特定入院料として高い診療報酬が設定され、小児科などは在院日数が長くなっても報酬が下がらない。また、周産期医療を積極的に提供すれば、自費収入も入る。ただし、今後の人口減少で需要が減っていくことに加え、一部の拠点病院以外では患者が集まらなかったり、季節変動が大きかったりすることが、収益性を悪化させているのだろう。

多くの病院経営者は、新入院患者を獲得するために、救急医療に積極的に対応したいと考えているし、救急では身体疾患に加え、精神疾患を合併するケースも多い。このような状況とリンクした報酬が総合入院体制加算1だが、この加算には精神疾患患者の入院受入体制が求められ、さらに小児科・産婦人科の標榜も必要だ。

総合入院体制加算1は、報酬が充実していることで知られるが、その上さらに、多額の補助金を投じることに異論が出るのも不思議ではない。

3．経営に自由度がないことが制約になっている

ただ、公立病院にも言い分はある。政治の道具として利用されたり、議員からは医療政策の方向性に反する医療提供の要望が上がったりすることもある。地域の中核となる病院では、外来はかかりつけ医との機能分化が求められているが、市議会などで、「地域一般的な外来の役目を果たすべき」とか、「赤字は外来患者数の減少が原因であり、病院の人気がないからだ」といった議論が真剣に行われることもある。

病院は、外来の敷居を下げ、逆紹介をしなければ、再診の一般外来患者を増やすこともできる。しかし、それでは外来診療単価は下がるし、入院患者の獲得につながらないだけでなく、救急の不応需が増加するかもしれない。結果、収益性が悪化し、赤字補てんが必要になってしまうだろう。公立病院の経営者

には議会対応だけではなく、議員からの個別の問合せにも応じる義務があり、病院経営のことだけを考える環境からは程遠い。

そのほかにも、議員の家族や知人だから優先的に診てくれとか、在院日数を延ばしてくれなど、公立病院が特別対応を求められるケースもあり、補助金を受けているからこそ断れない特殊事情も存在する。

そして何より、経営に自由度がないことが制約になっている。公立病院は、総定員法によって定員の枠が定められるため、人が増やせない。人を増やせば「それはコストでしかなく、1人何億円の損失だ」などと言われたりする。それは生涯賃金のことであり、医療では人材への投資をしないと報酬を稼ぐことすらできないといった、医療者なら当然知っている事情が理解されていない。

だからこそ外部委託が多くなり、特に医事業務は委託の対象になりやすい。外部委託業者は査定率で評価される側面があり、診療報酬の請求も極めて保守的になりやすい。そして、病院職員も数年で県庁や市役所などとローテーションするため、施設基準の届け出などが適切に行えない。このため、世間では当たり前に算定されている加算等が取れていないことも多く、そのために赤字補てんが必要になるという悪循環に陥る。

やはり経営者には、責任に見合った権限を付与するのが望ましく、一定の柔軟性がなければ、医療の質と経済性のどちらも、優れたパフォーマンスを追求できない。

このような閉塞感をどう打破すればよいのか。病院それぞれに事情は異なるが、病院長の参謀となる司令塔が不可欠だと私は考えている。病院長は孤独で不安であり、それを支える参謀が医療政策や診療報酬等の動向を踏まえつつ、データ等を提示できなければ、病院の方向性は迷走する。だが、事務局長をはじめとする事務方に、このような対応を求めるのは難しい。数年でローテーションするだけでなく、役所の意向を無視できない立場だ。だから、公立病院は外部に計画の策定や経営改善のためのコンサルテーションを依頼する。参謀を雇うより割安だという考え方からだろうが、外部者の提案はもう一歩踏み込めないことが多く、ある意味、当たり前のことしか報告書には記載されていな

かったりする。表面だけをなぞった報告書には価値がない。その報告書でさえも、役所の意向が反映されることもあり、外部のコンサルタントが中立な第三者の立場になることは難しい。それは、お金の出どころが役所であれば仕方ないことだろう。

　病院経営では何よりも現場を動かし、実践してこそ結果が出るものだ。地方公営企業法の一部適用で人員配置はがんじがらめの病院でも、優秀な参謀だけは雇えるようにしてほしいし、病院のことを自分のこととして考えられる人材に中長期的なポストを用意したいところだ。ただ、プロパー職員がいてもうまく機能しないこともある。それはその人の力不足だけで片付けられないことだが、まずは人材が必要だ。そして、経営者はその人材が輝ける場を用意しなければならない。

　このような背景もあって、千葉大学医学部附属病院では2018年5月13日に「ちば医経塾」を開講した。ここでは、公立、民間など開設主体を問わず、日本の医療に貢献でき、病院経営の司令塔となる経営参謀を育成していきたいと考えている。

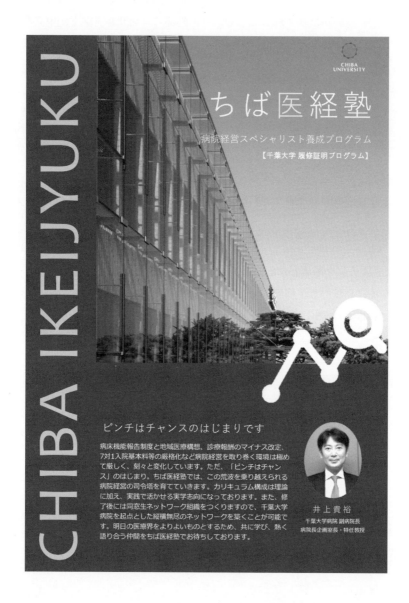

1.3

なぜ大垣市民病院は強いのか？

井上 貴裕

繰入金に頼らざるを得ない公立病院にも苦労があり、打開に向けた一歩を1.2で提案した。ただ、すべての公立病院が赤字なわけではなく、特別な繰入金なしでも黒字の病院が存在するのも事実だ（図表1.3.1）。公立病院といって

図表1.3.1

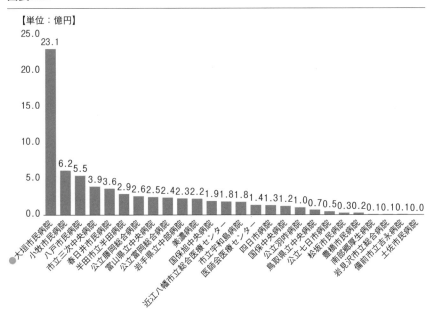

出所：総務省「地方公営企業年鑑」を基に作成。純医業収支は、他会計繰入金を除外した税金等を考慮しない医業収支を意味する。

も、その機能や置かれた環境なども異なるため、一律に論じることはできないが、トップランナーである大垣市民病院（岐阜県大垣市、903床）の存在は注目される。大垣市民病院は地方公営企業法の一部適用で、事務職員は市の職員であり、病院もローテーション先の1つだ。多くの公立病院が抱える悩みの種は存在するにもかかわらず、好業績を残している。今回は、経営アドバイザーとして同院を見てきた中でデータを交えつつ、その強さの秘訣に迫りたい。

1．大垣市民病院の給与費比率が低い本当の理由は

図表1.3.2は、医業利益率と給与費比率を病院ごとに見たものだ。給与費比率が高いと、医業利益率が悪化する傾向が見られる。大垣市民病院は、給与費比率が40％を下回っており、そのことが好業績の原因と考えることができる。給与費比率が低いと「大垣は給与が安いのではないか」と思うかもしれないが、そんなことはなく、むしろ高い方ではないかという印象だ。ただ、給与費

図表1.3.2　2016年度　給与費比率と医業利益率

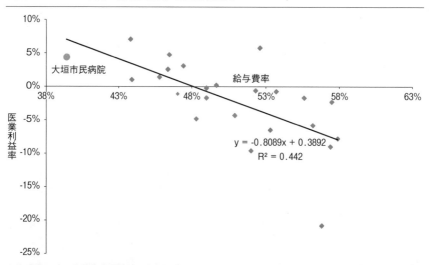

出所：第6回　病院経営戦略研究会資料より

1.3 なぜ大垣市民病院は強いのか？　19

図表1.3.3　2016年度　材料費比率と給与費比率

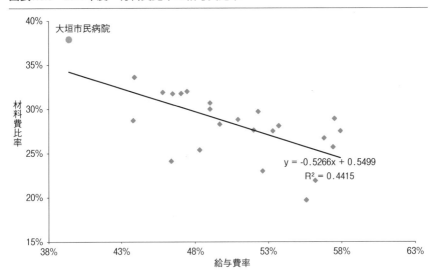

出所：第6回　病院経営戦略研究会資料より

比率と材料費比率は有意に負の相関をしており、大垣市民病院は材料費比率については非常に高くなっている（**図表1.3.3**）。

これは同院が院内処方を行うため、医薬品比率が高いことを意味している。院内処方をすることで、同院では1日1患者当たり約9,000円の投薬料が発生している。その分が材料費比率の分母に計上されるため、見かけ上は給与費比率が低くなっている。この院内処方は、決して薬価差益を獲得するための施策ではなく、市の方針としていまだに院内処方を継続している状況だ。

では、大垣市民病院の給与費比率が低い本当の理由はどこにあるのか。それは優れた生産性にあると私は考えている。**図表1.3.4**、**1.3.5**を見ると、病床当たりでの医師数・看護師数は多くない。しかし、**図表1.3.6**、**1.3.7**を見ると形勢が逆転し、医師1人当たり、あるいは看護師1人当たりの退院患者数が非常に多くなっている。投じている人件費に対して相対的に多くの患者を獲得しているので、給与費比率が低くなるのは当然だ。

20 第1章 病院経営と財務マネジメント

図表1.3.4 病床数と常勤換算医師数

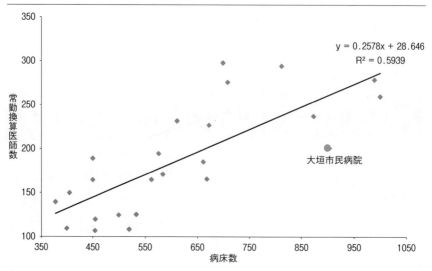

出所:第6回 病院経営戦略研究会資料より

図表1.3.5 病床数と常勤換算看護師数(准看護師を含む)

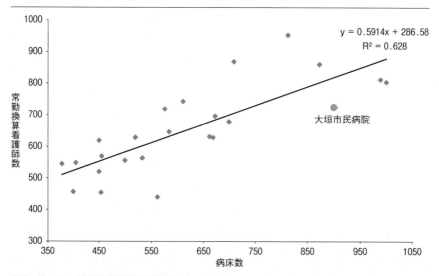

出所:第6回 病院経営戦略研究会資料より

1.3 なぜ大垣市民病院は強いのか？ 21

図表1.3.6　常勤換算医師数と退院患者数（自費を除く）

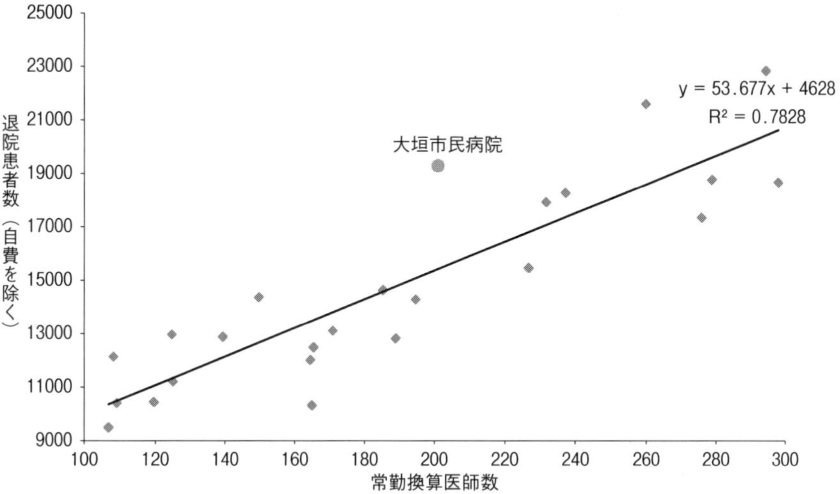

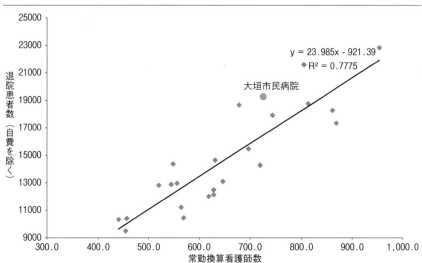

出所：第6回　病院経営戦略研究会資料より

図表1.3.7　看護師数と退院患者数（自費を除く）

出所：第6回　病院経営戦略研究会資料より

22　第1章　病院経営と財務マネジメント

２．高い生産性を維持できる理由は

　純医業収支額が極めて大きいことだけを見ると、「大垣市民病院は金儲け主義では」とか「何か特別なことやっているのではないか」と感じるかもしれない。ただ、実際はそうではなく、患者のためだけを思い愚直に医療提供をし続けている。そして、職員配置についても、現実的な意思決定ができる病院だ。

図表1.3.8　大垣市民病院　半径10キロ　退院患者の状況（2016年度）

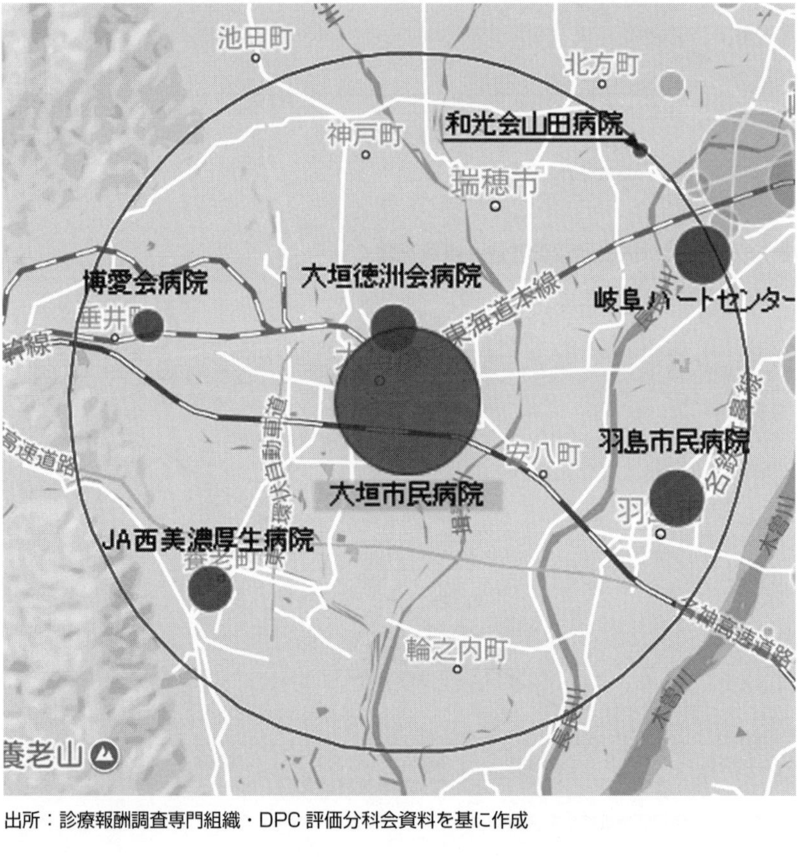

出所：診療報酬調査専門組織・DPC 評価分科会資料を基に作成

実際に 7 対 1 入院基本料に移行したのは2017年 6 月からだ。

　では、これだけの生産性が維持できる理由は何か。まずは外部環境が関係しており、周囲に強力な競合病院が存在しないことが挙げられる。**図表1.3.8**は大垣市民病院を中心に半径10キロを対象に16年度の医療提供状況を可視化したものだ。バブルの大きさが各病院の退院患者数であり、圧倒的な差が見られる。つまり、地域で独占的な地位にあり、最後の砦としての役割があるからこそ、高い生産性が実現できている。ただ、地域の患者を一手に引き受けるような病院は田舎に多く見られるが、医師不足に陥りがちなのも事実だ。

　大垣市民病院も名古屋駅から快速電車で約30分の距離にあるが、決して都会型の病院ではない。研修医から人気があるとはいえ、実際、**図表1.3.4**を見れば、他院と比べると、同院の医師数が多いとはいえない。しかし、名古屋大学の重要な関連病院であり、その太い関係性が高い医療レベルにつながっていると考えている。そして、若手医師が一生懸命働く文化があり、教育システムも整っている。

3. 金岡院長の強いリーダーシップ

　このような文化は一朝一夕に築くことはできないが、戦う院長である金岡祐次先生の存在なくして、同院を語ることはできない。

　私が金岡先生に初めて会ったのは、数年前のことで、ホテルのラウンジまでわざわざ足を運んで下さった。DPC Ⅲ群（現在の DPC 標準病院群）になってしまったことや加算の算定など様々な課題をお話いただいたが、客観的なデータ分析による病院運営などは、あまりできていないという印象だった。ただ、私の記憶にあるのは、話の内容よりも金岡先生の人柄や熱意であり、「この先生とだったら結果を出せる」と感じた。一目惚れといってもよいかもしれない。このことを多くの職員が感じているはずであり、金岡先生のリーダーシップが同院の原動力であると感じている。

　なお、当時の大垣市民病院の事務部門には、病院勤務が15年を超えるプロが

図表1.3.9 入院診療単価の比較

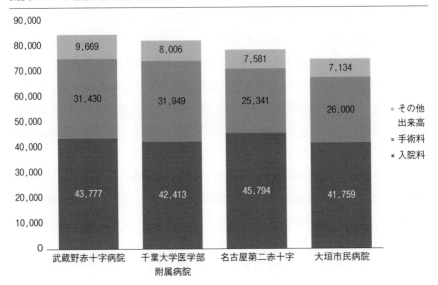

　庶務課にいて、その方はデータ分析にも長けており、非常に優秀だった（残念ながら18年4月に市役所に異動になってしまった）。やはり1人でやれることには限界があることを意味している。公立病院であっても経営企画チームのようなものが編成できることが望ましい。

　ただ、同院に課題がないかというと決してそうではない。医師1人当たり患者数は多いものの、入院診療単価はまだまだこれからという感じだ。**図表1.3.9**にあるように特に「その他出来高収入」には課題を残している。これは、救急医療管理加算や入退院支援加算などDPC入院料でも、手術料でもない項目のことでありまだまだ伸びが期待できる。そして、同院は平成30年度改定でDPC特定病院群に返り咲き、機能評価係数Ⅱについても上位の評価を受けることができた（**図表1.3.10**）。これはたまたまそうなったわけではなく、金岡祐次先生のリーダーシップのもと診療科別に医師等を集め、繰り返しデータに基づき様々な対策を行ったからである。そうはいっても、課題の診療密度はそれほど余裕があったわけではなく、今後も継続的な取組みを行い、走り続

1.3 なぜ大垣市民病院は強いのか？

図表1.3.10　2018年度　機能評価係数Ⅱ　DPC特定病院群トップ50

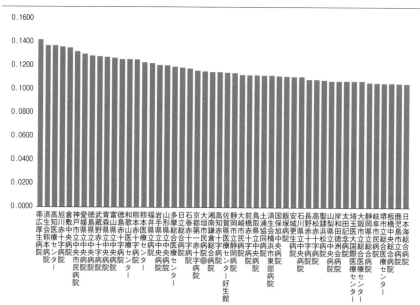

ける必要がある。

　人の育成と同じように、病院の成長もすぐに結果が出ることばかりではなく、改革には時間がかかることも少なくはない。しかし、優れたリーダーの下に、適切な戦略を立て、それを機動的に実行すれば、未来は必ず明るいものとなるだろう。戦略を立てる際には、地域の実情を見据え、理想を追いつつも、現実的な選択をすることが求められている。

26　第1章　病院経営と財務マネジメント

1.4

今のままの消費税補てんなら、
診療機器更新は絶望的

井上　貴裕

　急性期病院の業績悪化に歯止めが掛からない。特定機能病院のような高度医療を提供する施設や500床以上の一般病院など、大規模急性期病院の業績悪化は顕著といえる。これは2014年度の消費税増税の影響も関係している。急性期病院では材料費がかさむし、業務委託なども多くなるが、そこに消費税負担がのしかかるので、業績悪化はやむを得ない。特に高額な医薬品や診療材料が次々出てくる中では、消費税の問題をどう考えるかは、極めて重要な論点である。もちろん政策や制度のせいにして、自助努力を惜しむようではいけないし、言い訳の材料にするのは避けたい。

　本稿では、千葉大学医学部附属病院が業績を向上させてきた取組みを紹介するとともに、その背景には職員の努力だけではなく、設備投資の抑制があり、消費税負担分の補てんが十分ではないことにより、中長期的に診療機能が損なわれる危険性について論じていく。

1．千葉大学医学部附属病院の業績はなぜ改善したのか？

　千葉大学医学部附属病院では、2014年度に収支ベースで7.3億円の赤字で、15年度の当初予算でも10億円のマイナスを見込んでいた。前年度並みを前提にした場合、大幅な収支悪化が予想された。しかし、15年4月に私が千葉大学医学部附属病院に移籍してから、病院長をはじめとする執行部のリーダーシッ

1.4　今のままの消費税補てんなら、診療機器更新は絶望的　*27*

図表1.4.1　千葉大学医学部附属病院　過去 4 年間の収支状況

【単位：億円】

	附属病院収入	人件費	材料費	収支
平成26年度	296	126	120	-7.3
平成27年度	304	134	124	-2.5
平成28年度	319	140	130	0.0
平成29年度	331	145	137	4.2

図表1.4.2　千葉大学医学部附属病院　過去 4 年間の診療実績など

	平均在院日数	入院期間Ⅱ以内の退院患者割合	新入院患者数	入院診療単価（円）	外来診療単価（円）	病床稼働率
平成26年度	14.95	61.3%	17,351	75,583	17,877	90.9%
平成27年度	13.48	68.7%	18,058	78,382	19,861	89.2%
平成28年度	12.63	73.9%	18,908	82,946	20,724	83.0%
平成29年度	12.88	73.1%	19,431	82,735	21,363	86.9%

プ、そして職員 1 人ひとりの情熱と患者第一の医療提供により、業績を改善することができた。

　まず初年度の15年度は2.5億円のマイナスにとどめ、16年度はプラスマイナスゼロ、17年度は4.2億円のプラスに転じた（**図表1.4.1**）。これは、やはり診療機能を向上させたためだろう。在院日数を短縮し、空いた病床で新入院患者を効率的に受け入れる仕組みを構築し、診療単価を向上させる（**図表1.4.2**）。

　このような繰返しが、病院の足腰を強くしたため、増収を実現できたのだろう。当院では人件費は平均で年間 6 億円増加しているが、それを上回る医業収入を上げてきた。だが、増員についてはかなり厳格に管理しているので、人件費の増加は 1 人当たりの単価増の影響が強い。定期昇給や人事院勧告による是正、地域手当の増加などが反映されたといえる。

28   第1章　病院経営と財務マネジメント

　平均在院日数を短縮できたのは、入院期間Ⅱ以内の退院患者割合を目標に掲げた結果だ。治療を要する患者に1人でも多く対応するには、病床の有効活用は欠かせない。治療が終了すれば速やかに退院させることが、患者にとっても、医療費抑制という点でも重要と考えながら取り組んできた結果であり、収益増ありきではない。病床稼働率が下落したこともあったが、在院日数を延ばせというメッセージを発したことは決してない。経営陣は苦しいときも歯を食いしばって、結果が出るのを待たなければならない。

　病院経営で大切なことは、地域の実情と自院の機能を現実的に見極めた上で、明確な方針を打ち出し、それを現場職員に浸透させることにほかならない。答えは1つではないし、様々な選択肢があるが、医療政策の方向性や診療報酬の動向も見据えながら、ブレない経営を行う必要がある。在るべき姿を常に考え、低コストで持続可能な医療提供を支柱に据える。とは言いながらも、実態に応じて適切な評価を受ける仕組みは重要であり、加算なども他の病院と同じ程度に算定していく必要がある。

2．診療報酬による消費税補てんは十分なのか？

　このように業績を改善してきた一方、大きなダメージも負った。収支が悪化し、お金がないということを理由に、設備投資を著しく抑制してきたことは、今後に不安を残していることも事実だ。

　図表1.4.3は、千葉大学医学部附属病院における診療機器などへの投資額（支出額）と減価償却費額で、減少が目立つ。平成27年度から平成28年度にかけては、投資額は4.3億円、減価償却費は4.6億円減少しており、通常のサイクルでの機器更新が行えていないことを意味する。さらに、減価償却費と投資額を比べると、約13億円のギャップがあり、投資の抑制が業績向上につながっているのは皮肉でもある。もちろん使える機器は大切にすべきだし、壊れるまで使うべきかもしれない。しかし、高度急性期を担う医療機関としては、最新で最高の医療提供をしたいと職員の誰もが願っており、そこに応えられていない

1.4 今のままの消費税補てんなら、診療機器更新は絶望的　29

図表1.4.3　千葉大学医学部附属病院　診療機器等投資額と減価償却額

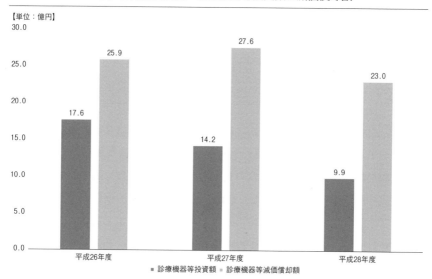

図表1.4.4　千葉大学医学部附属病院　消費税、診療報酬による補てん額と支払額

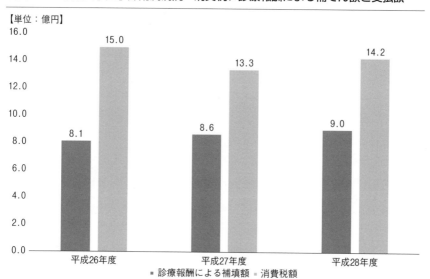

現実もある。本当にこれでいいのか、中長期的に診療機能が損なわれないのか、懸念材料でもある。

そう言いつつも、当院ではここ数年でハイブリッド手術室の整備や手術ロボットの更新、補助循環用ポンプカテーテル「IMPELLA（インペラ）」を導入するなど、攻めるべきところには、必要最低限レベルではあるが投資をしてきた。

では、なぜ投資ができないのか。私は消費税補てんと密接に関係していると考えている。**図表1.4.4**は、千葉大学医学部附属病院の消費税額と診療報酬での補填額だが、年間で5億円程度の補てん不足という状況にある（千葉大学医学部附属病院による試算）。私たちはお金儲けのために医療を提供しているわけではないし、患者の命のためであれば、経済性は二の次であることは言うまでもない。でも、このような補てん不足が生じていれば、あるべき姿とは異なる医療提供が行われかねないし、あるべき姿とは逆の指示をする経営者も出てくるかもしれない。診療報酬に上乗せした消費税補てんでは、有利・不利が出てきてしまうし、前回引上げで行われた初・再診料や入院料での補てんでは、高度急性期病院はやっていけなくなる。現行の診療報酬での補てんを継続するのであれば、せめて手術料などに関わる報酬に上乗せしてもらえないものか。

国には、医療人の理想と情熱を損なわない対応を期待したい。

1.5

18年度改定が
機能評価係数Ⅱに与えた影響とは

井上 貴裕

　2018年度の機能評価係数Ⅱが医療機関別に公表された。18年度診療報酬改定では暫定調整係数が廃止され、機能評価係数Ⅱへの置換えが完了したが、これによって機能評価係数Ⅱが持つ意義はさらに強まるのではないか。

　項目も8項目から従来の6項目に再整理され、後発医薬品係数は機能評価係数Ⅰの後発医薬品使用体制加算となり、重症度係数は廃止された。激変緩和は、改定の翌年のみ激変緩和係数が設定される。また、これまでカバー率係数は、専門病院等に配慮してⅢ群だけは下限値が設定されてきたが、これも他の係数と同様に廃止された。地域医療指数なども、よりシンプルなものにマイナーチェンジされた。また、かねてより議論されてきた機能評価係数Ⅱの重み付けは、すべての医療機関群で実施されなかった。

　今回は18年度診療報酬改定が、機能評価係数Ⅱにどのような影響を与えたのか、重み付けが実施されなかったことで、どこで係数に差が付くのかをデータに基づき検証し、今後の医療政策における論点を整理する。

　図表1.5.1は2017年度の機能評価係数Ⅱについて各係数と機能評価係数Ⅱ合計の相関係数を算出したものだ。

　░░░░の部分は機能評価係数Ⅱ合計との相関係数が0.4以上で、一定の正の相関があると考えられる項目である。Ⅱ群とⅢ群は項目が比較的共通しているが、Ⅰ群だけは状況が異なり、複雑性係数、後発医薬品係数、重症度係数との相関が強いという結果だった。各係数には重み付けがされていないため、予算

32　第1章　病院経営と財務マネジメント

図表1.5.1　機能評価係数Ⅱ各項目と機能評価係数Ⅱ合計の相関係数（2017年度）

機能評価係数Ⅱ	Ⅰ群	Ⅱ群	Ⅲ群
保険診療係数	0.09	0.3	0.16
効率性係数	0.15	0.25	0.38
複雑性係数	0.55	0.29	0.05
カバー率係数	0.13	0.49	0.68
救急医療係数	0.26	0.36	0.53
地域医療係数	0.32	0.55	0.63
体制評価係数	0.28	0.46	0.69
定量評価係数（小児）	0.27	0.49	0.51
定量評価係数（小児以外）	0.28	0.48	0.52
後発医薬品係数	0.47	0.28	0.31
重症度係数	0.52	0.32	0.45
DPC算定病床数	0.12	0.45	0.65

は均等配分だが、差が付きやすい係数ほど、相関係数を高くする傾向が見られる。Ⅰ群病院の中でも複雑性係数が非常に高い病院があれば、短期症例の割合が多い病院もあり、そのことが複雑性係数の評価で差が付いたことになる。また、後発医薬品係数についても、ジェネリックに対する"アレルギー"の結果、後発医薬品の導入が遅れたⅠ群病院があり、重症度係数では資源投入量に差があることを意味している。一方でⅡとⅢ群については、カバー率係数や地域医療係数等での相関が強く、総合的な医療提供を行い、田舎で最後の砦としての役割を果たす医療機関が高い評価を受けていることになる。

　図表1.5.2は改定後の各係数と機能評価係数Ⅱ合計の相関係数だが、項目が6つに戻ってもさほど大きな影響は生じていないようだ。大学病院本院群では、やはり複雑性係数が最も相関が強く、地域医療係数がそれに続く。地域医療係数では、体制評価で取れるポイントは押さえねばならないし、定量評価係数でも三次医療圏でのシェアが問われているのだから、回転率を高めることで

1.5　18年度改定が機能評価係数Ⅱに与えた影響とは　　*33*

図表1.5.2　機能評価係数Ⅱ各項目と機能評価係数Ⅱ合計の相関係数（2018年度）

機能評価係数Ⅱ	大学病院本院群	DPC 特定病院群	DPC 標準病院群
保険診療係数	-0.01	0.02	0.14
効率性係数	0.18	0.36	0.33
複雑性係数	0.66	0.33	0.13
カバー率係数	0.30	0.33	0.67
救急医療係数	0.26	0.43	0.60
地域医療係数	0.52	0.71	0.72
体制評価係数	0.60	0.61	0.76
定量評価係数（小児）	0.43	0.59	0.58
定量評価係数（小児以外）	0.37	0.64	0.58
DPC 算定病床数	0.21	0.26	0.64

　評価を上げることが可能となる。ただ、立地は変えられないのだとすれば、やはり複雑性係数の影響が大きい。当該係数は患者構成が問われるので、短期的に変更するのは容易ではないが、白内障等の短期症例の外来化や実態に応じた適切なコーディングが鍵を握るだろう。

　その他の医療機関群では、特にDPC標準病院群で、救急医療係数との相関が強く、救急医療に注力し、重篤な緊急入院患者を受け入れることが求められている。ただ、救急医療係数は、救急医療管理加算の算定率に地域差があり、そのことが係数にも影響を与えているのが現実だ（**図表1.5.3**）。

　また、カバー率係数については、18年度診療報酬改定でDPC標準病院群の下限値が撤廃され、DPC算定病床数とカバー率係数の相関がより強まった（**図表1.5.4**、**1.5.5**）。カバー率係数は総合的な診療体制を評価したもので、いつ来るか分からない患者に対しても対応する力がある病院が評価されている。当該係数だけ、下限値を設けるのは不公平だという声を受けたものだが、中小規模病院、特に専門病院には、この部分だけを見た場合には不利だという捉え方もできるだろう。

34 第1章 病院経営と財務マネジメント

図表1.5.3　2018年度都道府県別　救急医療係数

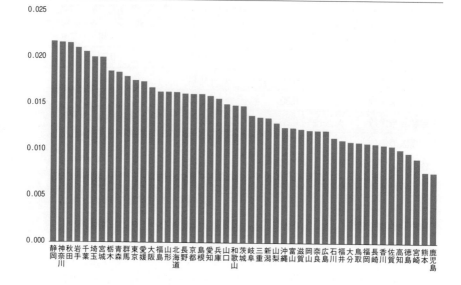

図表1.5.4　2018年度 DPC 算定病床数とカバー率係数

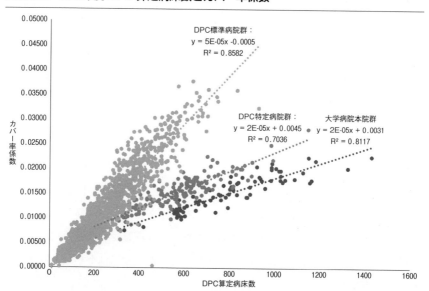

図表1.5.5　2017年度DPC算定病床数とカバー率係数

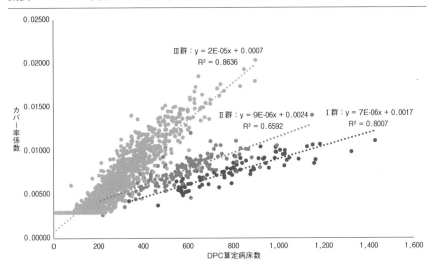

　18年度診療報酬改定では、医療機関群の名称が変更され、Ⅲ群はDPC標準病院群となった。多くの病院がDPC標準病院群であり、その中で高い評価を受けるためには何がポイントなのかを**図表1.5.2**は示唆しており、急性期病院として注力すべきことが見えてくる。カバー率係数、救急医療係数、地域医療係数との相関が強いため、重篤な救急患者を積極的に受け入れ、その結果として多様な診断群分類に対応することになり、カバー率係数も上がる。そして、最後の砦として地域へ貢献することが、地域医療係数でプラスの評価となる。とはいえ、それができるのは大規模病院等であり、中小規模病院では充足できない機能も存在する。DPC算定病床数と機能評価係数Ⅱ合計の相関係数が非常に高くなっていることから、大規模病院ほど高い評価が受けられるという現実もある。田舎の大病院はDPC特定病院群にならなくても、DPC標準病院群でも十分に評価されるが、苦戦を強いられる中小規模病院をどうするか。

　効率性、複雑性、カバー率の各指数で年間12症例以上が評価対象であることをどう考えるかは、DPC/PDPSでの1つの論点になるかもしれない。中小規模病院では年間12症例以上になる確率は低くなってしまい、それが過小評価に

つながることもあり得る。また、地域包括ケア病棟をどう考えるか、18年度改定のように200床未満の病院に対して実績評価で加点をするのか、そしてDPC/PDPS で評価を受けやすい大病院の地域包括ケア病棟をどうしていくかも、今後議論が必要な課題と言えるだろう。

さらに平均在院日数が長く、診療密度が低い中小規模病院を DPC/PDPS の対象病院に含め続けるべきかどうかも議論が必要になるだろう。

医療機関は誠実に質の高い医療を提供することが何よりも重要であり、それなくして存在し得ない。しかし、制度の方向性を把握し、その中で自らが適切な評価を受ける仕組みを継続して構築していかなければならない。一度しっかり体制を構築できたとしても、時間の経過でたるんでしまうことも少なくないため、常に緊張感を持った対応を心掛けたい。DPC データの提出を通じて、常に見られていることを忘れてはいけない。

1.6

ロボット支援下手術をどう考えるか

井上 貴裕

　従来、前立腺悪性腫瘍と腎部分切除にのみ保険適用されていたロボット支援下内視鏡手術が2018年度の診療報酬改定で新たに12の術式に拡大された。ただし、従来の腹腔鏡手術と点数が変わらないため、より高コストであるロボット支援下手術を実施すれば病院の利幅は縮小することになる。ただでさえ、財務状況が悪い急性期病院がこの手術に乗り出すことになれば、さらなる業績悪化という危険性があるのも事実だ。

　点数が従来の腹腔鏡手術と据置きになったのは、既存技術との優位性についての科学的根拠を示すことが現時点では困難という理由からだが、関係学会から強い要望があり、内視鏡の操作性の高さに加え、患者にとっての治療法の選択肢を広げるという観点から保険適用となった。

　ただし、施設基準の届出のためには常勤医師が一定の症例数を経験することが求められた。保険収載された手術を自費で受ける患者は稀だと考えられ、この取扱いも含めロボット支援下手術をどう考えていくかは今後の急性期医療の未来に影響を及ぼす重要な論点の1つである。今回は、当該手術にどう向き合うべきかについて私見を交えて論じていく。

1．da Vinci 台数の地域差と経験症例数クリアのための選択肢

　図表1.6.1は40歳以上人口10万人当たりの da Vinci の都道府県別台数である

図表1.6.1

都道府県別塗り分け地図
da vinci 人口10万人当たり台数

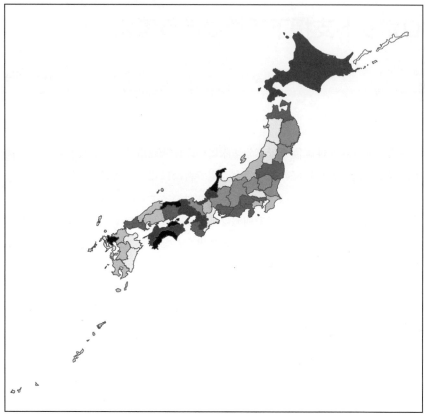

	0.1 未満	9	
0.1 以上	0.15 未満	9	
0.15 以上	0.2 未満	8	
0.2 以上	0.25 未満	9	
0.25 以上	0.3 未満	7	
0.3 以上		5	

（16年9月末）。色が濃い所ほど保有台数が多いことを意味しており、四国、関西、北陸で盛んに投資が行われているようだ。このような地域差を見ると通常、西高東低になる傾向が強いが、意外なことに九州での台数は佐賀県を除き多くない。ただし、このデータは16年9月末時点のものなので、その後に導入が進んでいる可能性もあり、今後、西高東低の様相が一層増すことも考えられる。ただ、投資をしてもすぐに保険適用になるわけではなく、経験症例数というハードルがあり、術者単位で実績を積む必要が出てくるし、その術者が退職すれば施設基準を取り下げなければならないというリスクもある。保険収載され、既に実績がある医療機関も存在することから、今さら「全額自費でお願いします」では、患者の理解を得られず、それでは要件をクリアするまでに相当な時間を要し、現実的とはいえないだろう。

　では、そのハードルをどうクリアしていくか。

　まず1つは無料あるいは一律10万円など患者負担を低額にするような形にすることで届出を最優先にするという考え方だ。病院の持出しはかなりの額になるが該当診療科にとってはこれほど魅力的な選択肢はないだろうし、患者も説得しやすいはずだ。とはいえ、「なぜあの診療科だけ特別扱いなんだ」という不平等感は拭えないし、後々に傷跡を残す危険性もはらんでいる。

　2つ目はDPC/PDPSの入院料部分などは保険請求し、ロボット支援下手術に関わる手術手技料、医薬品、材料費などを病院負担とする考え方がある。地方厚生局からの口頭での回答が絶対的に正しいわけではないが、これへの肯定的な回答を得た例もあるようだ。例えば、肺の悪性腫瘍であれば、DPC/PDPSで「手術なし」という診断群分類で請求し、手術などの出来高部分のコストは病院で負担するという意味だ。1つ目の選択肢よりは病院の負担は小さくなるわけだが、データが歪められてしまうのは気掛かりではある。とはいえ、経験症例数は5あるいは10件であるから、だとすれば、全体への影響はそれほど大きくないという見方もできるだろう。

　3つ目がDPC/PDPSなどの入院料部分を保険請求とし、手術料などを自由診療部分とし患者から自己負担を求めるという考え方だ。ただし、これはいわ

40 第1章 病院経営と財務マネジメント

ゆる混合診療に該当するもので、現実的ではないのかもしれない。

2．高度急性期病院はロボット支援下手術をどう考えるべきか

　仮に、経験症例数をクリアするために2つ目を選択できたとしても、1つの術式で少なくとも1,000万円、場合によっては2,000万円超の経済的負担を病院側は強いられるようである。そこまでして、エビデンスが確立されていない手術に投資すべきなのかという疑問の声も上がるはずだ。ただ、深刻な外科医不足の時代に突入している今日、エビデンスが確立されていないからこそ未知の領域に挑戦してみたいと考える高度急性期病院の外科医たちの夢をかなえることも重要だと私は考えている。

　そもそも da Vinci 自体が高額であることに加え、経験症例数のために投資が強いられる状況は病院としては非常につらいのは事実だ。しかし、投資をするからには、先んずれば人を制すという先発優位性をフルに発揮し、市場を席巻してほしいと考えるのが病院経営陣だろう。ただ、かつての PET ががん患者の獲得においてそれほど差別化要因とならなかったように、ロボット支援下手術でも同じことは起こり得る。そもそもこれから国産の比較的手を出しやすい機械が出てくる局面だと、先行者が本当に優位に立てるとは言い切れない。とはいえ、低侵襲化は急性期医療の重要なテーマであるし、私はそれに挑もうとする外科医がいるならば応援したいと考えている。

　16年9月末現在、日本では237台、世界では3,803台が既に設置されており、特に米国で導入が進んでいる。米国では、競争が激しい地域ほどロボット支援下手術が浸透しており、患者獲得のための重要な手段として位置付けられている（Effect of Regional Hospital Competition and Hospital Financial Status on the Use of Robotic-Assisted Surgery, JAMA Surg.2016 Jul 1;151（7): 612-20.）。

　なお、ロボット支援下手術は TBS 日曜劇場の「ブラックペアン」のようにメスを持つ孤高の外科医と、外科医の腕を全く必要としない手術用医療器具の

闘いという二者択一の世界ではない。da Vinci は手の動きに近いものであり、外科手技の延長線上にあり、外科医の教育という点でも重要な意味を持つことだろう。

　もちろん私のこのような見解に否定的な方も多数おられるだろうし、いくら外科医に対する投資だと位置付けてもどの施設でも実施すべきことでもないだろう。冷静で客観的な見極めが必要であることは言うまでもない。

　最後に、医療政策の視点から経験症例数を積むために無料で提供する施設もあるようだが、皆がそのような対応をすれば未来の急性期医療に対する報酬配分は期待できなくなるかもしれない。とはいいつつも、まずはエビデンスを確立すべき時である。中長期的には腹腔鏡手術の点数が下落し、ロボット支援下内視鏡手術に傾斜配分が行われる可能性も十分にあるだろう。

1.7

救急医療入院の地域差を再検証する

井上 貴裕

　救急医療係数は、重篤な緊急入院患者の受入れへの評価で、その対象は入院初日、及び翌日に救急医療管理加算、または特定集中治療室管理料などの特定入院料を算定する患者となっている。重篤な緊急入院を受け入れる割合が高い病院は救急医療管理加算による報酬を受けられるだけでなく、救急医療係数でも評価対象となる。**図表1.7.1**は、このことが地域全体で見ても同様の傾向で

図表1.7.1　緊急入院患者に占める救急医療入院割合と救急医療係数

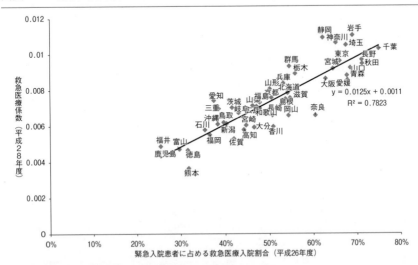

出所：診療報酬調査専門組織・DPC 評価分科会の資料を基に作成

あることを意味している。ただ、現実は千葉県に重症患者が多く、福井県に軽症患者が多いということよりも、審査基準の違いなど地域による査定の事情が強く影響している。

このことが2018年度診療報酬改定でどう変わったのか、地域による審査基準はどう違うのか、そして医療政策として今後、どうしていくべきなのかに言及する。

1. 18年度診療報酬改定でどう変わったか？
   地域による基準の違いは？

図表1.7.2は、暫定調整係数が機能評価係数Ⅱにすべて置き換えられた18年度の救急医療係数である。この結果の横軸は、厚生労働省が提示した資料（**図表1.7.3**）とおおむね一致している。

16年度（**図表1.7.1**）と比べるとばらつきが大きくなっているが、最大と最小の地域差倍率を見ると若干縮小している（**図表1.7.4**）。ばらつきが大きく

図表1.7.2　緊急入院患者に占める救急医療入院割合と救急医療係数

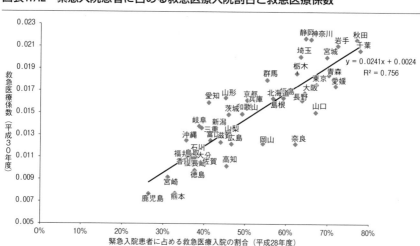

図表1.7.3

救急車入院患者のうち救急医療管理加算算定患者の占める割合の分布（都道府県別）

○ 救急車入院患者のうち救急医療管理加算算定患者の占める割合の分布を都道府県ごとにみると、割合の最も高い県と低い県では、3倍以上の差が見られた。

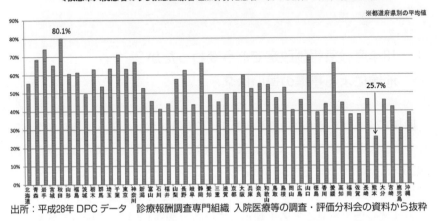

出所：平成28年DPCデータ　診療報酬調査専門組織　入院医療等の調査・評価分科会の資料から抜粋

図表1.7.4　救急医療係数、及び緊急入院患者に占める救急医療入院の割合地域差倍率

	平成28年度	平成30年度
救急医療係数	3.0倍	2.8倍
緊急入院患者に占める救急医療入院の割合	3.0倍	2.9倍

なったのは、入院2日目までの医療資源投入量の多寡による影響に加え、救急医療管理加算2の算定状況が影響している。

具体的には、救急医療管理加算2の算定患者については、救急医療係数で2分の1の評価となったことが関係しているものと予想される。例えば、緊急入院患者に占める救急医療入院の割合が比較的高いのに、救急医療係数では過小評価されている山口県、奈良県、岡山県などでは救急医療管理加算1の算定は容易に認められないが、加算1に準じる「その他」の重篤な患者が対象の救急医療管理加算2については比較的容認される傾向があるのではないだろうか。さらに入院初期の医療資源投入量が少ない症例についても、救急医療管理加算2であれば算定できる環境にあるのかもしれない。

救急医療管理加算2については地域による査定の事情が色濃く影響している。例えば、**図表1.7.2**の右上の地域では、点滴をしたら加算1の対象の「重篤な脱水」とみなす医療機関が今でもあるのに対し、左下の地域では、補液の量が1.5リットル以上の場合のみを「重篤な脱水」としている。「重篤な脱水」という状態をどうとらえるかの違いがある。

また、意識障害についても入院時JCSが「0」でなければ意識障害とする地域があるのに対し、これが2桁以上でないと意識障害とはみなさず、特に脳梗塞の症例などで救急医療管理加算2となるケースが多いのが、左下の地域である。さらに、緊急手術を必要とする状態についても、入院当日だけに限定するのか、24時間以内とするのか、あるいは翌日までであればよしとするのかの判断が影響している。

救急医療管理加算について、「食事を出しているかどうか」が基準だという病院もあるのだが、それは違うだろう。救急医療管理加算は入院時の状態で判断するものであり、入院時に重篤なら問題ない。栄養をとることは回復のために積極的に進めた方がいい。仮に、救急医療管理加算を算定するために入院初日はあえて食事を出さないといった対応をとる医療機関が出てきては本末転倒であり、審査側にもこうした点に配慮していただきたい。

診療報酬は全国一律でありながら、地域のローカルルールが存在し、そのこ

46 第1章　病院経営と財務マネジメント

とが救急医療係数に影響を与えている点は、16年度から若干縮小したものの、大きく変わったわけではない。

2．「全国一律にメス」には医療崩壊のリスク

図表1.7.4では、緊急入院患者に占める救急医療入院の割合の地域差倍率が縮小傾向にある。これは14年度にはトップが千葉県、最下位が福井県だった（図表1.7.1）のに対し、16年度にはトップは千葉県で変わらず、福井県が上昇した（図表1.7.2）ことによる。

図表1.7.5は、緊急入院患者に占める救急医療入院の割合について、16年度の数値から14年度を差し引いたものであり、福井県は上昇率でも高い位置にある。福井県で重篤な緊急入院が増加したのかもしれないし、あるいは審査基準が以前よりも緩くなっているという可能性もある。

一方、図表1.7.5の右端にある香川県、宮崎県、長崎県では、救急医療入院の割合が大幅に低下している。これは、重症患者が減少したわけではなく、救急医療管理加算の算定要件が厳格化されたことによる影響に違いない。もちろん、この加算が再編された14年度とそれから2年後の16年度とでは、DPCデータを提出する病院数が異なるが、16年度に新たにデータ提出を始めた病院には比較的小規模な所が多く、都道府県全体に占める影響はそれほど大きくない。

救急医療管理加算の算定率に地域差があることは事実である。もちろん、この地域差を縮小するために、次回以降の改定で基準値を設けることもできるが、それは容易ではない。図表1.7.1と図表1.7.2の右上に多く分布している関東や東北の地域では人口当たりの医療費が比較的少ないのに対して、左下に多い九州四国の地域などでは医療費がかさんでいる。東日本には医師が少なく、だからこそ、いつ来るか分からない大変な救急医療を支えていることへのご褒美として救急医療管理加算という報酬が用意されている。

それに対して、熊本県のような医師密度が高い"激戦区"では、救急をやる

1.7 救急医療入院の地域差を再検証する

図表1.7.5 緊急入院患者に占める救急医療入院割合 増減（2016年度―2014年度）

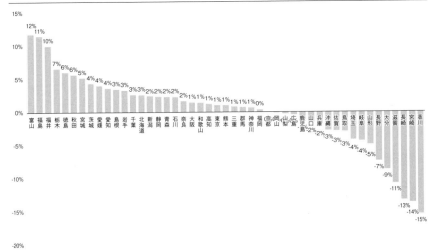

※割合は小数点以下四捨五入

のは当たり前なのだろう。地域の財政事情などが絡む問題に、一律にメスを入れると救急医療の崩壊につながる恐れがあることに十分、配慮した制度設計が期待される。

1.8

救急医療係数で適切な評価を受けるために

井上 貴裕

1.7では救急医療入院の地域差を再検証し、緊急入院患者に占める救急医療入院の割合が高い地域は救急医療係数で高い評価を受けていると指摘した。2018年度の救急医療係数は16年度よりもばらつきが大きくなっているものの、同様の傾向があることが確認できた。

1.7の**図表1.7.2**の横軸の緊急入院患者に占める救急医療入院は、16年度のデータであり、救急医療係数は18年度のデータを用いたため、期間が完全に一致するわけではないが、いずれも公表データを使用しているため、誰が行っても同じ結果になるはずだ。

なお、機能評価係数Ⅱの評価期間は、18年度であれば16年4月から17年9月末までとなるので、半年間のずれが生じているという限界はあるものの、患者の重症度には地域差は大きくないと一般的に考えられるため、救急医療管理加算には地域による査定の事情などが関係していると予想される。この加算を積極的に算定しない限り、救急医療係数では高い評価を受けられないことが分かる。

マクロ的に見ればその通りだが、個別の医療機関でこの法則が成り立つのか。今回は、ミクロ的な視点から検証をした上で、重篤な緊急入院患者を受け入れるための手段を検討する。

１. 救急医療係数が上昇したトップ３病院の評価が高まった理由

　図表1.8.1は、14年度と16年度を比較して、救急医療係数が上昇したトップ30病院について緊急入院患者に占める救急医療入院の割合を示したものだ。救急医療係数の上昇に関しては、数値そのもので見るという選択もあるが、暫定調整係数が機能評価係数Ⅱに置き換えられたことも考慮し、増加率で評価した。

　図表1.8.1を見ると、30病院の多くでは救急医療入院の割合が増加しており、マクロ的に見た結果と同様の傾向であることが分かる。しかし、トップ３の病院については、救急医療入院の割合が減少しており、救急医療入院の割合だけで救急医療係数での評価が決まっているとは必ずしも言えない。全般的な傾向が個別の事情には当てはまらないことがあるという好事例だ。分析結果の外れ値を見ることによって、物事の本質に迫ることができる。

　では、なぜトップ３の病院の評価が高まったのか。

　それを知るには、個票データを用いて検証する必要があるが、これらの病院では救急医療管理加算１の算定が多く、かつ救急医療管理加算の算定患者について入院２日目までの医療資源投入量が多くなっていると予想される。

　これら３病院では緊急入院件数は増加しておらず、かつ疾患構成に関しても顕著な違いが見られないようだ。つまり、病院が何らかの取組みをしたと推測できる。**1.7**で指摘したように、救急医療管理加算１では査定されてしまい、救急医療管理加算２での算定がやむを得ない症例は、地域にもよるが一定程度存在することだろう。しかし、だからといって救急医療管理加算を算定しなければ、評価されない傾向があるのは事実である。

図表1.8.1

病院名	緊急入院患者に占める救急医療入院の割合		平成26年度			平成28年度			救急医療係数の増加倍率
	平成26年度	平成28年度	救急医療入院件数	救急医療入院以外の予定外入院件数	緊急入院件数	救急医療入院件数	救急医療入院以外の予定外入院件数	緊急入院件数	
医療法人衆済会増子記念病院	46%	25%	26.1	30.8	56.9	12.9	38.7	51.6	240.0
医療法人蒼龍会井上病院	38%	35%	22.3	36.4	58.7	19.0	34.7	53.7	60.2
医療法人和風会中島病院	19%	15%	11.5	47.8	59.3	7.6	42.6	50.2	38.6
今村病院	8%	25%	2.8	32.3	35.1	49.8	149.5	199.3	38.5
大阪鉄道病院	26%	46%	25.3	72.9	98.3	52.8	63.1	115.9	33.6
熊本セントラル病院	4%	11%	3.1	81.3	84.3	5.7	47.3	53.0	17.6
熊本リハビリテーション病院	5%	14%	1.3	23.3	24.7	3.2	19.9	23.1	14.8
札幌南三条病院	0%	98%	0.0	18.4	18.4	19.9	0.4	20.3	13.1
大腸肛門病センター高野病院	0%	88%	0.2	38.3	38.4	28.2	3.8	31.9	13.0
独立行政法人国立病院機構霞ヶ浦医療センター	4%	11%	3.9	94.8	98.8	13.7	107.2	120.8	12.0
JR仙台病院	12%	73%	9.6	73.0	82.6	53.2	19.8	73.0	11.3
医療法人社団志朋会加納渡辺病院	3%	7%	0.9	27.7	28.6	2.7	36.4	39.1	11.2
藤枝平成記念病院	20%	54%	8.6	33.6	42.2	23.0	19.7	42.7	10.8
栃木県立がんセンター	1%	8%	0.5	59.0	59.5	5.0	54.6	59.6	10.0
社会福祉法人大阪暁明館大阪暁明館病院	6%	14%	6.7	105.9	112.6	17.7	110.8	128.5	9.8
新潟県立がんセンター新潟病院	6%	7%	7.7	127.2	134.8	7.6	108.6	116.2	9.6
大分記念病院	12%	38%	2.7	18.7	21.3	11.9	19.3	31.2	9.4
かみいち総合病院	11%	50%	6.8	52.8	59.6	32.4	32.6	65.0	9.4
有田市立病院	7%	53%	4.2	51.7	55.8	33.2	29.8	63.0	9.1
さくら病院	5%	59%	1.2	24.5	25.7	20.7	14.1	34.7	9.0
新潟臨港病院	20%	58%	21.3	84.0	105.3	60.3	43.9	104.2	9.0
近畿大学医学部奈良病院	12%	29%	25.3	192.5	217.8	75.8	182.1	257.9	9.0
健康保険組合連合会大阪中央病院	14%	1%	4.2	25.7	29.8	0.3	20.8	21.0	8.9
運動器ケアしまだ病院	11%	11%	1.2	9.3	10.4	1.1	8.9	10.0	7.8
医療法人沖縄徳洲会宇和島徳洲会病院	11%	70%	9.6	74.8	84.3	72.5	30.5	103.0	7.7
医療法人博仁会志村大宮病院	4%	8%	0.8	21.3	22.2	3.3	35.8	39.0	7.7
青雲会病院	7%	20%	6.3	78.8	85.1	20.5	80.4	100.9	7.6
独立行政法人地域医療機能推進機構横浜中央病院	94%	69%	152.3	9.7	162.0	96.0	43.1	139.1	7.0
神代病院	4%	39%	0.7	16.2	16.8	6.0	9.5	15.5	7.0
一般財団法人同友会藤沢湘南台病院	10%	64%	14.0	126.0	140.0	87.3	50.1	137.4	7.0

1.8 救急医療係数で適切な評価を受けるために　51

図表1.8.2　2018年度　救急医療係数　千葉県 DPC 病院

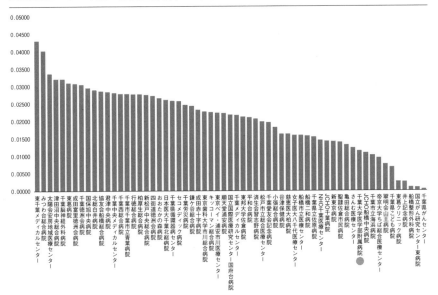

2．救急医療係数には重篤な緊急入院件数も関係

　ただし、救急医療係数についてはもう1つの要素が関係している。それは入院患者に占める予定・緊急割合だ。**図表1.8.2**は、救急医療入院の割合が全国で最も高い千葉県の DPC 病院における救急医療係数（18年度）であり、千葉大学医学部附属病院は県内では下位に位置していることが分かる。

　しかし、大学病院本院群では、比較的上位にある（**図表1.8.3**）。これは**図表1.8.4**で示すように、緊急入院患者に占める救急医療入院の割合が高いからである。しかし、大学病院本院（Ⅰ群）は予定入院患者の割合が高い傾向がある（**図表1.8.5**）。

　つまり、救急医療係数では重篤な緊急入院件数という要素も関係している。このことから、病院は緊急入院患者に占める救急医療入院の割合を高めること

図表1.8.3　2018年度　救急医療係数　大学病院本院群

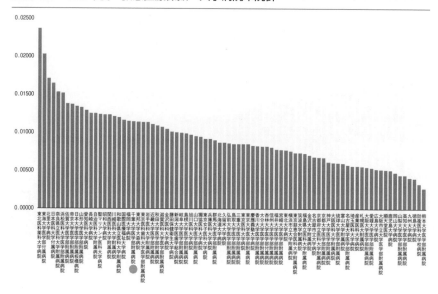

図表1.8.4　緊急入院患者に占める救急医療入院の割合

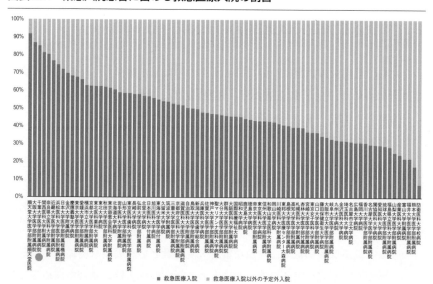

1.8 救急医療係数で適切な評価を受けるために　53

図表1.8.5　2018年度　医療機関群別　予定・緊急割合

医療機関群	予定入院	救急医療入院以外の予定外入院	救急医療入院
Ⅰ群	75%	13%	13%
Ⅱ群	58%	15%	27%
Ⅲ群	50%	22%	28%
その他	47%	32%	21%
全体	54%	21%	25%

図表1.8.6　100床当たり救急医療入院件数と救急医療係数

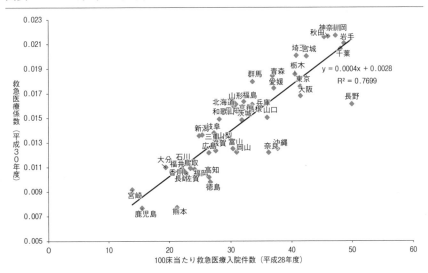

図表1.8.7　100床当たり救急医療入院件数と救急医療係数　大学病院本院

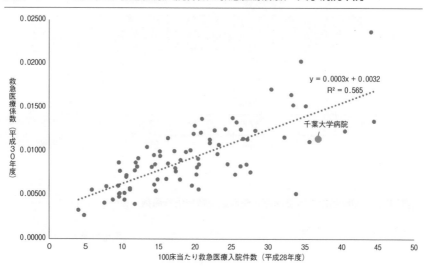

ばかり目指すのではなく、救急医療入院件数そのものを増加させることが救急医療係数の評価の向上につながる。

　図表1.8.6と**図表1.8.7**で、横軸を「100床当たり救急医療入院件数」としても、全体としての分布は、横軸を「緊急入院患者に占める救急医療入院の割合」とした場合（1.7の**図表1.7.2**）と同様の傾向となる。つまり、病院としては重症な救急患者を積極的に受け入れることが功を奏することになる。

3．時間外選定療養費を徴収する選択肢も

　どうしたら重症な救急患者を中心とした診療体制を構築できるのだろうか。
　医師法で医師には応召義務がある以上、患者を選別することは難しい。しかし、軽症な「ウオークイン患者」への対応を地域の他の医療機関に任せるために、緊急性を要しない受診について患者から時間外選定療養費を徴収するという選択肢もある。
　時間外選定療養費を徴収すれば、一般的にウオークイン患者の数がそれまで

よりも15—20％減少し、その分のマンパワーを重篤な救急患者への対応に投入できる。

　医療従事者の「働き方改革」が叫ばれる昨今では、機能分化を前提としたこのような取組みを行うことも有効だろう。ただし、こうした選択をするには、地域の実情を客観的に把握した上で決断する必要がある。時間外選定療養費を患者から徴収するという方法をとった場合、「患者が減るのではないか」「減収になるのではないか」という懸念が付きまとう。

　病院が取るべき戦略には、「唯一絶対」のものはない。外部環境と内部の状況を見据えた上で、思い切った決断をすることこそが、病院経営者に求められているのだ。

56　第1章　病院経営と財務マネジメント

1.9

在院日数が持つ意味は
内科と外科で異なる

井上　貴裕

　医療費が抑制される環境において、在院日数を短縮し、長期入院を適正化することには重要な意義がある。実際、在院日数は「重症度、医療・看護必要度」、DPC/PDPSにおける効率性係数、医療機関群の実績要件である診療密度などにも影響を及ぼす。治療が終了すれば速やかに退院させることが、濃厚な医療資源を投入する急性期病床として適切だし、医療政策でも評価される。

　データからも、医療機関がこの方向性に沿って行動していることが確認できる。図表1.9.1は、全国の一般病床全体における入院患者数等の状況で、2005年には19.8日だった平均在院日数は短縮され、一度たりとも延びたことはない。これはDPC/PDPSが浸透した影響もあるだろうし、手術等の低侵襲化の影響もあったはずだ。今後もこの傾向は続くと考えられ、急性期病床では高回

図表1.9.1　全国の一般病床全体における入院患者数等の状況

	平成17年	平成18年	平成19年	平成20年	平成21年	平成22年	平成23年	平成24年	平成25年	平成26年	平成27年	平成28年
平均在院日数（日）	19.8	19.2	19.0	18.8	18.5	18.2	17.9	17.5	17.2	16.8	16.5	16.2
病床利用率（%）	79.4	78.0	76.6	75.9	75.4	76.6	76.2	76.0	75.5	74.8	75.0	75.2
新入院患者数	28.6	29.0	29.0	28.9	29.3	30.0	30.2	30.8	31.1	31.5	32.2	32.8

図表1.9.2　7対1入院基本料を算定する病院の平均在院日数と入院診療単価

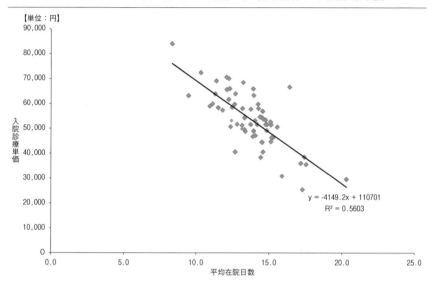

転の運営が求められる。

　その一方で、人口10万人当たりの新入院患者数は増加傾向にあり、05年に28.6人だったのが、16年では32.8人となった。ただし、病床利用率は05年の79.4％からじわじわと下落して14年には75％を下回ったものの、その後若干回復している。これは新入院患者数が増加したことが影響している。

　今後人口減少や高齢化による医療ニーズの変化などで、一部の都市部を除き、多くの地域で入院患者の減少が予想され、地域医療構想では急性期病床は過剰とされている。もちろん、地域によって事情は異なるだろうし、一律に論じるのは危険だ。ただ、地域医療構想では、現状の在院日数や疾患構成を前提としているため、実際にはさらに入院患者が減っていくのではないか。

　入院患者が減少する中、平均在院日数の短縮が迫られれば、多くの病院で空床が生まれ、やがて病床のダウンサイズが現実味を帯びてくる。

　もちろん、平均在院日数を短縮すれば、入院診療単価は向上する傾向にあるのも事実だ。**図表1.9.2**は、病院ごとに平均在院日数と入院診療単価の関係を

58　第1章　病院経営と財務マネジメント

見たもので、在院日数が短い病院ほど、入院診療単価は上昇する傾向にある。方程式のX（横軸）が平均在院日数で、1日短縮すると入院診療単価は一般的に約4,000円増加することになる。しかし、在院日数を短縮しても、思いのほか入院診療単価が上がらないというケースもあり、さらなる検証が必要であると考えた。

　本稿では、内科系と外科系に分け、それぞれの在院日数と入院診療単価の関係を分析する。ただし、入院診療単価の向上は病院にとって、必ずしも経済性につながるわけではなく、むしろ赤字の原因ともなりかねない。そうはいいながらも、地域医療構想でいう「高度急性期」や「急性期」の機能は、医療資源投入量が多く、高単価であること前提であり、そのような中で、利益を生み出すための施策を考えたい。

1．平均在院日数を短縮しても思うように単価が増えない場合の打開策

　図表1.9.3は、ある病院の股関節大腿近位骨折　人工骨頭挿入術　肩、股等の患者別の在院日数と入院診療単価を見たものだ。在院日数が長くなると、入院診療単価が下落している。典型的な患者で見ると、入院翌日に手術を実施し、大きな収入が生まれるが、その後はリハビリテーション等を含めても、日別診療収入が下落する（**図表1.9.4**）。

　外科系は手術料で大きく稼ぐが、その後の収入は決して多くはない。だからこそ、在院日数が入院診療単価に強く影響する。また、手術日の収入の多くは材料費であるのも事実だ。

　図表1.9.5は、内科系の「誤嚥性肺炎　手術なし」患者について、患者別に在院日数と入院診療単価を見たものだが、在院日数と入院診療単価には一定の相関関係がみられる。しかし、外科系よりも勾配は緩やかで、在院日数を短縮しても、それほど入院診療単価は上がらない（**図表1.9.6**）。外科系では在院日数の短縮が入院診療単価の向上に直結するのに、内科系ではそうとも言えな

1.9 在院日数が持つ意味は内科と外科で異なる

図表1.9.3 股関節大腿近位骨折　人工骨頭挿入術　肩、股等　在院日数と入院診療単価の状況

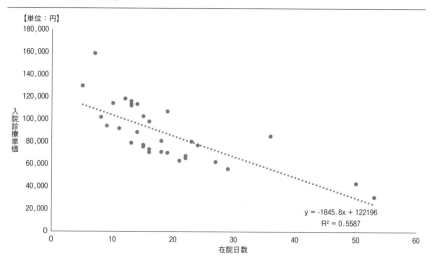

図表1.9.4 股関節大腿近位骨折　人工骨頭挿入術　肩、股等　日別入院診療収入

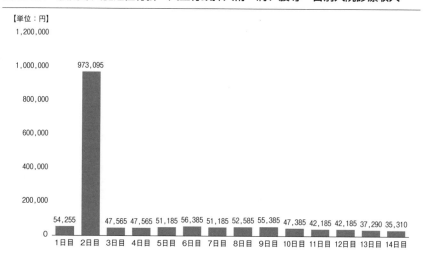

図表1.9.5　誤嚥性肺炎手術なし　手術・処置等2なし　定義副傷病なし　平均在院日数在院日数と入院診療単価の状況

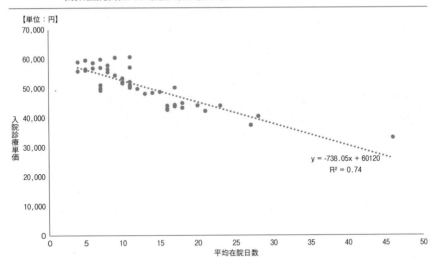

図表1.9.6　誤嚥性肺炎手術なし　手術・処置等2なし　定義副傷病なし　日別入院診療収入

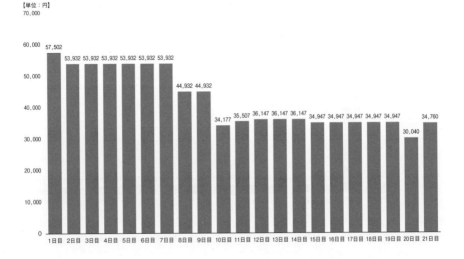

い。外科系はパスも適用しやすく、標準的な治療を定めやすいのに対し、内科系では患者の個別性が大きく、結果として在院日数のばらつきも大きくなる。また、退院に関する基準が医師ごとに異なるのかもしれない。

前述したように、高度急性期あるいは急性期は医療資源投入量が多く、入院診療単価が高いことが大前提となる。しかし、在院日数を短縮すればするほど、入院料は減少する。特に手術が収入の多くを占める外科系では、材料費比率ばかりが増加し、経済性が下落する恐れがある。では、この状況をどう打開すればよいのだろうか。

1つ目は、材料について購買を適正化し、他院とそん色のない価格で購入することが不可欠だ。ただ、自院だけ特別価格で購入できるほど甘いものではなく、価格交渉には限界がある。

2つ目は、室料差額を徴収するなど、"真水"の増収を探すことだ。これにより材料費比率は薄まる。ただし、地域差や病院の築年数なども影響するので、どの施設でもできることではないが、挑むべき道である。少なくとも、室料差額を簡単に減免しないように努めるべきだ。

3つ目は、医療機関別係数で適切な評価を受けられる仕組みを構築し、同時に各種加算や管理料を適切に算定することだ。総合入院体制加算の届け出や、機能評価係数Ⅱの評価など、材料がかからない増収策を講じることが、経済性を向上させる鍵を握る。

医療機関が受け取れる報酬は、診療報酬、補助金、患者からの収入のいずれかだ。診療報酬が期待できない今日だが、地域によっては補助金という選択もあるのかもしれない。いずれも難しいのであれば、患者からの自費収入にも目を向ける必要がある。

1.10

白内障手術の外来化を進め、急性期らしい病床活用を

井上 貴裕

　2018年度診療報酬改定では、DPC 対象病院が短期滞在手術等基本料３の対象の手術などを行った場合、DPC/PDPS の包括評価の対象に戻した。傷病名と実施した診療行為によって診断群分類が決定される DPC/PDPS との整合性が図られ、結果として、白内障やポリペクなどは DPC に戻ってきた。

　私は、白内障やポリペクについては「重症度、医療・看護必要度」（看護必要度）の対象に含むのではないか、またそもそも大原則であろうから、病院側としては受けて立つべきだと考えていた。だが結果として、出来高病院と同じく、看護必要度の対象には含まれなかったことから、「一安心」と思う病院もあるかもしれない。しかし、今後どうなっていくかは分からないし、白内障は決して高い点数設定とはいえず、７対１などの手厚い人員配置をしても、入院管理の労力が報われるのか疑問も残る。

　本稿では18年度改定前と改定後で白内障手術患者の報酬がどう変化したのか、外来で実施した場合の報酬は、どのように設定されているかをデータに基づき検証し、今後の外来手術のあり方について言及する。

　白内障手術患者の DPC/PDPS における点数設定は、入院初日が2166点、２日目及び３日目が1561点で、これに医療機関別係数が加味され、手術料や薬剤管理指導料などが別途、出来高で請求できる。今回、DPC 対象病院の評価については、１入院包括点数として設定される短期滞在手術等基本料３からDPC/PDPS に戻ったことで１日当たりの報酬となり、「空床にするより、病

1.10 白内障手術の外来化を進め、急性期らしい病床活用を　63

図表1.10.1 白内障手術患者　2018年度診療報酬改定前後の１入院包括収入の増減

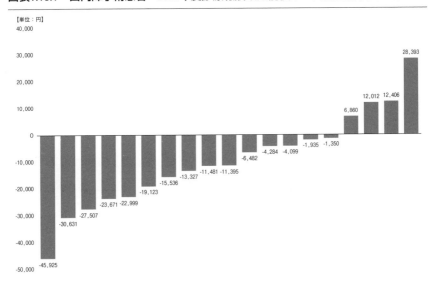

床を埋めた方が、報酬が入るのでよい」といった見方もあるかもしれない。何しろ看護必要度の対象にもならないのだから。ただ、安過ぎる報酬を考えると、目の前に患者がいることで安心するのは危険だとの見方もあるだろう。

　地域包括ケア病棟でさえ、入院診療単価は１日当たりで３万円強となっており、さらに手術・麻酔等が出来高で請求できる。これより手厚い人員配置をしている場合でも、果たしてペイするのだろうか。

　図表1.10.1では、18年度診療報酬改定前と改定後の白内障手術患者の入院における報酬請求額を病院別に見たが、おおむねマイナスとなっている。ただ、ゼロになったわけではないし、それほど大きく報酬が変わらないのだから、今まで通り「とりあえずは入院で」という選択も理解できなくはないし、短期症例だから室料差額が徴収しやすいと思うところもあるかもしれない。空床をすぐに他の疾患で埋め尽くせる病院は決して多くはないだろう。ただ、中長期的には１日当たりの点数設定が医療資源投入量によっては、さらに下落する可能性もある。だとすれば、外来化に向けて準備を開始すべきと感じている方も多

図表1.10.2　白内障片眼手術患者　入院診療単価　2018年4月—6月

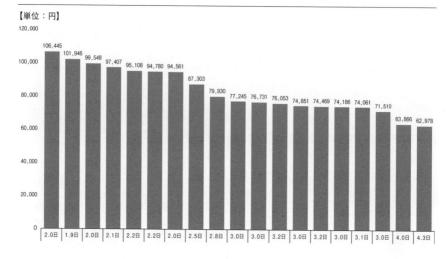

　いだろう。なお、皮肉なことに DPC/PDPS になったことで、在院日数が長くなる病院ほど、1入院包括点数が高くなる傾向がある。

　18年度改定後は在院日数と医療機関別係数の影響で、入院診療単価が異なってくることは言うまでもない。サンプルでは高機能な急性期病院を抽出しており、医療機関別係数は1.5前後の所が多い。結果として、入院診療単価に最も影響を及ぼしているのは在院日数ということになる。

　図表1.10.2を見ると、入院診療単価は在院日数によって約4万円の差が出る。外科系の手術を実施する症例では、在院日数の短縮によって入院診療単価が有意に上昇する傾向があるからだ。

　では、白内障手術患者について外来で実施した場合には、どのような報酬になるのだろうか。**図表1.10.3**は外来で実施する施設の診療単価で、最も高い施設が約17.5万円で低い所では13.3万円と差が出ている。外来は検査など出来高で請求できるため、その実施状況によって報酬も異なるわけだが、最も大きな違いは2856点の短期滞在手術等基本料1の届出の有無になる。短期滞在手術等基本料1を届け出るためには、一定のスペースなど、施設基準を満たす必要が

図表1.10.3　白内障手術患者　外来診療単価

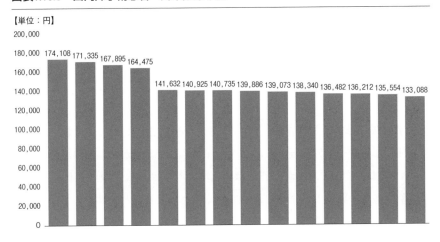

図表1.10.4　白内障手術患者　入院外来比率

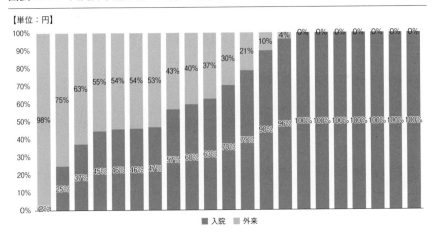

あるが、入院手続きをすることなく、外来でこれだけの報酬が期待できれば、前向きに考える施設が増えるのは自然なことだ。**図表1.10.4**を見ると、実際にほぼ全例を外来で実施する病院も存在している。

　昨今、平均在院日数の短縮により、病床稼働率が下落し、ダウンサイジングを検討している病院が多いのも事実である。地域の人口が減少し、新入院患者

数が伸び悩むのだとすれば、病床数にこだわる意味はない。だとしたら、減床した病床を別の用途に転用するという選択肢も有力な候補となることだろう。

入院が必要かどうかは、主治医が患者の状態から判断することであり、報酬の多寡ばかりで決まる話ではない。しかし、病院経営の重要性が叫ばれる今日、いずれが有利な設定になるかは、医師の判断にも影響し得る可能性がある。

化学療法は12年度診療報酬改定でD方式が採用されてから、おおむね入院で実施した方が経済性に優れるのが今の報酬体系だ。しかし、白内障手術患者については必ずしも入院が有利とはいえず、リスクが高くない症例については、無理のない範囲で外来化を進めていくことが重要だと私は考えている。そして、救急などより重篤な患者のために病床を活用することが、急性期病院らしい運営のあり方といえるだろう。

医療政策の上でも、外来での手術をさらに評価することが、不要な入院を減らすことになり、効率的な医療提供体制の構築につながっていくと考える。

1.11

診療密度と効率性係数が低い病院は
DPC 病院として妥当なのか

井上 貴裕

　DPC/PDPS は、どのような疾患の患者に（Diagnosis）、どのような診療行
為を実施したか（Procedure）の組合せ（Combination）によって多様な患者
を分類し、その上で 1 日当たりの包括払いという点数設定を行っている。標準
的なパターンでは、25パーセンタイル値の在院日数までが入院期間 I で、点数
が高く設定されている。また、診断群分類ごとの平均在院日数が入院期間 II と
なり、ここまでで退院させることが、点の上でも、効率性係数で評価される
ためにも重要である。ここには「在院日数の短縮」に向けた仕掛けがあるとい
えるし、DPC 対象病院の平均在院日数が短縮傾向にあることが、そのことを
実証している（**図表1.11.1**）。DPC 対象病院である限り、そして急性期病院を
志向するからには、在院日数の短縮に励むべきだと私は考えている。

　だとすれば、機能評価係数 II で重み付けを行い、効率性係数の評価を高める
べきだという声もあり、そのことが効率的な医療提供体制の構築につながると
いう意見もある。私は効率性係数と地域医療係数の評価を高めるべきだと考え
ている。在院日数の短縮は、医療費抑制という環境下で重要な意味を持ってお
り、不要な入院は控えるべきだ。そして、田舎の厳しい環境にある病院を救う
ためにも、地域医療係数を重視すべきだ。しかし、2018年度の診療報酬改定で
は重み付けは見送られ、今後もその方向性は容易には変わらないだろう。

　では、なぜ効率性係数の重み付けをしなかったのか。その方が各病院の機能
が反映されるという結論だったが、仮に効率性係数のウエイトを高くすれば、

図表1.11.1　DPC対象病院　平均在院日数の推移

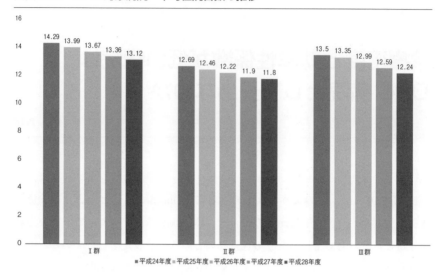

　在院日数の短縮に励む医療機関は増加するだろう。その一方で、軽症で本来入院が不要な患者ばかりを入院させる病院が出てくる可能性もある。それではあるべき姿とは乖離してしまう。だからこそ、効率性係数への重み付けは制度として容易ではない。包括払いは、効率化が促進される可能性がある一方で、"おいしいとこ取り"のクリームスキミングの危険性がある。18年度診療報酬改定の議論では、大学病院本院群に対し、効率性係数のウエイトを高めてはという議論もあったが、それは診療密度が高い医療機関群だからで、DPC標準病院群では、そのような議論にはならないはずだ。

　では、今後のDPC/PDPSでどう対応していくべきだろうか。DPC対象病院にどのような機能を求めるかにもよるが、診療密度と効率性係数は重要な意義を有している。診療密度は基礎係数における実績要件の１つであり、基準値を満たすか否かでDPC特定病院群の評価になっており、１日当たり包括範囲出来高点数であるから、包括範囲での医療資源投入量の多寡と在院日数の長短が影響する。また、効率性係数は機能評価係数Ⅱの１項目であり、連続的な評価が行われ、在院日数の短縮が評価されている。もちろん、診療密度の評価を手

図表1.11.2　2018年度　診療密度と効率性係数

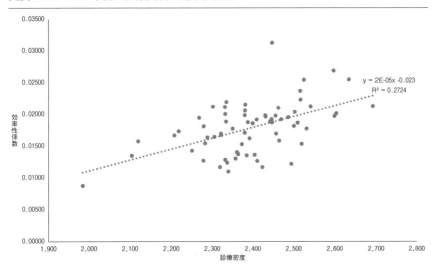

厚くするという選択もあるが、そうすると、廃止された重症度係数のように損失補填を行うことになり、無駄な医療資源投入が行われかねない。そして、効率性係数のウエイトを高めれば、在院日数でも極端な行動を取る病院が生じかねない。

　だとしたら、診療密度が低く、効率性係数の評価が悪い病院にペナルティを与えてはどうだろうか。実際にDPC対象病院に退出ルールを設けようという議論があり、その方向に動く可能性もある。

　そもそも診療密度が低いということは、軽い患者を入院させており、かつ効率性係数が低ければ、在院日数が長いことを意味している。両者には中程度の相関があり、在院日数を長引かせれば、診療密度は下落していく（**図表1.11.2**）。このような病院がDPC/PDPSの対象に入ることは、点数設定をゆがめるという面も否定できないし、DPC対象病院として妥当なのか議論が必要であろう。

　DPC/PDPSの点数及び入院期間の設定は、対象病院が提出したデータによって決まる。不適切な病院が対象に入ることで、入院期間Ⅱが長くなるかも

図表1.11.3　DPC対象病院の規模別割合

	100床未満	100床以上 200床未満	200床以上 300床未満	300床以上 400床未満	400床以上 500床未満	500床以上
全体に占める割合	16%	26%	18%	15%	9%	16%
病院数	265	439	308	247	147	260

図表1.11.4　2018年度　DPC算定病床数と診療密度

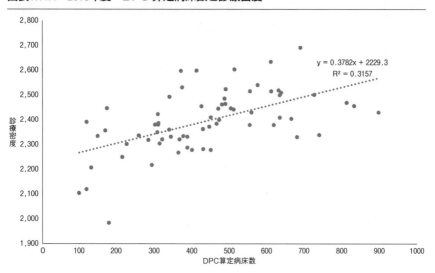

しれないし、点数も低めの設定になる可能性がある。ただ、病院としては在院日数を延長するほど、収入が増える面もあり、診療密度が低く、医療資源投入量が少ない場合でも、差益が出る可能性もある。もちろん診療密度が低く、効率性係数が低ければ、医療機関別係数が高くはならないだろうが、救急や地域医療に貢献していれば、それなりに機能評価係数Ⅱで評価される可能性もある。

03年度に特定機能病院等に対してDPCが導入され、当初は大規模病院を中心に手挙げ方式で拡大してきた。調整係数で前年度並みの報酬が保証され、軒並み増収になる病院が登場したことに加え、急性期病院＝DPC対象病院とい

う世間の思込みが、ここまで対象病院数を増加させた。しかし、今日、DPC
対象病院の42%は200床未満の病院である（**図表1.11.3**）。病床規模だけでDPC
対象病院として適切かどうかを判断することはできないが、DPC算定病床数
と診療密度には、一定の相関がある（**図表1.11.4**）。多様な機能を有する病院
を1つの制度の中に押し込むことができるのか、いま一度議論が必要だろう。

　診療密度で適切な評価を受けるためには、実施した診療行為を適切に入力す
ることが必要であり、それが適切なデータベースの構築にもつながっていく。

72　第1章　病院経営と財務マネジメント

1.12

2019年の GW、10連休の一部開院も検討を
～今後の大型連休と病院経営を考える～

井上 貴裕

（本稿は2018年11月12日の CB news マネジメントで公開されたものです。）

　新天皇の即位に伴い、2019年のゴールデンウイークは、4月27日から5月6日まで10連休とすることになった。

　休日が増えることは一個人としては歓迎すべきことだし、景気浮揚効果も期待できるかもしれない。しかしながら、病院経営を圧迫することは事実であり、5月の財務状況は惨憺たるものとなるだろう。

　図表1.12.1、**1.12.2**を見ると、大型連休がある5月と9月の病床稼働率は低い傾向にある。特にハッピーマンデーがある週は、新入院患者数も激減する。

2019年のゴールデンウィークの日程（案）

4月27日	土	
4月28日	日	
4月29日	月	昭和の日
4月30日	火	天皇陛下退位
5月1日	水	皇太子さま即位
5月2日	木	
5月3日	金	憲法記念日
5月4日	土	みどりの日
5月5日	日	こどもの日
5月6日	月	振り替え休日

2019年の GW は 10連休

1.12 2019年のGW、10連休の一部開院も検討を〜今後の大型連休と病院経営を考える〜　73

図表1.12.1　武蔵野赤十字病院　日別病床稼働率（2018年5月）

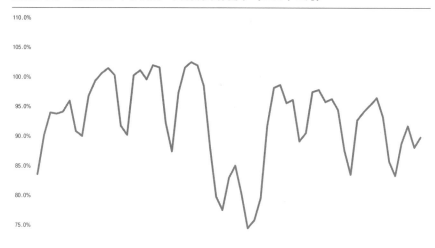

図表1.12.2　武蔵野赤十字病院　日別病床稼働率（2018年9月）

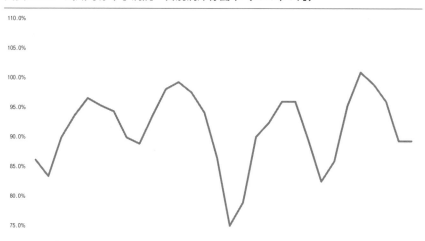

74 第1章 病院経営と財務マネジメント

図表1.12.3 手術1件当たり外保連手術指数と件数

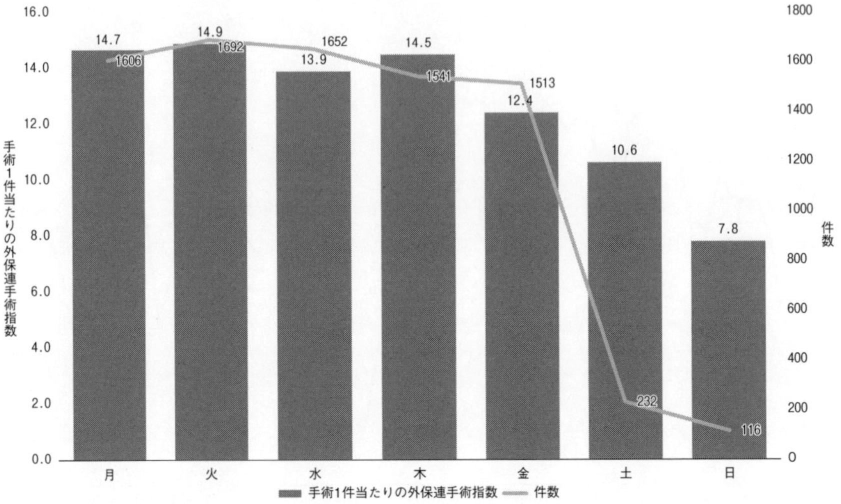

図表1.12.3は、ある病院の曜日別の手術1件当たりの外保連手術指数と手術件数で、月曜日と火曜日に手術1件当たり外保連手術指数が高くなり、大手術が組まれる傾向がある。マンパワーを考慮すれば、週の初めに大きな手術を実施し、週末に向けて局所麻酔などの比較的小さい手術を実施するのが一般的で、合理的ともいえる。祝日は外来も閉じるし、手術室も緊急を除いて予定枠が組まれることはない。だからといって固定費である人件費が減少するわけではないため、財務状況が悪化するのはやむを得ない。医療従事者の働き方改革が叫ばれている今日、きちんと休みを取ることが求められており、祝日にフル稼働という話にはなりにくい。

しかし、19年のゴールデンウイークはそうも言っていられない。さすがに10日間も連続で病院を閉めれば、財務的な問題だけではなく、患者対応という点で支障を来す可能性も大である。緊急手術はたとえ祝日であっても実施するが、準緊急的な手術をどうするのか、また予定手術は後回しにするのかが論点となる。後回しにすれば、手術待ちが続出する。多くの急性期病院では、19年のゴールデンウイークは一部開院するという議論が行われているところだし、

1.12 2019年のGW、10連休の一部開院も検討を〜今後の大型連休と病院経営を考える〜

図表1.12.4　DPC病院群ごとの予定入院・緊急入院の割合

医療機関群	予定入院	緊急入院
Ⅰ群	75%	25%
Ⅱ群	58%	42%
Ⅲ群	50%	50%
その他	47%	53%
全体	54%	46%

図表1.12.5　2016年度　退院患者に占める予定入院・緊急入院の割合

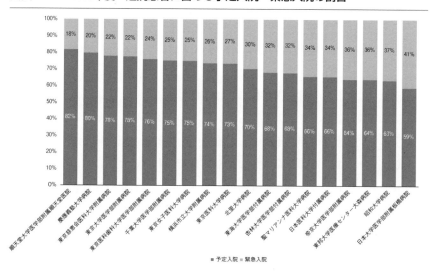

　その方向で動く病院もかなり出てくるのではないか。
　特に影響が大きいのは予定入院の割合が高い大学病院本院などだ（**図表1.12.4**）。もちろん大学病院本院でも、予定・緊急割合には差があるが、**図表1.12.5**で左側にある病院ほど、その影響は甚大である。予定入院患者の60—70%程度は手術を実施する患者で、10日間予定手術をしなければ、病床稼働率は著しく低下する。

もちろん国民の祝日なので、医療人であっても同じ対応をするという選択肢もある。働き方改革からすれば、その方が妥当なのかもしれない。一方で4月30日から5月2日のいずれかを開院する病院が出てくるだろう。即位日の5月1日を休みとするならば、病院を4月30日あるいは5月2日に開くという選択肢がある。ただ、効率的な運用はしづらいかもしれない。開院するとしても、私は一般外来の実施は不要だと考えている。最大のポイントは手術枠をどうするかだが、大手術を実施すれば、その後の検査対応が必要になるし、コメディカルも総動員し、大掛かりなことになりかねない。そうなると、「どうせなら一般外来も実施するか」となるかもしれない。さらに、全身麻酔の予定枠を設けるとしても、麻酔科医が対応してくれるのかという懸念もある。だとすれば、局所麻酔など比較的小さな手術を組む選択肢もあり、現実的かもしれない。ただ、それだけで抜本的に病床稼働率が維持されるのかという問題もある。

　もう1つは、5月6日（振替休日）は稼働させるという選択肢だ。月曜日の新入院患者数が最も多く、大手術も多いことからすれば、有効であろう。もちろん手当を支払う必要があるかもしれないし、あるいは、代休をきちんと用意する必要もあるだろう。ただ、皆と同じ休日であれば、どこに行っても混んでいるし、旅行に行っても割高になる。だとすれば、人と違った日に休みたいと思う職員もいるかもしれない。多様な勤務環境を用意し、柔軟な選択肢を設けることも重要なことだろう。

　そもそも10連休でも病棟は稼働しており、緊急手術への対応も行うのが急性期病院の役割である。だとしたら、0か100かという二者択一ではなく、4月30日から5月2日までの一部と5月6日について手術枠等を設けてはどうだろうか。手術室等は高額な投資が行われており、その貴重な医療資源を有効活用しないのは社会的損失でもある。労働過多になるようではいけないが、手当が出て、しかも患者のためになり、結果として病院の稼働率向上につながるのであれば、手を挙げてくれる職員もいるのではないだろうか。なお、私自身はその日も仕事をするつもりである。

1.13

急性期の「目安」は6万円の診療単価

井上 貴裕

　2018年度診療報酬改定で、従来の7対1入院基本料及び10対1入院基本料が再編・統合され、10対1の看護配置を基準とし、急性期患者の該当割合によって7つに区分された（**図表1.13.1**）。

　「急性期一般入院料1」のみが7対1の看護配置を求められ、そのほかは10対1を基本とすることになった。今まで7対1と10対1では入院料の差が大き過ぎて、10対1に転落するという選択は、多くの病院にとって「あり得ないもの」とされていたが、階段を下りやすくし、病院に「現実的に必要な看護職員の数を見極めるように」という判断が迫られた。これは地域医療構想との整合性を保たせるものでもあり、各地域で過剰とされる急性期病床を絞り込むための方策の1つと考えられる。ただし、18年度改定では、「B14」あるいは「B15」（※）に該当する認知症、せん妄の患者については、B項目が3点以上であれば、A項目が1点以上で重症と定義され、高齢者が多くを占める病院は大幅に「重症度、医療・看護必要度」（以下、看護必要度）が上昇した。

　　※：「B14」診療・療養上の指示が通じる、「B15」危険行動

　B項目は慢性期病院ほど高い傾向があり、結果として診療密度が低い"急性期らしくない病院"ほど、看護必要度が上昇することになった。これによって、看護必要度の基準が厳しいという病院はほとんどなく、むしろ緩やかになったという印象すらある。18年度改定前には基準を満たすのは厳しいとうわ

図表1.13.1 新たな入院医療の評価体系と主な機能

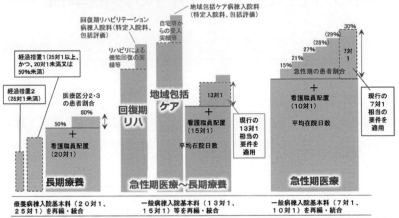

出所：厚生労働省「平成30年度診療報酬改定説明会」資料より

ささされていたものの、結果として、いわゆる「7対1看護配置」の病院は減少することはなかった。ただし、現在の看護必要度は、慢性期病院でも一定の値になることから、現状の評価を引き続き急性期患者の割合を見るための基準とするのには難しい面があり、次回の20年度改定以降は厳格化が行われる可能性も高く、決して楽観視すべきではない。

本稿では、急性期と言い得るための基準として、患者1人1日当たりの入院収入である入院診療単価に着目し、急性期機能の実態に迫っていく。

1. 急性期病院における入院診療単価の内訳

図表1.13.2は地域中核病院の入院診療単価を見たものであり、6万円弱から9万円強までばらつきがある（なお、自費データはここには含めていない）。

図表1.13.2　入院診療単価の内訳　2018年4月—6月

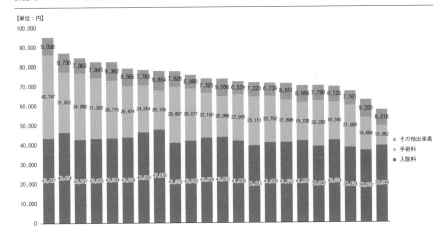

　一番右端の病院も、救命救急センターの指定を受け、総合入院体制加算の届出があり、地域医療支援病院の指定を受けている地域の中核病院である。にもかかわらず、入院診療単価は6万円に届いていない。入院料部分はDPC/PDPSの医療機関別係数や在院日数の影響もあるし、さらに特定集中治療室管理料などの特定入院料もここに分類されている。**図表1.13.2**の病院は、医療機関別係数が1.45—1.55程度で比較的高い病院が多く、ICU等の治療室の設置数も病院によって異なる。しかし、入院料部分はいずれも4万円程度であり、それほど差がつくものでもない。結局、入院診療単価で差がつくのは手術料であることが分かる。高度急性期あるいは急性期と言い得るためには、手術が重要であることは間違いがない。DPC特定病院群の実績要件でも、外保連手術指数や手術件数が課されており、比較的ハードルが高く、高い基礎係数を得るための要件でもある。

　「高単価＝もうかる」わけではないが、高度急性期あるいは急性期と言い得るためには診療密度が高いことが前提となる。その評価の鍵を握るのは手術と言ってもよいだろう。

　では、手術料を増加させるにはどうしたらよいだろうか。**図表1.13.3**では、

図表1.13.3　手術単価と手術実施率の状況

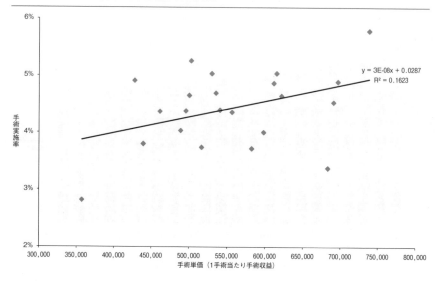

　横軸に手術1件当たりの収入である手術単価、縦軸には手術実施率を取った。この掛け算が1日当たりの手術料になる。横軸の手術単価は大手術が多い病院ほど、右に位置する。DPC特定病院群の要件である「手術実施症例1件当たりの外保連手術指数」と似たものを見ているが、手術単価には診療材料費を含めているので、循環器や整形外科など、高額の材料を使うかどうかも影響している。

　一方で、縦軸の手術実施率は入院延べ患者に対する手術件数であり、これを高めるには在院日数を短縮するか、手術件数を増やすかのいずれかが鍵を握る。手術件数を増加させるのが容易ではないのだとすれば、在院日数を短縮することが、やはり入院診療単価、あるいは診療密度を高める。仮に平均在院日数が12日だとして、新入院患者の2人に1人が手術患者だとすると、12分の1×2分の1で約4％という計算になる。つまり、手術単価を高めるためには、大手術をたくさん実施するか、手術件数が増えなければ在院日数を短縮するかのいずれかになる。

　なお、「その他出来高収入」は6,000円から1万円近くまでとなっているが、

ここにはリハビリテーション料や救急医療管理加算、入退院支援加算などが含まれる。入院料でも手術料でもないが、DPC/PDPS で出来高算定できる項目であり、これらを増やすことは真水の増収にもつながり、重要な意味を持つ。ただ、それほどには大きな差が付くわけではないのも事実だ。

　今後、急性期病床が絞り込まれていく際に、再編の対象になるのは6万円が1つの目安ではないかと私は考えている。入院料が約4万円で、手術料が少なくとも1万円で、その他出来高収入が1万円弱であれば、おおよそ6万円になる。5万円や5.5万円の単価で急性期というのは厳しいし、だとしたら看護配置も10対1への移行を視野に入れるなど現実的な判断をしていくべきだろうし、地域包括ケア病棟なども設置するのがよいだろう。看護職員の人数を短期間に大幅に減少させることはできない。今後の厳格化を前提にした計画的な採用を行うことが望ましい。

82　第1章　病院経営と財務マネジメント

1.14

地域一般入院基本料は、
地域包括ケア病棟との統合も視野か

井上　貴裕

　1.13で取り上げたように、2018年度診療報酬改定では従来の7対1及び10対1入院基本料が再編・統合され、それらが「急性期一般入院基本料」とされた。特に、急性期を本来の意味で狭義に捉えれば、入院診療単価の目安は6万円ではないかと述べた。ただ、急性期一般入院料4の病院では6万円には届かない。今回は、従来10対1入院基本料とされてきたこれらの病院のデータから実態を明らかにし、病院に求められる役割を示しつつ、「急性期医療〜長期療養」に区分される地域一般入院基本料の病棟、地域包括ケア病棟等の今後の方向性を検討していく。

　図表1.14.1、**1.14.2**には、急性期一般入院料4を届け出る病院で、かつ特定集中治療室管理料やハイケアユニット入院医療管理料等の重症系の特定入院料を届け出ていない施設の入院診療単価を示した（**図表1.14.1**はDPC対象病院、**図表1.14.2**は出来高算定病院）。

　全体的に見ると、DPC対象病院の方が高単価だが、これは機能評価係数Ⅱなどの医療機関別係数による影響のほか、そもそも一定の診療密度で、かつ在院日数の短縮に励む病院がDPC/PDPSという支払制度に参加している影響もあるだろう。さらに、手術料は入院診療単価に強く影響を及ぼすが、状態の早期安定化に向けて積極的に手術を実施する病院がより急性期らしいというのは、誰もがうなずけるところではないか。

　図表1.14.3は、18年度診療報酬改定後に、地域包括ケア病棟を有する病院の

1.14 地域一般入院基本料は、地域包括ケア病棟との統合も視野か 83

図表1.14.1 急性期一般入院料4を届け出るDPC対象病院の入院診療単価(急性期病棟のみ)

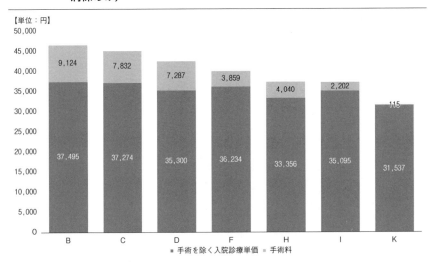

(※)室料差額等自費収入を除く。

図表1.14.2 急性期一般入院料4を届け出る出来高算定病院の入院診療単価(急性期病棟のみ)

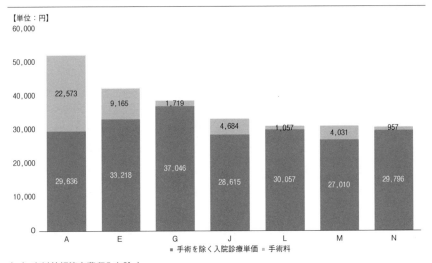

(※)室料差額等自費収入を除く。

図表1.14.3 地域包括ケア病棟　入院診療単価

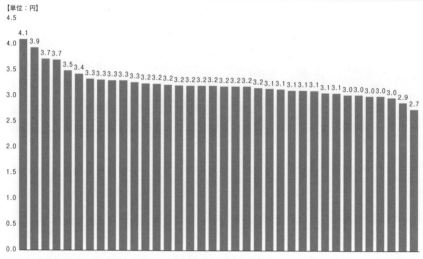

（※）室料差額等自費収入を除く。

　当該病棟における入院診療単価であり、最高は約4.1万円で、最低値は2.7万円、中央値では3.2万円程度となっている。実績評価や入院経路等、さらには高額薬剤や手術の実施状況によって単価は異なってくるが、一般的な使い方をすれば3.2万円にはなるということだろう。

　急性期一般入院料4を届け出る施設は平均すると、約4万円の入院診療単価だから、「これらの病院は急性期1本で生きていくのが合理的か」というと、そうではない。

　実際に、**図表1.14.4**はDPC対象病院で各入院期間での診療単価について手術料を除き、集計したものだ。例えば、白内障だったら入院期間Ⅰは1日だし、大手術後の患者ならば長くなるなど、診断群分類によって日数の設定は異なるものの、DPC/PDPSの制度設計を反映し、最初の頃は単価が高く、だんだんと下落する。入院期間Ⅱを超えると、地域包括ケア病棟入院料の中央値を下回ってしまう。また、**図表1.14.5**は、出来高算定病院について仮にDPC/PDPSに参加していたらという前提でコーディングを行い、同様に試算した。

1.14 地域一般入院基本料は、地域包括ケア病棟との統合も視野か　85

図表1.14.4　急性期一般入院料4を届け出るDPC対象病院の各入院期間における診療単価（手術料を除く）

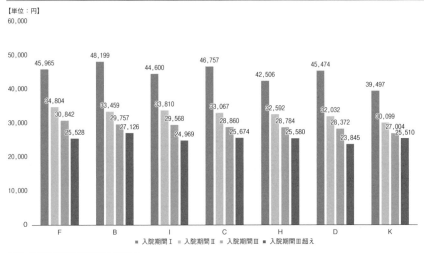

（※）室料差額等自費収入を除く。

図表1.14.5　急性期一般入院料4を届け出る出来高算定病院の各入院期間における診療単価（手術料を除く）

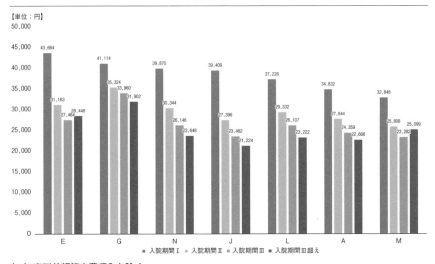

（※）室料差額等自費収入を除く。

図表1.14.6

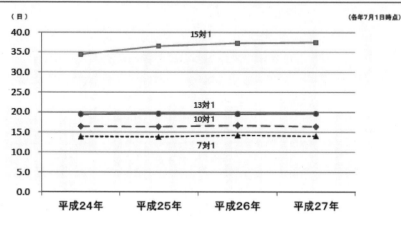

一般病棟入院基本料区分別　平均在院日数の推移

○平均在院日数は、7対1入院基本料が最も短い。15対1入院基本料以外の平均在院日数は、近年、横ばい。

※ 平成24、25年は7対1入院基本料の経過措置病棟のデータを除いた値

出所：保険局医療課調べ

　結果はDPC対象病院とは大きく変わらない。G病院については、入院期間Ⅲでも、診療単価が約3.4万円だが、これはリハビリテーションの単位数が多いことが要因であり、このような病院の場合は回復期リハビリテーション病棟の設置が適するだろう。

　なお、手術料を除いている理由だが、手術料は急性期病棟でも、地域包括ケア病棟であっても、またいずれのタイミングで実施した場合でも出来高で算定できるためだ。結局、ここから分かるのは、急性期一般入院料4を届け出る病院でも、入院期間Ⅱを超えるなど在院日数が長引くのであれば、地域包括ケア病棟を有していた方が合理的だし、それによって効率性係数などの上昇効果も期待できる。特に急性期一般入院料4を届け出る従来の10対1入院基本料の病院は、従来の7対1に比べて在院日数が長い傾向が見られる（**図表1.14.6**）。だとすれば、急性期の機能を有しつつ、地域包括ケア病棟を併設した方がいい

図表1.14.7　新たな入院医療の評価体系と主な機能（イメージ）

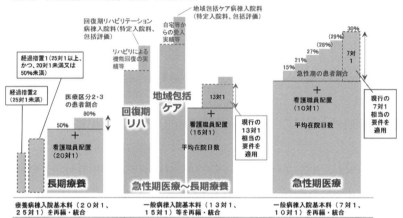

出所：厚生労働省「平成30年度診療報酬改定説明会」資料より

ことになる。もちろん地域の事情によるが、このようなあり方が現実的であり、地域医療構想との整合性も保てるのではないだろうか。

　では、従来の13対1、15対1である地域一般入院基本料はどうだろうか。これらの病院はDPCデータの提出が義務化されておらず、筆者の手元にはごくわずかしかサンプルがなかったためデータの提示は控えるが、**図表1.14.2**の急性期一般入院料4を届け出る出来高算定病院の入院診療単価と比べると、20％程度は下落するはずだ。もはや地域一般入院基本料にとどまる合理性はないだろう。

　また**図表1.14.7**からは、将来的には再編・統合の対象になるという企図が読み取れる。だとすれば、地域一般入院基本料を届け出る病院は、自ら合理的な選択を進めるべきではないか。

　わが国では、一般病棟＝急性期病棟と理解されてきた。これは、精神、結

核、感染症以外がその他の病床とされ、それが療養と一般に分かれたことに端を発しているのだろう。いずれにも区分されずに残ったのが一般病棟だったわけだ。ただ、18年度診療報酬改定前は一般病棟入院基本料が急性期という位置付けだったのも事実だ。ただし、18年度改定では13対1、15対1は急性期一般入院基本料とは明確に区分された。**図表1.14.6**の在院日数を見ても、急性期の状態を脱している患者が多くを占めているはずだ。だとすれば、もはや地域一般入院基本料にこだわるのではなく、地域包括ケア病棟に思い切った転換をするのが合理的かもしれない。地域包括ケア病棟はもちろん急性期的な使い方が可能だし、多様な患者を受け入れられるよう制度設計されている。

　7対1の病床を減らすことばかりが注目されるが、地域一般入院基本料の病棟と地域包括ケア病棟の再編・統合を急ぐことも重要な課題だろう。**図表1.14.7**では両者が極めて近くに描かれているのは、極めて示唆的ではないか。「急性期医療〜長期療養」に区分されながらも、回復期リハビリテーション病棟が少し離れているのには意味があると捉えるべきだろう。

　仮に出来高算定病院が地域包括ケア病棟に転換すれば、入院中の検査や画像診断などの効率化が進み、患者にとっても病院にとってもメリットが生まれるだろう。病院は出来高で検査、画像診断をしなくても、約3.2万円の高い報酬を手にできるし、「入院医療は包括で」という医療政策の大原則にも沿うことになる。

　「一般」とは、広く全体に共通して認められ、行き渡っていること、あるいはありふれているといった意味を持つ。

　私たちが目指すべきは、一般的であるよりも、地域の中で突出した存在として地域医療を支える病院だろう。だとすると、制度の方向性を踏まえて、自ら行動を起こすべき時だ。いずれ地域一般入院基本料と地域包括ケア病棟は統合される運命だろうし、病院経営者はそのことを前提にした意思決定を行っていくことが望ましい。

1.15

中核病院に求められる外来診療機能
～働き方改革に必要な外来縮小～

井上　貴裕

　医療従事者の働き方改革が求められており、タスクシフティングなどを通じた勤務医の負担軽減は診療報酬改定でも重要なテーマとして掲げられている。今までの医療界は医師や看護師の勤務負担により支えられてきた面も強く、今後は労働者として適正な労働水準を維持するなどの配慮が求められる時代である。

１．医師の働き方改革と求められる外来診療機能

　医師にとって最も負担が大きい業務として一番にあげられるのが当直である。当直についても労基が入り、勤務とみなされる事例が相次いでいる。当直とは寝当直が原則であり、病院では救急患者の診察などを夜間でも行っており、それは実質的に勤務に該当するという判断からだ。これにより、多額の時間外手当を遡及して支払うケースも多数あり、病院の財務状況に大きな影響を与えているのも事実だ。時間外手当として払わないためには交代勤務制を採用する必要があるものの、それは医師が多数在籍する病院だけで実現可能なものであり、医師不足に悩む地域の病院では不可能かもしれない。できること、できないことはあるわけだが、医師の負担軽減を図り、働きやすいやりがいがある環境を構築するという視点を忘れてはならない。

　だとすると勤務医が２番目に負担が重いと回答する外来業務を縮小すること

90 第1章 病院経営と財務マネジメント

だ。医療政策でも地域の拠点となる中核病院では一般外来を縮小し、専門外来に特化することが求められている。つまり、かかりつけ医との連携が求められており、そのことが平成30年度診療報酬改定においても初診料の機能強化加算として評価された。この届出のためには、診療所あるいは200床未満であることが大前提であり、中核病院との機能分化が大前提となる。外来業務の負担が重い理由は、1回の時間が長いことと、医師自身が実施すべきことが多いことがあげられており、だとしたら医師事務作業補助者を有効活用するなどの視点も重要である。しかし、人手不足の今日、地域にもよるが医師事務作業補助者の獲得が容易ではなくなってきている。その採用・育成、定着をどう図っていくかも重要なテーマではあるが、何よりも重要なのは一般外来を減少させることに他ならない。

2．外来診療の経済性

　図表1.15.1は千葉大学医学部附属病院の外来診療単価であり、毎年着実に上昇傾向にある。外来診療単価は外来患者1人1日当たりの診療収入であるから、これが2万円を超えるということは短時間で効率的に稼いでいるようにも感じられる。1患者が2万円以上だとすると逆紹介などせずに、外来患者を抱え込むことが重要だという病院経営者もいるかもしれない。しかし、一般外来の患者をいくら抱えても入院につながる可能性は低く、効率が悪いのが事実である。

　図表1.15.2は、同院の外来患者について初再診別に外来診療単価の分布をみたものであり、初診については検査や画像診断が多くを占めるため高単価である患者が多いものの、再診は1,500円以下の患者が約4分の1を占め、5,000円以下だと4割を超える。1,500円以下の患者には退院直後のフォローアップも含まれているため、たとえ単価が低くても診るべき患者がいるわけだが、実際には再診に加え、処方のみという患者がここに該当するわけだ。しかも、今日は足が痛いから整形外科にかかりたいなど開業医で診れるものを総合病院だか

1.15 中核病院に求められる外来診療機能～働き方改革に必要な外来縮小～

図表1.15.1

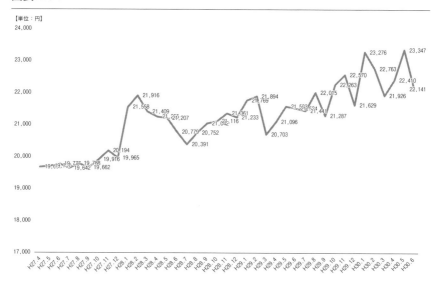

図表1.15.2

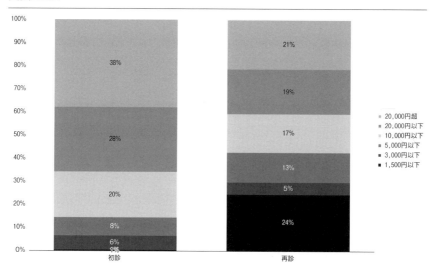

図表1.15.3

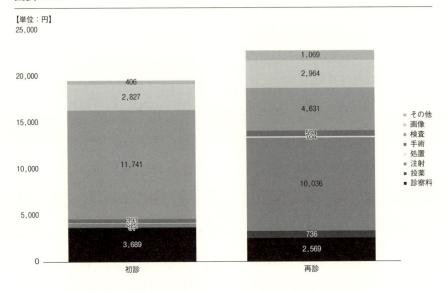

　らという理由で便利につかわれているケースも散見される。治療上避けられない複数科受診は構わないし、引き受けるべきだが、中核病院の外来を患者が便利に利用することになると診療機能に支障をきたしてしまうし、医師の働き方改革にもつながらない。

　図表1.15.3は同院の初再診別・診療区分別の外来診療単価であり、再診患者の方が高単価であるが、それは注射料によるところが大きい。これは外来化学療法で使用した抗がん剤のことであり、その分は業者への支払いを伴っており、多少の薬価差益はあるのかもしれないが、大きな経済的な利益を生んでいるとは言い難い。特に薬価が引き下げられ、差益が減少する今日において外来診療単価が高いことが収益性の確保につながるとは言えない。

3．患者のためにも重要な外来縮小

　ここまでで外来については医師にとって負担が重く働き方改革という点か

ら、そして経済性にも優れず財務状況を改善させるためにも縮小が望ましいと論じてきた。ただ、それだけではない重要な課題がある。

中核病院の外来のほとんどは専門医が担当しており、専門医は自らが得意とする領域は責任を持って診るが、それ以外についてはスルーしてしまうことも少なくない。例えば、画像を撮り、読影レポートに肺に影があるという記述があったとしても、自分の分野ではないと思う医師もいるかもしれない。そもそも外来が忙しすぎるがゆえに、読影レポートをきちんと読んでいないようなことさえもあり得る。

ただ、患者が総合病院であり、大病院の先生に診てもらっているから安心だと思っており、自らを大病院のかかりつけだと豪語するかもしれない。でも、そのフォローアップが長くなると特定の部位の専門家には手に負えない合併症が潜んでいるかもしれない。だからこそ、中核病院ではかかりつけ医に対して積極的に逆紹介を行う必要がある。このことは決して、大病院が患者を切り離したり、見捨てることではない。2人の主治医を持ってもらい、何か必要なときには病院側でも責任のある対応をする意思があることを約束しなければならない。

やはり顔の見える関係はかかりつけ医にお任せし、何か困ったときに中核病院が紹介を受ける体制がスムーズだろう。言うほどに簡単なことではないが、病院をあげてこのような取組みを進める必要がある。それが働き方改革につながり、経済性も向上し、さらに患者のためになるのであれば、その方向に舵取りをしていくべきだ。

ただ、患者にとっては総合病院が便利であり、大病院ほど安心だという思込みもあり、また経済的な負担がかかりつけ医の方が高いというケースも存在する。これらについては医療政策でどう取り上げていくか、また国をあげての患者教育をさらに促進していくことも重要である。

1.16

働き方改革の時代
～補助者の重要性と今後の課題～

井上　貴裕

1．医師等の負担軽減の重要性

　働き方改革の時代だからこそ、医師等の医療従事者の負担軽減は重要であり、タスクシフティングを行っていく必要性がある。このことは以前より診療報酬でも評価されており、雇用の確保につながってきたことも事実だ。専門職が十分にその専門性を発揮できるような環境を整備することは業務効率という点からも重要であるし、魅力ある職場づくりにもつながっていく。手術をしたくない外科医はいないだろうが、書類作成など細かい事務作業は遠慮したいという方が多いのではないだろうか。しかし、時代の要請からあらゆることが煩雑になり、それを全て医師が行っているようでは疲れ果ててしまうだろう。このようなこともあり、平成18年度診療報酬改定において医師事務作業補助者体制加算が評価され、そこから届出病院数は増加していった（**図表1.16.1**）。

　当該加算は救急などに積極的に取り組む病院で働く勤務医の負担軽減のために評価されたものであり、ただ単に報酬がついているから届け出るというのではなく、いかに有効活用するかが重要である。しかし、残念なことに現実は報酬だけを追いかけている病院が少なくないのも事実である。普段は適切な診療報酬の算定を心がけている病院でさえ、当該加算については頭数合わせの名義貸しが行われたり、他の業務と兼務している方が届出に利用されたりすること

図表1.16.1

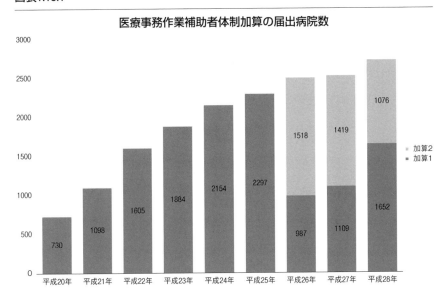

医療事務作業補助者体制加算の届出病院数

には驚きを隠せない。それを幹部が黙認することもあり、いわゆる組織的犯罪に用いられているという噂が絶えないのも事実のようだ。ただ、そうであってもやはり重要な意義を有する加算であることは事実であり性善説に基づいた適正な対応を医療機関は心がけなければならない。

　なお、当該加算は外来または病棟で8割以上の業務を実施する場合に届出ができる加算1（診断書の作成の補助及び代行入力は除く）とそれ以外の場合の加算2に平成26年度改定で2区分になった。上位である加算1の届出に動く医療機関が多くなり、今後に影響していく可能性もある。さらに、看護師については急性期看護補助体制加算なども評価されており、こちらも専門職がその力を十分に発揮できる環境を整備するために上位加算を狙っていくことが有効である。

2．2025年に向けた課題

　医療政策のターゲットイヤーとして2025年があげられることが多い。これは団塊の世代が全て75歳以上になるタイミングであり、急速に高齢化が進展することになる。人口予測ほど適正に行えるものはないといわれ、この通りに社会が変化していくことになる。高齢になれば医療費がかさむわけであり、給付と負担のバランスをとらなければ社会保障の持続可能性が確保できなくなる恐れもある。そこで、治癒を目指して治す医療から癒す医療へと移行することが企図されており、転換期を迎えつつある。にもかかわらず、わが国では7対1のような手厚い人員配置を行う急性期病院が多くを占め、回復期機能を有する病床が不足するなどが地域医療構想の課題として各地で取り上げられている。このことは平成30年度診療報酬改定で入院医療の評価体系が大きく変更されたこととにも影響を及ぼしている。従来の7対1と10対1入院基本料を再編統合し、急性期一般入院料とし、7対1と10対1であまりにも差が大きかった部分を埋めるように7区分とすることになった（**図表1.16.2**）。そして基本は10対1の看護師配置であるという方針が示された。さらに、13対1、15対1入院基本料を地域一般入院基本料とし、地域包括ケア病棟、回復期リハビリテーション病棟を含め「急性期〜慢性期」を担う病棟として再編統合が行われた。特に地域一般入院基本料と地域包括ケア病棟が近接して描かれており、地域包括ケア病棟との近い将来の統合が視野に入れられていることを意味するのかもしれない。

図表1.16.2

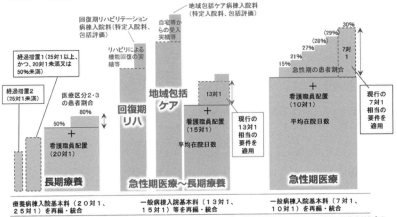

出所：厚生労働省「平成30年度診療報酬改定説明会」資料より

3．2040年に向けた課題

　2025年までの課題は明らかであり、このことを地域医療構想で話し合いつつ、診療報酬改定で具体的に迫っていくことになるだろう。そして、2025年以降は高齢者人口が緩やかに増加するにとどまっていく。その次の課題は2025年以降、現役世代の人口が急激に減少していき、労働力が不足する時代が到来するということだ。

　この労働力不足はすでに都市部を中心に急速に広まっており、病院においても大きな課題となっている。特に看護補助者などの無資格者の獲得が難しい状況に陥ってきている。同じ時給であれば、看護師の指示のもと患者の世話をす

図表1.16.3　有効求人倍率の推移

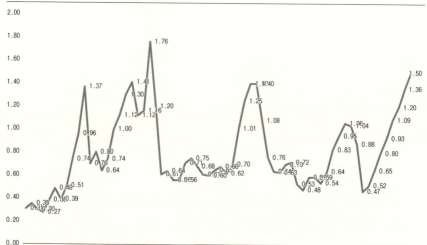

るよりも、居酒屋でアルバイトをした方がいいかもしれないし、その他、魅力的な職業も多数存在するかもしれない。介護福祉士にとっては、介護施設の方が魅力的かもしれない。何しろ、有効求人倍率がこの難しい状況を物語っている（**図表1.16.3**）。

　看護師については、7対1の絞込みなどのメッセージ性が鮮明であることから、離職率が低下したという話を耳にすることが多くなってきた。結果として新規の採用を減少させたり、奨学金の採用枠を縮小するなどの対応を各医療機関で実施しているようだ。そもそも看護師養成の学校がかなり増加したことが需給関係に影響を及ぼしている可能性もある。以前ならば応募者ほとんど全てが採用となっていたのに対して、最近は不採用通知を出すことが多くなり、優秀な看護師がとれる時代が到来したと喜ぶ看護部長も少なくない。ただ、前述した無資格者は他の業界と競わなければならないためハードルが高まった印象だ。

　もちろん病院として魅力ある職場づくりに向けて努力を惜しんではならな

い。キャリアパスをきちんと用意し、成長できる実感を持たせなければならない。ただ、問題は賃金の水準だ。診療報酬で用意されている報酬水準は決して高いものではない。もちろんそれで全てをカバーすることはできないだろうが、高額報酬で採用を競えば企業には勝てないだろう。結果として、優秀な人材確保が困難となる可能性も十分にある。

このことについて、こたえをすぐに出すことは難しい。もちろん AI の活用なども視野に入れる必要はある。ただ、労働集約型であるこの業界構造そのものを変換していくことが必要な時代になってきている。体質改善なくして、持続的な医療提供ができない時代がすぐそこまで迫っている。

100　第1章　病院経営と財務マネジメント

1.17

平均在院日数は下げ止まったのか？
～地域包括ケア病棟　台頭の影響～

1．平均在院日数　一般病床全体の状況

　一般病床全体の平均在院日数は短縮傾向にあり、人口10万人当たりの1日当たり新入院患者数も増加傾向にある（**図表1.17.1**）。平成17年には80％近くまでであった病床利用率が平均在院日数の短縮に合わせて下落し、平成26年には75％を下回ったがその後、改善傾向にある。これは平均在院日数の短縮を新入院患者数の増加が上回ったことが関係している。病床の回転率が上がったことを意味しており、急性期らしい病床運用が全国各地で広まっているわけであり、望ましい状況に近づいていると考えることができるだろう。ただ、平成29

図表1.17.1　一般病床の状況

	平成17年	平成18年	平成19年	平成20年	平成21年	平成22年	平成23年	平成24年	平成25年	平成26年	平成27年	平成28年	平成29年
平均在院日数（日）	19.8	19.2	19.0	18.8	18.5	18.2	17.9	17.5	17.2	16.8	16.5	16.2	16.2
病床利用率（%）	79.4	78.0	76.6	75.9	75.4	76.6	76.2	76.0	75.5	74.8	75.0	75.2	75.9
新入院患者数	28.6	29.0	29.0	28.9	29.3	30.0	30.2	30.8	31.1	31.5	32.2	32.8	33.3

出所：厚生労働省　医療施設調査に基づき作成。新入院患者数は人口10万人当たりの1日平均の件数

1.17 平均在院日数は下げ止まったのか？～地域包括ケア病棟　台頭の影響～　　*101*

図表1.17.2　一般病棟入院基本料の届出状況

	平成26年	平成27年	平成28年	平成29年
病院数	5,136	5,072	5,013	4,980
病棟数	14,846	14,219	14,129	13,247
病床数	666,759	647,288	631,389	617,411
DPC 対象病床数	492,206	484,081	495,227	483,747
DPC 対象病床の割合	74%	75%	78%	78%

出所：中医協、主な施設基準の届出状況より、各年7月1日の届出状況

図表1.17.3　療養病棟入院基本料の届出状況

	平成26年	平成27年	平成28年	平成29年
病院数	3,259	3,537	3,511	3,456
病棟数	4,652	4,950	4,900	4,726
病床数	213,501	221,698	221,514	222,344

出所：中医協、主な施設基準の届出状況より、各年7月1日の届出状況

年には平均在院日数が前年と同じく16.2日となり下げ止まったという見方もある。しかし、私はそうは考えていない。制度設計のあり方にもよるわけだが、急性期病床の平均在院日数はまだまだ短くなっていくだろうし、短くできると考えている。前年と同じだったのは偶然かもしれないが、ではなぜ一貫して短縮し続けた平均在院日数が横ばいに転じたのだろうか。

　この点をさらに深掘りするために、一般病棟入院基本料の届出状況について各年7月1日の状況をみたものが**図表1.17.2**である。平成26年には5,136病院、14,846病棟、666,759病床あった一般病棟入院基本料が平成29年には4,980病院、13,247病棟、617,411病床まで減少している。重症度、医療・看護必要度の厳格化などにより機能転換を迫られた病院が多いことを意味する一方で、地域医療構想で2025年には不足すると予想される回復期機能へ早々に転換する病院が増加したのかもしれない。**図表1.17.3**は、療養病棟入院基本料の届出状況で

102　第1章　病院経営と財務マネジメント

図表1.17.4　回復期リハビリテーション病棟の届出状況

		平成26年	平成27年	平成28年	平成29年
入院料1	病院数	438	525	602	688
	病床数（一般）	10,800	12,962	14,653	17,371
	病床数（療養）	18,083	20,58	24,057	26,928
入院料2	病院数	745	740	707	696
	病床数（一般）	14,272	14,434	14,020	13,887
	病床数（療養）	22,165	21,484	20,276	18,673
入院料3	病院数	153	136	148	124
	病床数（一般）	3,165	2,809	3,320	2,711
	病床数（療養）	3,405	3,162	2,704	2,493
全体	病院数	1,336	1,401	1,457	1,508
	病床数 （一般・療養）	71,890	75,433	79,030	82.063

出所：中医協、主な施設基準の届出状況より、各年7月1日の届出状況

あり、届出病院数こそ増加しているものの、病床数でみると約8,800床の増加にとどまっている。一般病棟入院基本料が約4.9万床減少したことからすると療養病棟に転換した施設は2割に満たない。もちろんすべてが一般病棟入院基本料からの転換ではないし、廃院になったり、診療所へ転換したケースも存在するだろう。

　では、回復期リハビリテーション病棟の状況はどうだろうか。**図表1.17.4**をみると172病院、約1万床の増加がみられる。特に回復期リハビリテーション病棟入院料1の届出が増加しており、入院料3が減少傾向にある。今後の診療報酬改定で回復期リハビリテーション病棟入院料3の評価引下げなど何らかの見直しにつながっていく可能性もある。ただし、回復期リハビリテーション病棟入院料を届け出る際には入院料3から開始する必要があるため、入院料1にたどり着く経過にあるのかもしれないが、慢性的に入院料3であるのならば、地域包括ケア病棟への転換を考えてはどうだろうか。ただ、これらの回復期リ

1.17　平均在院日数は下げ止まったのか？～地域包括ケア病棟　台頭の影響～　　*103*

図表1.17.5　地域包括ケア病棟・地域包括ケア入院医療管理料の届出状況

		平成26年	平成27年	平成28年	平成29年
入院料・入院医療管理料1	病院数	282	1,159	1,486	1,848
	病床数	8,231	21,326	42,829	56,332
入院料・入院医療管理料2	病院数	23	85	108	126
	病床数	684	1,305	2,712	3,093

出所：中医協、主な施設基準の届出状況より、各年7月1日の届出状況

ハビリテーション病棟も一般病棟入院基本料の減少のうち約2割しか説明ができない。では、残りの7割の一般病棟入院基本料はどこにいったのだろうか。

２. 地域包括ケア病棟　入院医療管理料の台頭

　図表1.17.5は平成26年度診療報酬改定で評価された地域包括ケア病棟及び地域包括ケア入院医療管理料の届出状況をみたものであり、平成26年4月にはじまった当該病棟だが、急速に拡大していることがわかる。つまり、一般病棟入院基本料を届け出ていた多くの病院は、地域包括ケア病棟に機能転換をしたことになる。このことが一般病床全体の平均在院日数が平成29年に下げ止まったことと関係していると私は予想している。地域包括ケア病棟は重症度、医療・看護必要度についてA項目あるいはC項目1点以上の患者が1割以上であり、制約が緩いことに加え、点数設定が急性期病床と比べて魅力的である。現行制度では、なにしろ60日まで有利な点数が保証されるわけだから稼働率を優先する病院が出てくることは不思議ではない。図表1.17.1の一般病床は医療法上の区分であるから前述の回復期リハビリテーション病棟や地域包括ケア病棟に転換した施設も含まれることになる。長い在院日数の患者が対象となれば、一般病床全体の平均在院日数が下げ止まるのは当然だろう。

　ただ、一般病床全体でみると新入院患者数も増加傾向にあるのは事実だ。これも高齢化に伴い患者が増加したという見方があるかもしれないが、地域包括

ケア病棟で診療密度が低い入院患者やレスパイト入院などを積極的に受け入れる施設が増加したことが関係しているかもしれない。もちろんそれ自体は当該病棟の趣旨に合致した使い方であり悪いわけではなく、今後のそのような病院が増加していくことだろう。ただ、一般病床という括りで平均在院日数が下げ止まったという見方は一般病床の中に様々な機能の病棟が存在することからすると単純に時系列の比較ができないことを意味しているわけだ。

3．DPC 対象病院　平均在院日数短縮の状況

　では、急性期病床における平均在院日数の状況はどう変化しているのだろうか。私は一貫して短縮傾向にあるものと予想している。**図表1.17.6**は DPC 対象病院における平均在院日数を医療機関群別にみたものであり、いずれでも短縮傾向にある。DPC/PDPS が入院初期に診療単価が高い制度設計となっていることに加え、暫定調整係数からの置き換えが終わり、ウエイトが高まった機

図表1.17.6

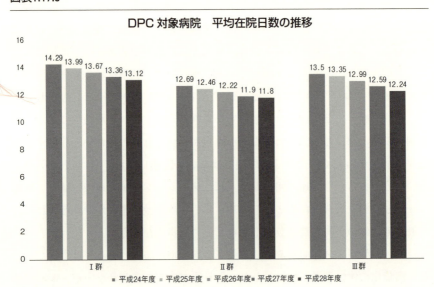

DPC 対象病院　平均在院日数の推移

1.17 平均在院日数は下げ止まったのか？〜地域包括ケア病棟 台頭の影響〜 105

能評価係数Ⅱにおける効率性係数の影響もあるのだろう。**図表1.17.2**をみると一般病棟入院基本料の約8割がDPC/PDPSで支払いが行われている病棟であり、DPC対象病院が平均在院日数に与える影響は今後も大きいものと予想される。

ただ、現実はDPC対象病院でも平均在院日数を短縮したほどに新入院患者数が獲得できず、病床利用率が低下してしまう施設が多数を占めるはずだ。入院期間Ⅰでの退院は避けようとか、入院期間Ⅱの中でも最終日まで入院を延ばそうなどという議論はよく行われている。それでも病床利用率が低下するならば、やはり地域包括ケア病棟という選択が現実味を帯びることになる。

今後は診療密度が低く、平均在院日数が長い病院はDPC対象病院として適切なのかという議論が行われることだろう。制度設計としても急性期病院にさらなる在院日数短縮のインセンティブを与えることが効率的な医療資源投入につながることだろう。

1.18

「妊婦加算」凍結で問われる診療報酬のあるべき姿

井上 貴裕

2018年度診療報酬改定では妊婦加算が新設された。妊婦に対して初診又は再診を行った場合、初診料（282点）、再診料（72点）あるいは外来診療料（73点）が加算される仕組みだ（**図表1.18.1**）。

図表1.18.1　妊婦加算の概要

＜参考＞妊婦加算の概要

中医協　総－１参考
３０．１２．１９

妊婦加算

初診料の場合　（時間外／休日／深夜）　75点（200点／365点／695点）　等
再診料・外来診療料の場合（時間外／休日／深夜）　38点（135点／260点／590点）　等

- 妊婦に対して初診又は再診を行った場合に、初診料（282点）、再診料（72点）又は外来診療料（73点）に加算。
- 医療費の窓口負担が３割の場合、妊婦加算による追加の料金は右表のとおり。

※　時間外・休日・深夜については、従来から設けられている時間外加算・休日加算・深夜加算との差額が追加の料金となる。

	初診	再診
診療時間内	約230円（75点）	約110円（38点）
診療時間外	約350円（115点）	210円（70点）
休日受診	約350円（115点）	210円（70点）
深夜受診	約650円（215点）	510円（170点）

点数新設の趣旨

➢ 妊婦の外来診療については、
① 胎児への影響に注意して薬を選択するなど、妊娠の継続や胎児に配慮した診療が必要であること
② 妊婦にとって頻度の高い合併症や、診断が困難な疾患を念頭に置いた診療が必要であること
などの特性があることから、妊娠の継続や胎児に配慮した適切な診療を評価する観点から、妊婦加算を新設。

※１　医薬品が胎児へ与える影響など最新のエビデンスを収集・評価するとともに、その情報に基づいて、妊婦あるいは妊娠を希望している女性の相談に応じる「妊娠と薬情報センター」を国立成育医療研究センターに設置（平成17年～）。

※２　例①　一般に妊娠中に尿路感染症の頻度が高くなる。急性腎盂腎炎は、無症候性細菌尿を有する妊婦では20%と高率にみられる。
例②　虫垂炎の疑いは、産科疾患以外では、妊娠中、最も手術適応の頻度が高く、500～635妊娠につき年間約１例の頻度。妊娠中は、消化器症状の頻度が比較的高いことや、解剖学的な変化などが原因となり、虫垂炎の診断が特に困難。

出所：中央社会保険医療協議会総会（2018年12月９日）資料より

1.18 「妊婦加算」凍結で問われる診療報酬のあるべき姿　　107

　妊婦の外来診療については、胎児への影響を考慮した上で投薬を行うなど、細心の配慮が求められるため、妊婦加算は、日本産婦人科医会・日本産科婦人科学会等からの要望を踏まえた上で評価されたという背景がある。これに対して、医療機関から十分な説明がなされなかったり、コンタクトレンズの処方であっても妊婦加算が算定されており、妊婦の経済的負担が大きくなるという国民の声を反映して政府与党から批判の声があがった。

　妊婦加算は通常の診療とは異なり、胎児への影響や妊婦にとり頻度の高い合併症など、診断が困難な傷病に対する診療を評価したものだった。だとすれば、コンタクトレンズで妊婦加算が算定されるのは不自然だし、患者側にとって違和感が拭えないのは事実だ。批判の声ももっともといえる。

　診療報酬で評価された加算を実態に応じて適切に算定する仕組みを構築することは、病院経営において極めて重要だと考えている。他院と比べて保守的になり過ぎて損をするのは避けたいが、何でも取ってしまえという姿勢は倫理的にも、そして法的にも保険医療機関である以上あってはならない。ただ、仮に病院の利益率が1％なら、100万円の利益を生むには1億円の収入が必要となる。病院では医業収益に占める医薬品・材料費の比率が25—30％で、人件費比率も50％程度、さらに高額機器への設備投資の減価償却費ものしかかる。人材への投資である人件費を除くと、材料費などモノから生じる収入はかなりを占め、コストなしで真水の増収を得るのは容易ではない。その一方で加算や指導料の利益率は高くなる。だからこそ、自分たちが実施したことを、適切に評価される仕組みは不可欠だ。

　このような立場をとる私だが、妊婦加算については当初から懐疑的で、そもそも筋がよくないというのが本音である。私は一度たりとも当該加算を積極的に算定するように指示をしたことがない。18年度改定後には妊婦加算の算定状況について多くの問合せを受けたが、「なかなか算定は難しい」と回答してきた。妊婦加算の算定状況にはかなりの差があり、怪しげな病院があったのも事実だ。ただ、これは妊婦加算だけに言えることではなく、他の報酬でも同様の傾向が見られる。

108   第1章　病院経営と財務マネジメント

　では、なぜ妊婦加算に積極的に取り組もうとしなかったのか。私が関与する多くの病院では産婦人科を標榜し、かなりの数のハイリスク分娩を実施している。しかし、加算の趣旨に合う対象患者がどれくらいいるかというと疑問に感じるし、この程度の金額をあえて妊婦から取ろうとは考えていなかった。

　それよりは、分娩料のあり方を検討した方がいいし、そもそも妊婦であるかどうかを漏れなくチェックする仕組みづくりは容易ではない。なにしろ、妊婦であることが分かっても、煩雑な外来の場で加算の趣旨を適切に説明するのは難しいだろうと思い、この金額では、説明に要する時間的なコストをまかなえないと考えていた。

　ただし、妊婦の個人負担ばかりに議論がいくことには違和感がある。

　同じく18年度診療報酬改定で新設された初診料の機能強化加算（80点）でも、一定の体制を有した場合には患者負担が増大する（**図表1.18.2**）。診療所あるいは200床未満の病院だけが対象だが、主に高齢者を対象にしている。また、200床以上の総合的な病院に配慮したのが妊婦加算だ。両者は背景は異なるものの、同様の議論があってもおかしくはない。また、個人負担が重くなるといっても、初診でなおかつ時間外でも負担増は約350円だ。医師、そしてそれを取り巻く医療チームのプロフェッショナリズムを考えれば、決して高い評価とは言えないのではないか。

　同様に総合的な急性期病院では総合入院体制加算（1では1日につき240点を入院日から14日まで）が算定可能だが、なぜ総合病院に入院すると高い報酬になるのか。総合的なラインナップを維持することは容易ではなく、不採算部門を抱えることに対する報酬という意味もあるだろうが、自己負担が高くなるのは事実だ。

　もちろん国の宝である子供を授かっている妊婦に配慮するという発想は重要で、だとしたら小児の医療費無償化と同じ仕組みを妊婦にも適用してはどうだろうか。小児の入院は小児入院医療管理料で評価されており、かなり手厚い点数設定となっているが、子供は医療費が無料だから、誰もそれに異を唱えることはない。

図表1.18.2　機能強化加算の概要

かかりつけ医機能を有する医療機関における初診の評価　　骨子〈I―4（3）〉

第1　基本的な考え方

外来医療のあり方に関する今後の方向性を踏まえ、外来医療における大病院とかかりつけ医との適切な役割分担を図るため、より的確で質の高い診療機能を評価する観点から、かかりつけ医機能を有する医療機関における初診を評価する。

第2　具体的な内容

かかりつけ医機能に係る診療報酬を届け出ている医療機関において、専門医療機関への受診の要否の判断等を含めた、初診時における診療機能を評価する観点から、加算を新設する。

（新）初診料　機能強化加算　　　80点
[算定要件]
地域包括診療加算、地域包括診療料、認知症地域包括診療加算、認知症地域包括診療料、小児かかりつけ診療料、在宅時医学総合管理料（在宅療養支援診療所又は在宅療養支援病院に限る。）、施設入居時等医学総合管理料（在宅療養支援診療所又は在宅療養支援病院に限る。）を届け出等している保険医療機関（診療所又は200床未満の保険医療機関に限る。）において、初診を行った場合に、所定の点数に加算する。

　今回の妊婦加算凍結で最も問題だったことは、中央社会保険医療協議会で決めるべき診療報酬に政治の力が過度に働いたことである。創設されて半年しかたっておらず、あまりにも早すぎた判断だったのではないだろうか。次回20年度改定で十分に議論せよという宿題を課されることは当然である。しかし、期中にこのようなことが行われると、医療機関の収入の屋台骨である診療報酬そのもののあり方が揺らいでいると感じる。妊婦加算の対象を厳格化するなど、その他の選択肢もあっただろう。診療報酬とはいったい何なのか、そしてどのようなプロセスを経て決めるものなのか、今一度議論が必要だろう。

1.19

高利益の薬局だからこそ、
さらなる付加価値を

井上 貴裕

1．病院の利益が外部に流出したという見方も

　日産自動車のカルロス・ゴーン前会長が、有価証券報告書の虚偽記載及び企業資金の私的流用などにより逮捕されたことは世界中を驚かせた。前会長が日産自動車をV字回復に導いた功績は評価されてきたし、名経営者と言われてきたのも事実だ。同社のガバナンスに問題があったという見方もあるだろうし、巨額の報酬が記載されていないのだとすれば、監査法人などの責任も問われるかもしれない。

　世界的企業と病院では比較しようがないものの、数十億円という報酬は病院経営者には期待できない。もちろん、わが国で医療機関は上場できないし、公定価格である診療報酬による収入がほとんどすべてで、それは保険料と税金で賄われており、それほど大きな利益を得ようとする発想自体が間違いなのだろう。

　病院長の年収は決して高いものとはいえない（**図表1.19.1**）。全体で見ると2,600万円強で、開設主体別では、医療法人が3,000万円を超える。これは一般人からすれば、かなりの収入なのは事実だ。しかし、医師であることに加え、医療法人の場合には銀行借入れの個人保証などリスクを負いながら経営していることを考慮すれば、決して高過ぎる金額ではないだろう。もちろん、医療法

1.19 高利益の薬局だからこそ、さらなる付加価値を　　*111*

図表1.19.1　病院長・薬剤師（常勤）の平均給与年額

開設主体	病院長	薬剤師
医療法人	31,609,978	5,095,498
公的	22,459,563	5,819,743
公立	20,651,892	6,070,824
国立	19,715,732	5,893,209
社会保険関係法人	19,252,488	6,214,163
全体	26,705,040	5,657,421

単位：円、上記には、扶養手当、時間外勤務手当、役付手当、通勤
手当等職員に支払ったすべてのものが含まれる。
出所：21回医療経済実態調査より

人の場合には、親族やMS法人に対して資金が流れていることもあるかもしれないが、病院の経営環境が厳しい今日、そのような額は限定的ではないだろうか。

　一方で、大手調剤チェーンの日本調剤株式会社の代表取締役の報酬は8.2億円で、大株主であることから配当収入もあるはずだ。同社の連結売上高は2,412億円で、経常利益も101億円となっている[※1]。それで従業員数が4,000人強だというのだから、驚異的な収益性だ（東大医学部附属病院の職員数は約4,000人、2017年度の収益は475億円となっている[※2]）。

　同社は調剤薬局事業に加え、医薬品製造販売事業、さらには医療従事者派遣・紹介事業をも行っており、多角化のシナジー効果もあるのだろう。上場企業であるし、自らの努力で上げた業績に基づき、公正なメカニズムで決定された役員報酬であろうから、誰も文句を言うものでもない。

　しかし、薬局の業績の良さは、医薬分業という政策の下で、かつて病院が享受していた利益が外部に流出したという見方はできないだろうか。医薬分業は着実に進展し、15年には70％に達しているし、今後もこの流れは続くかもしれない（**図表1.19.2**）。

　今回は、保険薬局と医薬分業率の違いによる一般病院の収益性を確認し、今

図表1.19.2　薬局数と医薬分業率

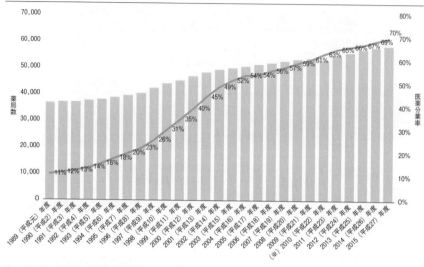

東日本大震災の影響で宮城県は含まれていない。

後の保険薬局に求められる役割について論じていく。

(※1)　日本調剤　有価証券報告書（2018年3月期）
　　　https://www.nicho.co.jp/corporate/ir/yuho.html
(※2)　東大　平成29年度決算の概要
　　　https://www.u-tokyo.ac.jp/content/400099032.pdf

　立地別に保険薬局の収益性を見ると、500床以上の大病院前あるいは病院敷地内の収益性は良好だ（**図表1.19.3**）。敷地内薬局を設置した病院は大病院であることが多いだろうから、大病院前に保険薬局を開設する立地戦略が重要なことを意味しているのだろう。そのために創意工夫を凝らしている保険薬局がもうかること自体を否定するものではない。**図表1.19.4**によると、同一法人で20店舗以上の保険調剤を行っている所が最も収益性が高い。つまり、チェーン薬局がそのスケールメリット、ネットワーク、さらにノウハウを活かして大病院前を占拠し、あるいは病院敷地内薬局に参入していることを意味するのだろう。

図表1.19.3　保険薬局の立地別損益状況

	診療所前	中小病院 （500床未満）前	診療所 敷地内	大病院 （500床以上）前	医療 モール内	病院敷地内
収益	129,685	288,459	173,419	526,979	246,083	248,488
損益差額	8,022	24,161	17,651	67,604	31,833	36,904
損益差額率	6.2%	8.4%	10.2%	12.8%	12.9%	14.9%

1施設当たり損益、単位：千円
出所：第21回医療経済実態調査より

図表1.19.4　保険薬局　店舗数別の損益状況　同一法人の保険調剤を行っている店舗数

	1店舗	2～5店舗	6～19店舗	20店舗以上
収益	150,155	157,676	155,279	220,697
損益差額	5,710	6,235	12,976	26,661
損益差額率	3.8%	4.0%	8.4%	12.1%

出所：第21回医療経済実態調査より

２．病院は院内処方に戻せばよいのか

　一方で、赤字に苦しむ一般病院全体について院外処方の有無別で収益性を見た（**図表1.19.5**）。いずれも厳しい状況だが、「院外処方なし」が最も赤字幅が小さく、80％以上の院外処方を行う病院の収益性が悪いことが分かる。一般病院といっても機能の違いがあり、単純に結論付けられないが、院外処方率が高い病院の方が赤字幅が大きくなり、20店舗以上のチェーン薬局の収益性が高いということは、病院の利益が保険薬局に流出しているという見方もできるだろう。そして、保険薬局では民間企業の役割が大きく、上場しているケースも多数あり、配当が行われ、医療以外の他事業に資金が回るなど、営利性という点から疑問が呈されることもあるかもしれない。

114　第1章　病院経営と財務マネジメント

図表1.19.5　院外処方有無別での一般病院の収益性

	院外処方なし	院外処方率 0％～10％未満	院外処方率 80％～100％
収益	2,190,787	3,196,251	4,116,697
損益差額	-5,717	-71,037	-202,913
損益差額率	-0.3%	-2.2%	-4.9%

出所：第21回医療経済実態調査より

　では、病院は院内処方に戻せばよいかというと、単純に言えない。仮に院内処方に戻すとすれば、在庫を抱えるリスクは生じるし、スペースの問題も出てくるだろう。一般的には、いったん外に出した機能を再び内製化するのは容易ではないし、薬価差益が縮小する今日、個々の医療機関の交渉力は限られたものであり、果たして経済的に成り立つかという問題もある。そして、病棟業務を行うことを中心に教育された薬剤師が納得するだろうか。だとすれば、経済性を優先して院内処方化を行えば、病院からさらに薬剤師が遠のくかもしれない。保険薬局の初任給が高く、6年制になり、奨学金などを抱える学生からすれば、早期に回収したいという学生たちの思いは無視し得ない。

3．報酬面でも病院薬剤師の魅力はある

　では、病院薬剤師の給与は本当に低いのだろうか。**図表1.19.6**は薬剤師の給与を保険薬局の店舗数別に見たものに、病院薬剤師全体の給与を加えたものであり（開設主体については**図表1.19.1**に掲載）、平均すると病院薬剤師の給与が決して低いわけではない。保険薬局の管理薬剤師だけを見ると、特に店舗数が少ないケースで報酬が高くなっているものの、チェーン薬局では管理薬剤師でもそれほどの水準ではない。勤続年数や年齢構成などにより、平均値が持つ意味は異なるだろうが、初任給が仮に保険薬局の方が高くても、トータルで見ると報酬面からも病院薬剤師の魅力があることになる。薬学部の学生もこの現

1.19 高利益の薬局だからこそ、さらなる付加価値を　　*115*

図表1.19.6　保険薬局　店舗数別　薬剤師給与と病院薬剤師給与

店舗数	保険薬局管理薬剤師	保険薬局薬剤師	病院薬剤師
1 店舗	10,078,647	4,830,656	
2 〜 5 店舗	8,506,350	5,324,277	
6 〜19店舗	7,200,868	4,841,657	5,657,421
20店舗以上	6,644,561	4,813,439	
全体	7,645,578	5,017,136	

単位：円、上記には、扶養手当、時間外勤務手当、役付手当、通勤手当等職員に支払った
　すべてのものが含まれる。
出所：第21回医療経済実態調査より

実を踏まえて中長期的な視点からキャリアパスを考えてほしいものだ。

　最後に、これからの保険薬局には何が求められるだろうか。15年に厚生労働省が公表した「患者のための薬局ビジョン」に基づき地域包括ケアシステムの一翼を担い、「門前」から「かかりつけ」、そして「地域」へ、さらに対物業務から対人業務へシフトしていくことが必要であるし、不可避である。

　地域包括ケアシステムを共に支えるパートナーとして、調剤薬局が果たすべき役割・期待は大きい。しかしながら、付加価値が提供できなければ、やがて政策の揺戻しも考える必要があり、効率的で効果的な医療提供体制を常に模索していくという視点も重要だと考えている。

1.20

病院経営を
市場原理に委ねるべきか

井上 貴裕

　1.19で保険薬局の損益差額率を示し、特に多店舗展開のチェーン薬局におい
て高収益であるという実態を示した。大病院前や敷地内薬局等の収益性は極め
て高く、病院利益が外部に流出した可能性もある。しかし、1.19のデータは
2016年度のものであり、18年度調剤報酬および薬価改定後の状況を見ると、一
変していることは伝えておく必要がある。

　調剤事業を行う上場企業24社の18年度上半期の業績は、総じて営業減益と
なっている（調剤薬局部門の業績を非開示とする企業もある）[※1]。1.19で取り
上げた日本調剤も、調剤薬局部門の売上高が1,010億5,400万円（前年度同期比
1.0％増）、営業利益が31億9,700万円（同43.1％減）の大幅減益だった。このこ
とは、わが国の医療において、改定がもたらす影響が甚大であり、国のなたの
振り方によって、あらゆることが変わってしまうことを意味する。もちろん、
これは医療経済実態調査に基づいた改定が行われ、医療費の配分方法の見直
し、あるいはどの主体に利益を付けるかといった政策判断の結果でもある。そ
れだけ、医療政策や診療報酬等の方向性は無視し得ないということだ。

　保険薬局の営業利益は減少したものの、損益差額率を見れば、病院と比べて
高収益なことに変わりはない。ただこのことに対し、上場企業が営むことがで
きるのが保険薬局であるから、市場原理に委ねる方が収益性が高く、病院は株
式会社による経営が許されていないから経営効率が悪い、といった見方もある
かもしれない。

図表1.20.1　一般病院　損益差額の状況

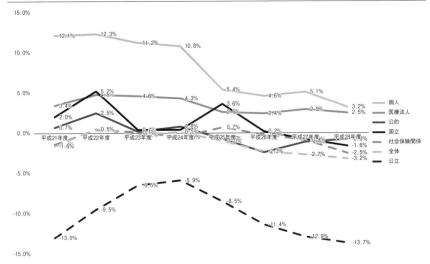

出所：厚生労働省「医療経済実態調査」に基づき作成

　本稿では、医療、特に病院経営を市場原理に委ね、企業に開放するのがよいのか、あるいはそうではないのかについて考え方を整理し、今後の方向性に言及したい。

(※1) PHARMACY NEWSBREAK（2019年1月18日）

　図表1.20.1は、一般病院の損益差額率を開設主体別に見たものであり、黒字を維持しているのは個人と医療法人になる。一方で自治体病院は赤字であり、長期低落傾向にあることは間違いない。このことは病院機能が関係している。100床当たりの医業収益が多いのが自治体病院であることから、急性期志向が強く、結果として材料費率が高止まりし、また投資額が多くなるため、減価償却費率も高くなっている（**図表1.20.2**）。そこに消費税がかかるわけだから、業績悪化はやむを得ない。さらに給与の水準の違いも関係しているだろう。
　しかし、民間は柔軟な選択をしており、それが好業績につながっていると捉

118   第1章　病院経営と財務マネジメント

図表1.20.2　関係主体別　病院のコスト比率と医業収益

開設主体別施設分類	給与費比率	材料費比率	委託費比率	減価償却費比率	100床当たり医業収益
医療法人	55%	10%	5%	4%	1,505,333
国立	54%	26%	6%	7%	1,780,666
公立	60%	25%	9%	9%	2,020,227
公的	53%	27%	6%	6%	2,429,349
社会保険関係法人	52%	29%	6%	5%	2,662,217
個人	57%	16%	6%	3%	932,478

100床当たり医業収益の単位は千円
出所：厚生労働省「医療経済実態調査」に基づき作成

えることはできる。確かに自治体病院は政策医療を実施していることを理由に、多額の補助金が投入されており、このことによって経営効率の向上という意識に欠ける面もあるし、民間病院からの批判の対象にもなっているのも事実だ。今後、地域の中で不可欠な役割を果たせない自治体病院であれば、民間に経営を移譲するケースも出てくるだろう。

１．市場原理に委ねた場合に危惧されること

　では、さらに話を飛躍させ、医療、特に病院経営を市場原理に委ねるべきといえるだろうか。株式会社による病院経営などはこの典型である。医療人は必ずしも経営についての教育を受けているわけではなく、専門の経営者に託した方が効率的な医療提供になるという発想だ。また、医療の質に関しても、製造業などと同じく市場原理を導入することにより、質が高く低コストになるという考え方もある。この点について規制改革推進会議などの立場であれば、規制緩和を行い、民間企業のノウハウの導入によってイノベーションが生まれると主張されるかもしれない。株式会社による病院経営が開放されれば、出資者であり、企業の所有者である株主は配当を求めるだろうし、上場する病院が出て

くれば、多額の資金調達が可能となり、M&Aによる規模拡大などの道も開けるかもしれない。株主からのプレッシャーにより、経営効率を高めるインセンティブにつながる可能性はある。大規模調剤チェーンの経営効率がよいのも株式会社が経営しているからという見方もあるだろう。

　このことについて、営利病院の先進国である米国での先行研究では、営利病院の効率性は高いという見解があるものの、クリームスキミングによる"おいしいとこ取り"も見られる。例えば、不採算医療からは撤退したり、さらに支払能力に乏しい患者への医療提供が制限されたりしていることなどが報告されている。さらに営利病院は死亡率が高く、医療事故に遭遇する確率が高いという研究結果もある。それぞれメリット、デメリットがあるわけだが、営利病院が市場を支配することには危険性があるだろう。もちろん国民皆保険制度が完備されており、さらに高額療養費が存在するわが国は、米国とは単純に比較できない。

　そもそも米国医療と異なり、わが国では保険診療の収入がほとんどであり、室料差額などの一部の自費収入を除くと、病院に価格決定権は存在しない。仮に株式会社による経営が許容され、大規模化が実現したとすれば、その購買力を利用して低コスト化が実現する可能性はある。しかし、株式会社の参入が公に認められれば、医療関連企業や買収ファンドなど金融機関による病院支配が行われるかもしれない。その際に本当に今の医療の質が維持できるのか、そもそも病院の購買力が高まるのか、あるいは病院が利益創出の道具として使われてしまうなどの懸念もある。稼働率を維持するために、たとえ治療終了後の不要な入院であっても在院日数を調整しようという病院は多いし、回復期機能を有する病院も「急性期からの重症症例などは不採算になるため受けられない」といった本音の声はよく聞くところだ。企業論理が入ってきたら、病院経営者の号令の下に、患者"難民"が増えることが危惧される。

2．効率的で、公平性がある医療の維持を

　わが国では、病院が価格交渉を進め、企業努力をした結果である薬価差益すらも診療報酬改定の財源で吸収されてしまう。しかも赤字病院が多くを占める中で、企業経営の手法を導入したからといって、どれほどの効率化が実現するだろうか。そもそも低収益事業に株式会社が参入する魅力がある業界なのだろうか。

　調剤薬局チェーンは株式会社が経営しているが、それが本当に株式会社だから収益性がよいのだろうか。調剤報酬・薬価の改定で18年度の収益性が一気に冷え込んだように、制度要因が大きく関係する業界なのだろう。そもそも調剤薬局は株式会社が経営することによってサービスの質は向上したのだろうか。上場すれば、配当を通じて医療業界の外部に資金が流出する可能性もあり、さらにマネーゲームの対象となる可能性も出てくる。企業経営の手法を取り入れ、効率的な経営を目指すという発想自体は間違っていないが、市場原理に全てを委ねることには慎重になるべきだろう。命はお金で買うものではないし、救命のためにコストを惜しむことは医療人の発想からはあり得ない。ただ、マネーゲームの対象になれば、医療人の行動は変容されざるを得ないかもしれないし、わが国医療の質は下がることさえ危惧される。効率的であり、公平性がある医療提供を維持していくことが大切であると私は思う。

1.21

経営者に求められる英断
～実効性ある意思決定を支えるフレームワークの活用～

井上　貴裕

1．病院における管理会計

　病院は総合的なラインナップの診療科を有すべきであると信じる方も多いことだろう。そのことが〇〇総合病院という名称に反映されているように感じる。しかし、あれもこれもやることが本当に必要なのか、病院の財務業績が冷え込んでいる今だからこそ、改めて考えてみる必要がある。

　ただ、不採算診療科をどう特定するかは容易なことではない。誰もが納得し得る診療科別損益を計算することは難しいことであるし、数値だけでは測れない付加価値が存在している可能性もあるからだ。企業であれば、事業部ごとの損益管理をするのは当然のことであるし、業績によっては部署の廃止やM&Aなどの選択肢も浮かび上がってくる。

　商品や製品の販売価格を決定するためにも管理会計の導入は不可欠なわけだが、病院収入の多くを占める診療報酬は公定価格で決定権がない。何より、病院の場合には事業部制というよりも機能別組織が採用されており、結果として部門別の損益が不明確になっている傾向がある。もちろん内部情報として診療科別管理会計を密かに実施しているケースは多いはずだ。しかし、その結果によって経営意思決定が変わるかといえば必ずしもそうではない。

　管理会計の難しいところは、部門共通に発生する間接費を各診療科などの原

価集計単位に対してどのように配賦するかということだ。避けては通れないプロセスではあるものの、配賦基準を変えれば各部門の見え方まで変わってしまう。

　例えば、CT については撮影回数で配賦することにした場合、あの診療科とは1件当たりの時間が違うとか、救急が多いため深夜にとる診療科の費用は多めにすべきだとかいろいろな意見が出てくるものだ。また、外科系の診療科の業績が優れるのは、手術室を使っているからであって、そこには相当な費用がかかっていると主張される。麻酔科や看護師等の人件費だけではなく、材料費、委託費、減価償却費などを各診療科に正確に割り当てることはできない。そもそもあの診療科はいつも予定の手術時間を超過しているなどの批判も噴出するかもしれない。さらに、収入すらも各診療科に適切に反映されていない場合もある。外科の入院患者の内視鏡や ERCP などを消化器内科が実施しても、その収入は主科である外科に反映されることもあるだろう。人間ドックの内視鏡を消化器内科が実施しても、その収入は健診部門に計上されてしまう。また、内分泌代謝内科や形成外科などコンサルテーションや多科のフォローが多い診療科は収入そのものが少なくなってしまうかもしれない。ただ、多大な付加価値を病院に提供しているという事実もある。

　だとすると不採算診療科を誰もが納得し得る結果として特定することは容易ではない。だからといって経営者として不採算部門を把握することは重要であるし、あらゆる批判を受けたとしても意思決定をすべき時はある。

　業績を向上させるためには差別化を実現する必要があり、そのためには資源配分の仕方を変更することが求められる。病院によっては各診療科に均等の予算であったり、設備投資も公平性を期するという観点から順番に行っていたりする。しかし、それでは突出した分野をつくることはできない。頑張っている診療科に、あるいはこれから輝かせたい領域に思い切った投資を行う場面も必要だ。その際に管理会計は有益な情報を提供してくれる。

2. PPM による資源配分

　病院は収益性を高め、大きな黒字を計上することが目的ではない。あくまで地域の医療に貢献し、社会的資源として存在感を持つことが重要である。財務的には不採算の診療領域であっても、高い付加価値があり、むしろ差別化の要素になっているものもあるかもしれない。収益性だけで判断すると重要な何かを見失うことを忘れてはならない。例えば、ロボット支援下手術について手術時間は長くなるし、材料なども多くかかるわけであり、収益性という点では他の手段を選んだ方がよいだろう。平成30年度診療報酬改定で従来の泌尿器科領域だけでなく、新たに12の手術手技に保険適用が開始されたが、その点数は腹腔鏡手術と同じになった。優位性について明らかなエビデンスに欠けることがそのような評価になった。しかし、外科医としてはロボット支援下手術に挑戦したいという思いを持つだろう。だとしたら、かなりの額が持ち出しになったとしても、質がよい先端的な医療を求めて投資をする病院が増加することだろう。その実績は他の領域でカバーしていくという発想も重要である。

　ただ、資源配分を考える際には思つきや感覚だけで決めることは避けたい。**図表1.21.1**はボストンコンサルテーグループが提唱した PPM（Product Portfolio Management）というフレームワークであり病院経営においても一定の有効性があると考えている。

　横軸には相対的市場シェアの高低を、縦軸には市場成長率の高低をとり、4つの象限を設ける。各象限には診療科などの責任単位をプロットする。横軸のシェアは DPC データなどからかなり正確に把握することが可能だ。地域の医療機関が特定の手術を何件実施しているかデータの開示があるからだ。縦軸の成長率は厚生労働所が3年に1回行う患者調査などから過去の趨勢を把握することができ、将来予測の材料を与えてくれる。

　この PPM は経験曲線効果と製品ライフサイクル仮説が前提となっている。経験曲線効果は累積生産量が2倍になると単位当たりのコストが20〜30%低減

図表1.21.1　PPM（Product Portfolio Management）

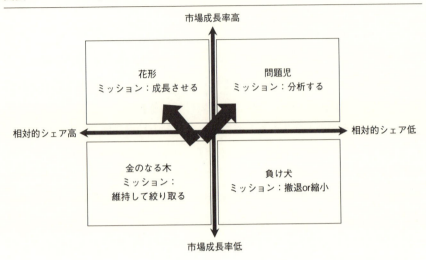

するというものだ。シェアが高くなると低コストになるから同じ診療報酬の中では利益が増加するということになる。製品ライフサイクル仮説は、人間と同じく製品やサービスにも導入期、成長期、成熟期、衰退期があり、そのタイミングによって投資をすべきか、刈取りの時期と位置付け投資を回収するかの判断をする。導入期や成長期には投資をし、やがて迎える成熟期や衰退期は回収時期ととらえるものだ。

　左下の象限にある「金のなる木」はシェアが高く現在は高収益事業であるが、今後成長が見込めない領域であるから積極的な投資の対象とは位置付けない。ここで稼いだ資金を「花形」や「問題児」に投資していくというフレームワークである。「花形」は現在でもシェアが高く強みがあり、今後さらに成長するわけであるからこの領域での競争力を維持しなければならない。ただし、「花形」もやがては低成長を迎えるというのが製品ライフサイクル仮説の教えだ。だとしたら次の「花形」を育てるために、「問題児」について分析してみる必要がある。今はシェアが高くなくても、その領域で勝負できるか検討しなければならない。そして「負け犬」からは撤退するという選択もでてくるだろ

う。患者調査の結果を基に今後、高成長が予想される領域として、大腸がん、すい臓がん、肺がん、乳がん、前立腺がんなどがあるだろうし、一方で胃がんや肝臓がんなど減少傾向の領域もある。

　管理会計を実施しても、いくら詳細に PPM 分析をしても、それが実態と乖離する可能性もあり、今後どう変化していくかを完璧に予想はできない。イノベーションが起こるかもしれない。かといって何も決めず何の手も打たなければジリ貧になってしまう。最後は経営者の意思決定が求められており、英断が組織を成長へと導く。

第2章

これからの
病院経営の視点

2.1

病院経営層のための人工知能入門

千葉大学医学部附属病院 病院経営管理学研究センター 特任講師 亀田 義人

　近年、人工知能の社会実装が進み、医療分野でも応用が進んでいる。例えば政府が内閣府の戦略的イノベーション創造プログラム（SIP）の1つとして「AIホスピタル」の実現に向けて取り組み始めたように、これからは病院運営に関して人工知能技術を活用したマネジメントが求められる時代が到来しようとしている。そのためには病院経営層が人工知能に関するリテラシーを身につけ、利点や課題点等を理解して適切に活用していく事が求められる。

　本稿では人工知能に関する基本的事項を、難しい計算理論はなるべく少なくし病院経営層として必要な事項についてまとめる。

1．人工知能とは何か？

(1)　人工知能の定義

　そもそも知能とは、一般的には知的な活動の能力であり、知的な活動には問題解決・推論・学習などの情報処理能力や、抽象化・一般化などが一面として挙げられる。人工知能の定義は、一般的には、「何らかの知的動作が可能な計算機システム」とされているが、「知的動作」に関する定義がなく、表の通り、国内の人工知能の主要な研究者の中でも人工知能の統一した定義の見解が得られていない。

2.1 病院経営層のための人工知能入門 *129*

図表2.1.1 国内の主な研究者による人工知能の定義

中島秀之	公立はこだて未来大学	人工的につくられた、知能を持つ実態。あるいはそれをつくろうとすることによって知能自体を研究する分野である
武田英明	国立情報学研究所	
西田豊明	京都大学	「知能を持つメカ」ないしは「心を持つメカ」である
溝口理一郎	北陸先端科学技術大学院	人工的につくった知的な振る舞いをするためのもの（システム）である
長尾真	京都大学	人間の頭脳活動を極限までシミュレートするシステムである
堀浩一	東京大学	人工的に作る新しい知能の世界である
浅田稔	大阪大学	知能の定義が明確でないので、人工知能を明確に定義できない
松原仁	公立はこだて未来大学	究極には人間と区別が付かない人工的な知能のこと
池上高志	東京大学	自然にわれわれがペットや人に接触するような、情動と冗談に満ちた相互作用を、物理法則に関係なく、あるいは逆らって、人工的につくり出せるシステム
山口高平	慶應義塾大学	人の知的な振る舞いを模倣・支援・超越するための構成的システム
栗原聡	電気通信大学	人工的につくられる知能であるが、その知能のレベルは人を超えているものを想像している
山川宏	ドワンゴ人工知能研究所	計算機知能のうちで、人間が直接・間接に設計する場合を人工知能と呼んで良いのではないかと思う
松尾豊	東京大学	人工的につくられた人間のような知能、ないしはそれをつくる技術。人間のように知的であるとは、「気づくことのできる」コンピュータ、つまり、データの中から特徴量を生成し現象をモデル化することのできるコンピュータという意味である

出所：総務省 平成28年度情報通信白書

(2) 強い人工知能と弱い人工知能

　人工知能を分類するときに、強い人工知能、弱い人工知能と呼ばれることがある。強い人工知能は、別名汎用型人工知能と呼ばれ、人間のような振る舞いをする知的コンピュータであり、設計したときの想定を超えた新たな問題にも対処できるような人工知能が想定されている。一方、弱い人工知能は、特化型人工知能とも呼ばれ、人間が設定した特定の問題、例えば画像の識別などに対して、主に機械学習を用いて解決するものとされる。

　現在実装されている人工知能は弱い人工知能、特化型人工知能であり、強い人工知能、汎用型人工知能は実現には未だ課題が多いとされている。人工知能という言葉が独り歩きし万能のもののような印象を与えているが、決して万能のものではない。例えば特化型人工知能として画像診断で精度の高い診断を達成するために人工知能を用いたシステムを活用する場合、人間の手によって診断された教師データを元に学習が行われることになる。教師データの診断に準拠した診断精度を算出するため、通常教師データ以上の精度になることはない。一方で、高い診断能力を持つ医師に準拠した診断精度に近い結果を誰でもコンスタントに得ることができるという点では、万能ではないにしろ有用ではあるため、社会実装へつながっている。

(3) 人工知能の持つ機能、機械学習とディープラーニング

　今般の人工知能の社会実装の議論の中で、「人工知能が目を持った」という表現がされることがあるように、人工知能の持つ機能を人に例えて、目、耳、口の機能を持ったと表現されることがある。人工知能分野では目は画像認識、耳は音声認識、口は自然言語処理として扱われる。画像情報や音声情報、テキストデータ等に対して、機械学習により規則性を見つけ出し、推計あるいは分類した結果として出力するというのが基本的な機能となっている。

　ここで人工知能と機械学習及びディープラーニングの関係性を整理すると、「機械学習は人工知能に包含され、また、ディープラーニングは機械学習に包

含される」という関係がある。ディープラーニングは要するに人工知能の機械学習の一分野だと把握しておけばよい。

⑷　人工知能の２つの理論背景と２つの問題解決手法

　人工知能での計算システムの理論背景には、大きく２つに分けることができる。１つは線形代数であり、ディープニューラルネットワーク（DNN）も線形代数を理論背景としている。もう１つは確率をベースに事前事後確率を考えるベイズ統計学を理論背景としたものがある。

　人工知能の問題解決手法には大まかに分けると回帰問題の解決と分類問題の解決の２つに分類される。分類問題は名前の通り、あるものがどれに属するか分類する問題である。例えば、内視鏡検査で消化管の映像を撮っていて、一定の特徴を持っている構造物を腫瘍と認識して検知するシステムなどがこれに当たる。回帰というのは求めたい変数を因果関係・相関関係を持っているいくつかの変数により推計・推定する問題となる。例えば、いろいろな臨床指標等を元に、ある一定期間後の予後を推定する、というような使い方ができる。これらの手法を基に、人工知能を活用して様々な分野の問題を解決すべく世界中で人工知能研究や製品開発が取り組まれている。

２．人工知能を活用する意義

　人工知能が注目を集めるようになった社会的な背景には、技術的側面のみならず、人口構造の変化及び産業構造の変化がある。世界的に高齢化が進むなか、日本は高齢化が最も早く進行している国である。2010年時点では生産年齢人口8,174万人に対し高齢人口2,948万人であったものが、2060年には生産年齢人口4,418万人に対し高齢人口3,464万人になると推計されており、生産年齢層が高齢者層を支え切れなくなる恐れがある。人口が減少する中で、少ない生産年齢層で高齢者層を支えるためには、１人当たりの生産性を高めることが不可欠となる。

近年、医療分野においても働き方改革が注目されており、労働時間の制限を
はじめとした議論が行われている。もちろん労働基準法の遵守はコンプライア
ンスの観点で重要だが、労働時間の制限は働き方改革の一側面であって、生産
性の向上、すなわち同じ労働力投入量でより大きな効果・成果を生むことこそ
が最重要課題であり、長時間労働はその過程でも解決される問題である。医療
において生産性、という言葉に抵抗を持つ方もいるかと思うので、医療の分野
でたとえるならば、同じ救命者数・罹患予防数・患者 QOL 向上をより少ない
時間・労力で達成すること、より少ない時間・労力でより高い論文出版数・研
究開発件数や人材育成を達成することなどが目標となるだろう。ハーバード大
学経営大学院教授のマイケル・E・ポーターは Value = Outcomes/Costs とし
て、医療においても Value を高めることの重要性について New England
Journal of Medicine に寄稿している（https://www.nejm.org/doi/
full/10.1056/nejmp1011024）。この生産性、Value の向上のためにも、人工知
能の活用が期待される。

歴史を振り返って見れば、生産性の著しい向上は産業革命として度々繰り返
されてきた。水力・蒸気機関をはじめとして、次に電力が、その次に計算力、
すなわちコンピュータの登場があり、ドイツはそれぞれ Industry 1.0, Indus-
try2.0, Industry3.0、現在の IoT（Internet of Things）を Industry4.0と称し
て、人口知能の活用を含めた新たな産業革命として国家戦略に位置付けてい
る。米国が米国人工知能研究戦略を、中国は新一代人口智能発展計画を策定
し、それぞれ国家戦略として人工知能開発や普及に取り組んでいる。日本でも
世界最先端 IT 国家創造宣言は発表し、

1．IT 利活用の深化により未来に向けて成長する社会
2．IT を利活用したまち・ひと・しごとの活性化による活力ある社会
3．IT を利活用した安全・安心・豊かさが実感できる社会
4．IT を利活用した公共サービスがワンストップで受けられる社会

を目指して取り組んで行くこととなった。国家戦略に位置付けられることによ
り、各国で予算の投入や人材の育成が行われ研究開発・人材獲得競争が起きて

いる。

　人工知能の普及啓発が進む中で、人工知能が人間の仕事を奪う、ということを心配する声があるが、前述の通り、世界中で高齢化が進む中、生産年齢層が減って社会を少ない人数で支えていかなければならない時代がやってくる。そのような時代では、人工知能に任せられる仕事は任せて、人でなければできない仕事に注力することが求められることになる。

3．人工知能の歴史とトレンド

　過去人工知能は2度のブームを起こしており、近年のブームは第3次ブームとされている。**図表2.1.2**は第1次～第3次の人工知能ブームをまとめたもの。

　ご覧の通り、第1次ブームは1950年代からと、人工知能はかなり古くから取り組まれている技術である。ディープラーニングなどで用いられるニューラルネットワークの基となったパーセプトロンの概念は第1次ブームのときから存

図表2.1.2　国内の主な研究者による人工知能の定義

第1次	1950年代～	コンピュータによる「推論」や「探索」、パーセプトロンや人工対話システムELIZA	複雑な問題の解決が困難
第2次	1980年代～	「エキスパートシステム」、「ファジィ」や「ニューロ」コンピューティング	十分な情報処理能力をコンピュータが持たず限定的な能力も持つにとどまり、商用的にも一部「ファジィ」搭載という程度
第3次	2000年代～現在まで	「ディープラーニング」（2006年）などの機械学習アルゴリズム	「ビッグデータ」を、この間発達したコンピュータの計算能力（GPU/CPU）を元に、機械学習アルゴリズムを用いることにより様々な課題解決ができるようになった

在している。近年になって話題となった人工知能を活用した患者情報から診断支援をするシステムはエキスパートシステムの一種であり、第2次ブームのときに既に概念としては確立しており、「Mycin」という、的確な抗生物質を推奨するシステムなど、限定的な領域で人工知能システムが開発されていた。ではなぜ現代になってこうした技術が改めて注目されることとなったかというと、人工知能に問題解決をさせる上で重要な要素が整ってきたことがあげられる。

4．人工知能発展のための3要素

　人工知能に問題解決をさせる上で重要な要素には3つ挙げられる。すなわち、大量な利用可能なデータ、計算機能力の向上、機械学習アルゴリズムの開発である。それぞれ具体的には規格化、標準化されたビッグデータ、GPU（Graphics Processing Unit）、ディープラーニングが挙げられる。

　1つ目の、規格化・標準化されたビッグデータについて、日本は特に標準化について課題を抱えており、いまだインフラ整備が途上ではあるが、それでも過去に比べ、様々な領域で電子化が進んでいる。2つ目の、計算機能力の向上について、高性能なGPUの登場により、演算能力の課題が克服されたことも人工知能の社会実装に貢献している。GPUの特徴は、CPUが、1つのコア（演算処理を行う部分）が複雑な計算を行うことを念頭に設計されているのに対して、単純な計算を多数並列処理させることを念頭に設計されている。画像情報等のシンプルな演算の並列処理についてはGPUの登場により飛躍的に処理速度が増し、処理速度が増したことによって扱えるデータ量も飛躍的に増えた結果、社会実装が可能となった。

　また、GPUを利用者が個人で持たずとも、優れたGPUを活用できる環境が整ってきたことも社会実装に貢献している。クラウド環境の発達により、どこにいても、クラウド上の仮想機械のGPUを使用者間でデータに応じた従量制の料金でシェアできるサービスが提供されている。3つ目の機械学習アルゴリ

ズムについて、2006年にトロント大学のジェフリー・ヒントン氏らがディープラーニングの手法を提唱しこれを用いて、人工知能領域の画像認識コンテストである Large Scale Visual Recognition Challenge 2012（ILSVRC2012）において著しく高い精度で画像認識を達成したことを端に発し、その後爆発的に普及していった。

　ディープラーニングの普及に貢献したといえるものとして、Python というプログラム言語の台頭が挙げられる。コンピュータサイエンティストが使用する言語のランキングでもシェアを拡大し、IEEE spectrum（米国を拠点とする電気工学・電子工学技術の学会が発行する雑誌）のプログラム言語ランキングにおいて2017年には C 言語や JAVA を抜いて1位となった。Python は他のコンピュータ言語に比し直感的にわかりやすく、プログラムされたコードの可読性が高いと言われており、また、無料で提供されており誰でも手に入れることができる。Anaconda という機械学習やデータ処理が簡単に行えるライブラリ（ある特定の機能を持つプログラムを定型化して、他のプログラムが引用できる状態にしたものを、複数集めてまとめたファイル）を多数標準装備した Python の Distribution（利用環境をパッケージ化したもの）も登場しており、同じく誰でも無料で使用することが可能。ブラウザ上で動く Jupyter notebook という Python のインターフェースも標準的に利用可能であり、ウィンドウズ PC でいうコマンドプロンプト、マッキントッシュ PC でいうターミナルの黒背景画像に抵抗感のある初心者にも利用しやすい環境になっている。さらに、DNN（ディープニューラルネットワーク）のライブラリやフレームワークとして、Keras、Gluon、TensorFlow、Chainer や Caffe など、すべてを一からプログラムしなくても DNN を実装できるような環境が整っており、すべて無料で公開されている。

　以上のように、標準化された質の高い大量のデータさえ持っていれば、高額な GPU 環境を自前で用意しなくてもデータに応じた従量制の料金で、無料で使用できる言語を用いて人工知能の実装ができてしまう時代がやってきた。これらを背景に第3次ブームが支えられており、今後質の高いデータをいかに蓄

136 第2章 これからの病院経営の視点

積していくかと、より効率的で高精度の結果を出せるプログラムが可能な人材の獲得が重要になっており、たとえキーワードとしての人工知能が陳腐化しても、今後もこの傾向は続いていくものと思われる。

5．ディープラーニングの理論的背景

　ディープラーニングは線形代数を理論的な背景にした手法の1つである。人工知能には学習のフェーズと推論のフェーズがあり、あるデータベースで学習した内容を、通常他のデータに適応して結果の推論を行う（**図表2.1.3**）。これを一次方程式 y = ax+b を用いて簡単に説明すると、データサイエンス領域では数学でならった傾きや切片 a,b をあわせて、パラメータと言うが、いくつかのデータ x,y を代入して、パラメータ a,b を求める行為を学習という。一方、a,b が求められた式に x を代入して y を求める行為を推論、という。人工知能における計算もこれを基本として、ベクトルや行列でより複雑な計算を行う行

図表2.1.3

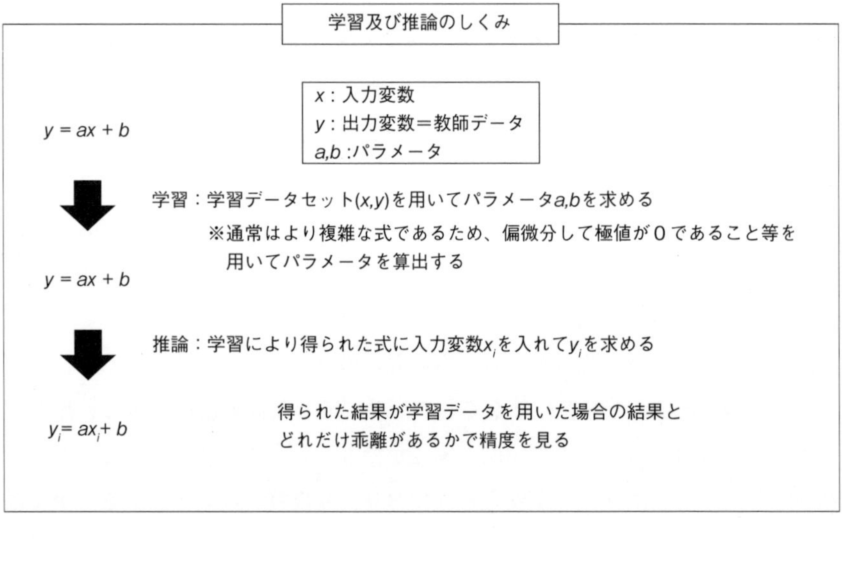

学習及び推論のしくみ

$y = ax + b$

x：入力変数
y：出力変数＝教師データ
a,b：パラメータ

学習：学習データセット(x,y)を用いてパラメータa,bを求める
　　　※通常はより複雑な式であるため、偏微分して極値が0であること等を
　　　　用いてパラメータを算出する

$y = ax + b$

推論：学習により得られた式に入力変数x_iを入れてy_iを求める

$y_i = ax_i + b$

得られた結果が学習データを用いた場合の結果と
どれだけ乖離があるかで精度を見る

為だと思っていただければ良い。

ディープラーニングにおいては前述の一次方程式の代わりにDNN（Deep Neural Network）という計算モデルを用い、学習において、回帰問題のときは平均二乗誤差、分類問題の場合はソフトマックス関数を用いてクロスエントロピー誤差を求めるのだが、詳細はここでは割愛とする。いずれにしろ実際のところはDNNライブラリー等の中に計算式は定義されていて、簡単な入力で計算してくれる。

ディープラーニングの変法として、目的別に最適化された方法があり、画像認識ではCNN（Convolutional Neural Network）、時系列分析では（Recurrent Neural Network）という手法を用いる。

6．人工知能の限界

(1) フレーム問題

人工知能の完全性、汎用人工知能開発に関する限界の１つにフレーム問題が挙げられる。

フレーム問題とは、考慮すべき事項が有限でない限り、無限の可能性について考えざるを得ないため、無限の計算時間を要し、限定的に課題を与えられなければ解決ができないという問題である。フレーム問題について説明するときによく引用されるアメリカ合衆国の哲学者・認知科学者のダニエル・デネットが挙げた例を紹介する。あるロボットに洞窟の中に時限爆弾付きのバッテリーがあり、「バッテリーを洞窟から取ってくる」よう指示したところ、バッテリーを外に持ってくるまではできたが、爆弾がついたままであったので爆発してしまった。副次的に発生する事項も考慮するようにロボットを改良したところ、ロボットはバッテリーの前まで到着すると、バッテリーが爆発する副次的状況を延々と計算しつづけ、そこで止まってしまった。そこで、更なる改良を加えて、目的の遂行にとって無関係なことを考慮しないようにしたところ、洞

138　第2章　これからの病院経営の視点

窟に入る前に何が目的に関係あるのか、関係無いのか延々と計算し続け、全く動かなくなってしまった。これは、目的と無関係な事項というものが無限にあるため、無限に計算時間を要するからであった。

　以上のように、人工知能は、自身で考慮すべき範囲を決定することはできず、課題ややるべきことを限定して与える必要がある、という限界を持っている。汎用人工知能を開発するに当たって、このフレーム問題をいかに解決するか（少なくとも、見た目に解決しているように見せることができるか）が課題の一つとなっている。

⑵　トロッコ問題

　トロッコ問題は「ある人を助けるために他の人を犠牲にするのは許されるか？」という倫理学の思考実験の1つである。ハーバード大学教授のマイケル・サンデルが講義に取り入れ注目を浴びた。内容としては以下の通り。

　・線路を走っていたトロッコが制御不能となり、このまま進むと前方で作業をしている5人が轢かれてしまう状況で、たまたまA氏は分岐器のそばにいる。

　・A氏が分岐器を動かせば5人は助かるが、分岐路の先にはB氏が作業しており、5人の代わりに轢かれる。

　・A氏が取るべき行動とは？

　人工知能は、教師データを基に「正解」を学習させる必要があることが多いが、何をもって「正解」するかを決めることが困難な場合が存在する。この思考実験は、自動運転などでも議論がされている。例えば、自動運転で衝突が予測されたとき、トロッコ問題と類似した状況で、どちらにハンドルを切るべきか、人工知能にあらかじめ「正解」を学習させることはできるだろうか。医療においても、人工知能が普及していけば、このような選択の機会が生じる状況下に置かれることもあるかもしれない。あるいはこのような選択下に置かれないような運用を考える必要が生じるかもしれない。また、瑕疵があった場合、すなわち、人工知能を搭載した製品を活用して起きた問題にたいしての責任の

所在は、開発者にあるか、使用者にあるか、人工知能が出した解答に従って起きた問題の所在は法的にどこに置くべきか議論となっている。

以上のように、人工知能の社会実装や汎用人工知能の開発を目指す過程において、技術的・哲学的・倫理学的・法的課題が存在する。これらの限界のもと、適切に人工知能の社会実装を推進していく必要がある。これらの社会的な課題は人工知能の専門家だけで解決できる問題ではなく、人工知能の適切な活用をしていくために、多分野の専門家が集まって協議が行われた。

⑶　アシロマ AI 原則

アシロマ AI 原則は、2017年1月、カリフォルニア州アシロマにて行われた、全世界の AI の研究者と経済学、法律、倫理、哲学の専門家が集まり議論された人類にとって有益な AI に関する原則である。人工知能の研究課題、倫理と価値観、長期的な課題の3領域を含むガイドラインとなっている。

https://futureoflife.org/ai-principles-japanese/

⑷　AI ネットワーク社会推進会議報告書

日本においても、総務省情報通信政策研究所が、平成28年10月から「AIネットワーク社会推進会議」を開催し、AI ネットワーク化をめぐる社会的・経済的・倫理的・法的な課題について検討を進めている。

http://www.soumu.go.jp/main_sosiki/kenkyu/ai_network/index.html

7．人工知能搭載製品の開発プロセス

前述の通り、人工知能を活用する場合、学習のフェーズと推論のフェーズがある。はじめから開発する場合は当然、開発過程で学習が必要になる。既製の人工知能を搭載した製品を実装するとき、すでに学習済みの内容で推論の精度が常に保てる場合や強化学習など自動的にデータを取得し学習するプログラムを内包する場合は、その製品を購入するだけでよいかもしれない。しかし、そ

図表2.1.4

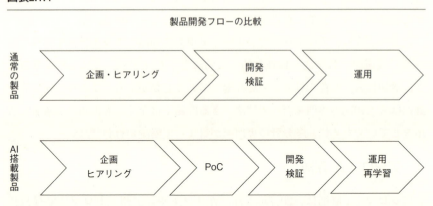

うでない限りは、たとえ製品化されたものであっても継続的にデータを取得し再学習させることが必要になる。したがって、人工知能を搭載する製品を活用したい場合、ある程度開発プロセスに関する知識をもっていることがトラブル回避のためにも重要となる。

人工知能搭載製品を調達したり開発したりする場合、通常の製品と開発のプロセスが異なる部分があり得る。主に異なる部分としては、

① PoC（Proof of Concept）が必要になること、
② それに伴って本格的な開発前にデータの分析等の作業やコストが発生すること
③ 運用フェーズで人工知能特有のモニタリングやメンテナンスが必要となること

などが挙げられる。

図表2.1.4は通常の製品と人工知能搭載製品の製品開発フローを比較したものである。

(1) 企画・ヒアリング

製品開発全般に言えることであるが、まずはどのような目的で何をしたいのか、どのようにそれを実現していくのか、企画を立てる必要がある。その中

2.1 病院経営層のための人工知能入門　*141*

で、技術者や現場との間でヒアリングを重ねてすり合わせをして、製品のコンセプトを確立していく必要がある。

　出発点として、課題意識をもってその解決を目的とすることが前提となり、目的が明確化し、企画を立てる段階となった場合に十分確認しておかなければならないこととして、以下3点が挙げられる。

　1．目的達成のために、そもそも人工知能（機械学習）を活用する必要があるか？

　2．教師データを持っているか？

　3．その教師データは分析可能なフォーマットになっているか？

　解決したい課題や目的をよくよく考えてみると、必ずしも機械学習を必要としない場合がある。通常機械学習を活用した製品開発はコストが高くなる傾向にあり、場合によってはメリットとならない場合がある。また、目的達成のためにはどのようなデータが必要で、そのデータは継続的に入手可能なのか、更に、CSVやエクセル形式などの分析可能なフォーマットになっているかなどの前提条件を満たしている必要がある。データを分析可能なものに整理したり、データが何を示しているかラベル付けしたりすることにプロジェクトの労力の8～9割が費やされるといわれている。データがどのように収集されているか、どのような状態で存在するかはこの労力を決める重要なカギとなっている。

　上記検討により、機械学習を活用した方が良いと判断された場合、その推論結果の精度に応じて品質や売り上げなどの成果の向上が期待されるが、成果と推論精度の向上との関係について**図表2.1.5**のような2つのパターンが考えられる。

　Aのパターンでは必ずしも人工知能を用いなくてもサービス本体で成り立ちその価値を高めるもの、Bは推論精度が上がらなければそもそもサービスとして成り立たないものとなる。Aの例を挙げると、例えばAmazonのリコメンド機能では、人工知能に頼らなくても売り上げはあげられるが、リコメンド機能は更に効率的に売り上げを挙げることに貢献する。医療においては、例え

図表2.1.5

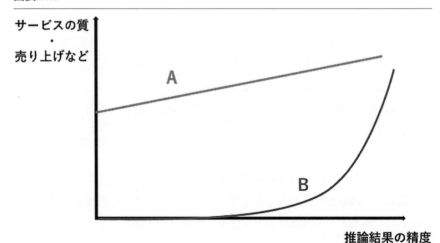

ば内視鏡画像分析による自動腫瘍検知のような技術は、内視鏡自体やその手技だけでもサービスとして成り立っているものに付加価値を与えることとなる。Bは、完全に人工知能に任せることが中核となるサービスなどが想定される。

このように、Aは十分な成果が上がらなくてもある程度はサービスとして成り立ち資金が回収できるのに比べると、Bは推論精度が高くならない限りサービスとして提供開始できず、その分頓挫するリスクも高いことが予想される。プロジェクトを進めるにあたって企画しようとしていることが、どちらに当たるのか認識しておく必要がある。

上記踏まえて、製品の開発に伴って、どのような機能を持たせるかの機能性要件定義と、どのようなスペックや使用画面なのかなどの非機能性要件定義を行っていく。

(2) PoC（Proof of Concept）

人工知能を搭載した製品を開発・実装する場合、PoC（Proof of Concept）のフェーズが必要になりる。PoCとは、思った通りに目的を達成できるかど

うか、本格的な開発に入る前に事前検証することである。活用できるデータや、アルゴリズムで目的を達成することができそうか、推論するときに、すなわち期待されるような精度が出せるかが製品として成り立つかどうかに大きくかかわってくる。

PoC の段階で人工知能に学習と推論を試験的に行わせて、プロジェクトを進めてもよいと思える程度の推論精度を出すことができるか確認しておくことが求められる。この段階から分析等が必要になるので、当然分析のためのコストが発生する。

(3) 開発・検証

PoC である程度の結果が出ることが確認でき、プロジェクトを進行することになれば、推論精度を更に向上するために、推論モデルの精緻化と推論精度の検証を行う。人工知能技術者がアルゴリズムなどの機能性要件定義を満たせるように取り組むだけでなく、どのような使用画面でどのくらいの情報を扱うことができ、どのようなセキュリティレベルかなどの非機能性要件定義を満たすために開発ベンダーが人工知能以外の部分も開発を行っていく。

継続的にデータを集めて、再学習させていく環境整備も未整備ならば必要になる。また、仮運用を行い、現場のオペレーションとの調整や他のシステムとの統合も行っていく必要がある。

(4) 運用・再学習

人工知能システムは、日々の運用の中でデータが更に集まり、そのデータで学習していくことによって、運用を続けていくほど「育っていく」という特徴を持っている。ゆえに、人工知能を搭載した製品は、前述のように、運用の過程でも継続的に学習ができるようなデータ環境を整備し、学習させ、また精度が落ちてこないか監視を行うことが必要になる。外部環境の大きな変化から、従来学習させていた内容では推論の精度が落ちてしまうケースや、より精度を上げるために追加すべき新たな情報が追加となるようなケースもあり、精度管

理を継続的に行っていく必要がある。

　以上、病院経営層のための人工知能入門についてまとめた。日本は人工知能の人材が不足しており、研究者やエンジニアの不足はもちろんのこと、普及段階に至っては、医療現場の知識と人工知能の知識双方を持ち、橋渡しをしていく人材も必要になっていく。病院の意思決定層に人工知能のリテラシーを届けるために、千葉大学医学部附属病院で実施している履修証明プログラム「ちば医経塾」https://www.ho.chiba-u.ac.jp/ikeijuku/index.html においても、人工知能に関する入門講義を取り入れていく予定である。本稿が、皆様が人工知能について理解する一助となり、今後の継続的な人工知能の学習の入り口になってくれれば幸甚である。

2.2

病院経営の視点で考える
職員のメンタルヘルス対策

千葉大学医学部附属病院 病院経営管理学研究センター 特任講師／産業医 吉村 健佑

１．メンタルヘルス不調の現状と職場の損失

　平成26年度の厚生労働省患者調査によると、精神科患者の総数は392.4万人に上っている[1]。単純計算で実に国民の30人に１人の割合で精神科治療を受けていることになる。また、警察庁によると平成29年度の自殺者数は21,321人（男性14,826人、女性6,495人）にのぼり[2]、１日当たり平均58人を超える自殺者が出ている。精神科患者の存在は一般的といえ、病院職員の中でも精神科への通院と治療を受けながら勤務している職員は少なくない。

　従来、病院の職員の多くは医療専門職であることから、自分の（心の）健康を守るのは自分の仕事、という職場風土があったように感じる。しかし2016年に新潟市民病院で起きた女性医師の過労自殺の事案など、近年は医師が長時間勤務を続けた結果、精神疾患に罹患して自殺に至り、労災認定されるケースなどが散見され、問題が表面化してきた。

　ひとたびこのような事案や労働争議が起きると、病院の経営上のリスクは甚大であり、裁判の費用や賠償金のみならず、働く職員の意欲低下や離職、新規採用希望者の減少、患者や住民の信用低下などの事態を招くことになる。地域医療を守ろうと使命感を持って医療を提供した結果として、このようにいわゆる「ブラック病院」とのレッテルを張られるのは大変に残念なことである。

146　第2章　これからの病院経営の視点

　本項では、病院で対策が遅れがちとなる職員のメンタルヘルス対策の基本的な考え方を提示した上で、対策の具体的なすすめ方と留意点を提案する。

2．病院での産業保健体制作り

　私はこれまで複数の医療機関で産業医として勤務してきたが、病院における職場のメンタルヘルス活動は、職員の心理的な抵抗感も大きく、実施は難しいのではないかとの意見をいただくことが多い。しかし、どの職種・業種であってもあらたな活動を展開するときには少なからず抵抗感や不安がついて回り、病院のみ導入できない事柄ではないと考えている。職員の抵抗感や不安を緩和するツールとして、厚生労働省の発出している各種関連の法令や指針に沿うことを第1に推奨したい。職場のメンタルヘルス対策には決まった通り型があり、その手順を踏んで取り組めば必ず前進すると考えられる。

　中でも最も重要な指針は、厚生労働省から出されている、労働者の心の健康の保持増進のための指針（**図表2.2.1**）[3]である。この中で「事業者は（中略）事業場におけるメンタルヘルスケアを積極的に推進することを表明」から着手することが明記されている。病院においては、病院長など経営トップからのキックオフ宣言が重要である。毎年1月の年始行事や、4月の年度初頭の挨拶などで、「当院でも職員のメンタルヘルス対策を重点的に実施する」などの文言を入れることで要件を満たす。折しも、2019年4月からは働き方改革関連法が適用されたので、タイミングとしては織り込みやすいと考えられる。

　次のステップとして「衛生委員会等において十分調査審議を行い、メンタルヘルスケアに関する事業場の現状とその問題点を明確にし（中略）『心の健康づくり計画』を策定・実施」するとある。院内の安全衛生委員会を活性化し、メンタルヘルス対策の年間スケジュールと年度目標を立てるようにする。具体的にはストレスチェックの受検率向上の方策や、管理職向けのメンタルヘルス対策研修の立案などである。総務・人事などと連携し、予算獲得を行う必要も生じることがあり、単に健康管理部門のみで考えないことが大切である。

図表2.2.1

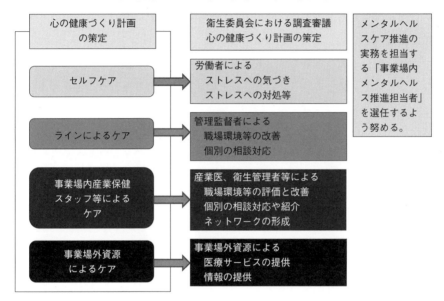

体制作りで中心となるのは、やはり病院の産業医である。未だに多くの病院では副病院長や診療部長が産業医を兼任していることが多いが、必ずしも実働は十分とは言えず、「名ばかり産業医」となりがちである。外部からの雇用も含め、解決策を持つ産業医を獲得し、上記の体制作りに着手する必要がある。産業医は労働安全衛生法第13条に基づいて、事業主（病院長など）への勧告権も持っており、一定の緊張関係となり得ることから、外部からの雇用に対して慎重となるのも理解できる。一方で、一般の企業では上記は当然のことであり、有効な方策を打つために、病院も必要な産業医の雇用は積極的に検討すべきと考える。

3．指針の示す「4つのケア」に沿った活動の展開

　体制が作られたところで、次の手として前述の指針に基づき、4つのケアを現場に浸透させる。1つ目のセルフケアは「個人向けストレスマネジメント」であり、職員1人ひとりのストレス対策の習得を指す。例えば、入職時の研修などで「ストレスとの付き合い方」などのテーマで教育を行うことが考えられる。この際、キーワードになるのが「認知行動療法的アプローチによるストレスケア」「アサーティブなコミュニケーション」などである。

　2つ目のラインによるケアは前述した「管理職向けのメンタルヘルス対策研修」などを指し、キーワードになるのは「部下の不調サインの見分け方」「部下への声がけのしかた」「個別面談の方法」「ハラスメントとアンガーマネジメント」などが挙げられる。厚労省から効果的な研修を行うためのマニュアルも出されており[4]、企画・立案に際して参考にしたい。

　3つ目の事業場内産業保健スタッフ等によるケアは、産業保健体制の構築および、支援サービス内容の事業所内での周知を行う。さらに、管理監督者からの部下の相談に応じられるように各職場と顔の見える関係を構築しておく必要がある。職員がメンタルヘルス関連の相談をためらう理由の1つとして、相談内容の秘密が保持されるか、人事労務にそのまま伝わり自身の評価に影響しないか、という点である。その点、十分丁寧に説明、周知する必要がある。産業医や健康管理部門に相談した結果、本人にとって不利な扱いとなることは絶対に避けなければならない。この点は、メンタルヘルス対策活動全般を通して常に気に留める必要がある。

　4つ目の事業場外資源によるケアについては、周辺の精神科関連の医療機関との連携が中心となる。これは、特に従業員の復職判定や復職支援の際に重要となる。病院職員がメンタルヘルス不調となり、精神科診療が必要となった場合、仮に院内に精神科医がいたとしても院内での継続的な診療は望ましくない。通院先は院外の精神科医に委ねるべきである。それは、「主治医」と「職

場の同僚」、ないし「職場」と「治療を受ける場所」は分離すべきであるからである。当人としても、安心して職場の状況を語れるのはやはり、外部の医療機関であることが多い。

一方で、産業保健スタッフは周辺の精神科医療機関と密な連携を心がけるべきである。私は産業医として着任すると、まずは精神科関連の病院・診療所への「挨拶回り」を実施している。そこで顔の見える関係を構築することで、復職判定などで精神科主治医と産業医で意見が異なった場合などでも、対話の道が開け解決に向かうことをたびたび経験している。

以上の「4つのケア」を軸に対策を進めていくことが望ましい。いきなり完璧な対策とならなくてよいしそれは現実的ではない。あくまで、1つずつ対策を行い、数年かけて体制作りと活動の充実を図り、息の長い取組みを行うことを心がけたい。

4．メンタルヘルス対策の費用対効果

体制作りや活動を行うに際して重要なのが、病院内での予算の獲得である。メンタルヘルス対策をあくまで福利厚生、つまりコストと考える病院長・事業主も少なくない。本当にメンタルヘルス対策は「余計な経費負担」なのか。近年、従業員の労働生産性に注目した研究・報告が増えており「出勤しているが労働遂行能力が低下している状態（presenteeism）」による労働損失が大きいと言われ、この状態の改善にメンタルヘルス対策が有効である可能性が指摘されている。

我々の研究[5]では、メンタルヘルス不調の発生予防（第一次予防）対策の費用対効果を試算したところ「職場環境改善」では、従業員1人当たりの投資額約7,700円に対し、実施後1年以内に事業所の得られるリターンだけでも約15,000〜23,000円もあることがわかった。「個人向けストレスマネジメント教育」では、投資額約9,700円に対し、リターンは約15,000〜23,000円あり、いずれも大きな経済的利点がある。「上司の教育研修」では投資額約3,000〜5,300円

図表2.2.2

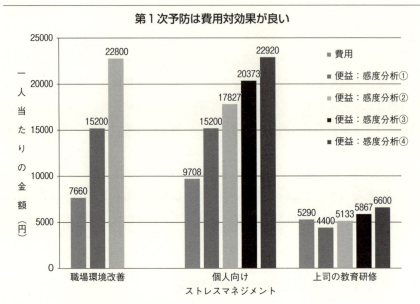

出所：吉村健佑ら：産業衛生学雑誌55巻1号11-24　2013

に対し、リターンは約4,400～6,600円であり概ね同一であった（**図表2.2.2**）。費用のほとんどはプログラムに参加している間の従業員の賃金（機会損失）であった。この研究は、医療機関に特化したものではないが、メンタルヘルス対策は単なる経費負担ではない可能性を示している。有効な経営戦略と考えて積極的な導入や効果の検証を行うことが求められる。

5．おわりに

　従来、医師や看護師などの医療専門職は、各自の職業倫理感から自己犠牲的な勤務をしがちであり、現在でもその状況は続いているといえる。しかし、前述の通り、働き方改革関連法の適用により、2019年4月からは医師を除くすべての職員に時間外労働の上限規制や、年次有給休暇の取得などが求められてい

る。さらに、2024年には医師にも同法が適用されるが、その内容について厚生労働省において激しい議論が行われたところである[6]。

　これらの課題を解決する部門として、健康管理部門の役割は増す一方であり、病院においても同部署の体制強化と活動の充実は経営上重要である。質の高い医療サービスを患者に提供し続けるために、「しなやかな集団」をつくり、職員が健康に働き続けられる病院こそが存続していくべきではないだろうか。

【参考資料・文献】

1）厚生労働省：平成26年度　患者調査の概況

　https://www.mhlw.go.jp/toukei/saikin/hw/kanja/14/index.html

2）警察庁：自殺者数　平成29年度

　https://www.npa.go.jp/publications/statistics/safetylife/jisatsu.html

3）厚生労働省：労働者の心の健康の保持増進のための指針

　https://www.mhlw.go.jp/hourei/doc/kouji/K151130K0020.pdf

4）川上憲人ら：「労働者のメンタルヘルス不調の第一次予防の浸透手法に関する調査研究」報告書（平成21—23年度総合研究報告書）

　https://kokoro.mhlw.go.jp/statistics/　よりリンクあり

5）吉村健佑ら：日本における職場でのメンタルヘルスの第一次予防対策に関する費用便益分析. 産業衛生学雑誌 55巻1号11-24：2013

6）厚生労働省　医師の働き方改革に関する検討会

　https://www.mhlw.go.jp/stf/shingi/other-isei_469190.html

第3章

ケース・スタディ
10病院の実践

154　第3章　ケース・スタディ　10病院の実践

3.1

CSR経営を基盤にした独自のマネジメントシステムによる渓仁会グループの経営

渓仁会グループ 最高責任者／医療法人渓仁会 理事長　田中 繁道

はじめに

　本邦では、超少子高齢社会、医療技術の進歩、雇用環境の変化、経済成長の停滞（財政の逼迫）、社会保障制度改革、地域医療崩壊等々による多くの社会的、経済的要因が重合し、医療・保健・福祉に係るサービス提供体制において大きな変革が求められている。

　そのような中で渓仁会グループはCorporate Social Responsibility（CSR：企業の社会的責任）という概念を経営に導入し、加えて渓仁会独自のマネジメントシステム（渓仁会マネジメントシステム：KMS）を構築、実践してきた結果として、業績の向上を実感している。本稿ではその内容を述べる。

1．渓仁会グループの現状

　グループの2018年7月1日現在の状況を**図表3.1.1**にまとめた。医療法人の総職員数は3,670名で、高度急性期・急性期総合医療；手稲渓仁会病院（670床）、回復期リハビリテーション医療；札幌渓仁会リハビリテーション病院（143床）、慢性期医療；札幌西円山病院（603床）、定山渓病院（326床）、介護医療；札幌西円山病院介護医療院（60床）、総合健診（健診・保健指導）；渓仁会円山クリニック、家庭医療（外来及び在宅医療、終末期医療）；家庭医療ク

3.1 CSR 経営を基盤にした独自のマネジメントシステムによる渓仁会グループの経営
（医療法人渓仁会） *155*

図表3.1.1

渓仁会グループの現状 （2018/ 7 / 1 現在）

医療法人渓仁会…………職員3,670名
　急性期総合病院……　手稲渓仁会医療センター（670床）
　回復期リハ…………　札幌渓仁会リハビリテーション病院（143床）
　慢性期病院…………　札幌西円山病院（603床）；定山渓病院（326床）
　介護医療院…………　札幌西円山病院介護医療院（60床）
　総合健診施設………　渓仁会円山クリニック（健診・保健指導）
　家庭医療……………　手稲家庭医療クリニック（19床）
　へき地医療…………　泊村立茅沼診療所（指定管理者）
　　　　　　　　　　　喜茂別町立クリニック（指定管理者）
社会福祉法人渓仁会………職員1,211名
　介護老人福祉施設…　西円山敬樹園（123床）・菊水こまちの郷（29床）
　　　　　　　　　　　月寒あさがおの郷（80床）・岩内ふれ愛の郷（50床）
　　　　　　　　　　　きもべつ喜らめきの郷（80床）・手稲つむぎの杜（80床）
　　　　　　　　　　　るすつ銀河の杜（29床）
　介護老人保健施設…　白石・八雲・美唄・岩内（合計370床）
　介護福祉施設………　（ケアハウス、グループホーム、居宅・通所介護）
医療法人稲生会…………　訪問診療、訪問看護、居宅介護、短期入所
（株）ソーシャル…………　ヘルパー派遣

　　　★渓仁会健康保険組合：被保険者と被扶養者含め6,668名

　　　＊ 4 病院（病床1,802床）、 5 診療所、 4 老健施設（370床）、 7 特養
　　　（471床）、 84事業所、総職員数 4,966名（医師379名）

リニック（19床）、へき地医療（指定管理者）；泊村茅沼診療所、喜茂別町立ク
リニックである。一方、社会福祉法人は総職員数1,211名であり、 7 介護老人
福祉施設（471床）、 4 介護老人保健施設（370床）、介護福祉施設等84事業所で
ある。その他障害児を対象として訪問診療、訪問看護、居宅介護、短期入所を
担っている医療法人稲生会生涯クリニック、そしてヘルパー派遣を行っている
株式会社を擁している。以上からもお分かりのように、渓仁会グループはまさ
しく医療・保健・福祉サービスを提供する複合的事業体として札幌を中心とし
て事業を展開している。

2．渓仁会グループの歩み

　グループの歩みについて概説する。

　1979年に加藤隆正先生（故人）が、慢性期病院として札幌円山地区に西円山病院（現 札幌西円山病院）を設立、1981年に医療法人渓仁会を開設し、1989年に社会福祉法人南静会（現 社会福祉法人渓仁会）を設立した。

　その後、医療法人では定山渓病院、手稲渓仁会病院、渓仁会円山クリニック、手稲家庭医療クリニック、札幌渓仁会リハビリテーション病院、札幌西円山病院介護医療院を開設してきた。

　一方、社会福祉法人では北海道内の札幌を中心とした市町村に活動を展開し、現在、介護老人福祉施設、介護老人保健施設及び在宅介護支援、通所介護、居宅介護支援事業に係る事業所や訪問看護ステーション、地域包括ケア支援センターなどを開設してきた。

　グループ全体としては、4病院、5診療所、4介護老人保健施設（老健）、7介護老人福祉施設（特養）、84事業所を擁する。

　創業者の加藤隆正先生に牽引されて医療・保健・福祉の複合事業体として大きく成長した創業（1979年）〜2003年までを、私たちは「創業期」と呼んでいる。この間、北海道拓殖銀行や山一證券の破たんなどに代表されるバブル経済崩壊の余波の残る中で、2000年にセコム医療システム株式会社と業務提携を行い、その後も継続的な発展の道を歩んだ。そして、2004年に秋野豊明先生（現名誉会長）が理事長に就任され、そのリーダーシップのもとで、組織統治体制およびCSRの概念を導入し、医療・介護政策対応の経営革新を実践してきた。この時期（2004年〜2013年）を「第二の創業期」と呼んでいる。そして、2014年に私が理事長に就き、それ以降を「発展期」として位置づけ、「渓仁会グループの社会的使命」及び中期5カ年経営ビジョン「ビジョン渓仁会2020」を提示し、更なる経営革新を図っている途上である。

3．渓仁会グループの経営

　歩みの項でも触れたが、理事長が創業者である加藤隆正先生から秋野豊明先生に変わったということもあり、渓仁会グループとしては新たな経営展開を図らなければならなかった。つまり、①オーナー経営から組織経営への変換を図る、②組織統治確立のために、明確な理念を提示し、それを全組織で共有しグループの一体化を推し進める、③提供する医療・福祉サービスの質と経営の質の連鎖を目指す、④医療制度や介護制度改革に対応した経営に取り組む、ことである。

　まず、1つ目のオーナー経営から組織経営への変換である。一般的に以下のことが指摘される。オーナー経営の長所として、オーナーの強い起（企）業家精神が強いリーダーシップを生み、時にはカリスマとして作用し、意思決定の迅速性として表れてくる。短所として、ワンマン経営となりがちで、人材の育成が進まず、時にはすぐれた人材の離反となって表れる。その結果、マネジメント志向の不足、欠如となって表れる。幸い、渓仁会グループにおいては、オーナーとしての加藤先生は多少ワンマンということはあったが、オーナー経営のそれ以外の短所は表出されなかった。

　次に組織統治について述べる。組織を統治するためには理念を明確にし、それを職員が共有する必要がある。そこで私たち渓仁会グループでは、CSR の概念を経営の中に導入した。一般に CSR は以下のように理解されている。企業は「社会の公器である」という認識のもと、企業が行う組織活動そのものと、それに伴う社会へ与える影響に関して、すべてのステークホルダーに対して透明を図ることと説明責任があり、社会からの信頼を得て、持続的に貢献していくということである。つまり、CSR とは公益性、透明性、説明責任、持続可能性の追求といえる。私たちはグループにおける CSR を、「質の高い医療・保健・福祉サービスを提供し、地域社会の要請に応えて社会的な責務を果たし、安心感と満足を提供し、信頼を得て、持続的に地域社会の発展に貢献す

158 第3章 ケース・スタディ 10病院の実践

図表3.1.2

渓仁会グループにおけるＣＳＲ

透明性、説明責任、公益性、持続性の追求

・質の高い医療・保健・福祉サービスを提供し、地域社会の要請に応えて社会的な責務を果たし、安心感と満足を提供し、
・信頼を得て、継続的に地域社会の発展に貢献する

る」と言い換えた（**図表3.1.2**）。

　次いで、提供する医療の質と経営の質の連鎖について言及する。冒頭にも述べたが、超少子高齢社会、医療技術の進歩、経済成長の停滞、社会保障制度改革、地域医療崩壊等の社会的背景を要因として、以下のような現象が起きている。

　超少子高齢社会の進行と医療技術の進歩に伴い、脳卒中や急性心筋梗塞などの急性期疾患の治癒率が飛躍的に改善し、これらの後遺症としての四肢麻痺や心不全を抱えた高齢者が増えた。また、感染症予防対策や治療薬の発見、普及により疾病構造が明らかに変化してきた。そして、出生率の減少にみられるように、労働力の減少が明らかに目立ってきた。その結果、独居老人世帯や夫婦のみの老人世帯数は増加し、老老介護という言葉も生まれてきた。

　経済成長の停滞は、国の税収の減少、国債の増額を生み、国の借金は1,100兆円を超え、財政の逼迫と表現されるようになった。

　これらは必然的に社会保障制度改革の導入による地域医療構想策定や地域包括ケアシステム構築、さらには診療報酬や介護報酬の抑制となって表れてきている。

　以上の複数の要素により医療・介護・福祉のあり方のパラダイムシフトが求められると同時に提供する医療の質と経営の質の両立が求められるようになってきた。私たち医療・福祉サービスを提供する側にとっては医療・介護政策に的確に対応しなければ、組織にとって持続可能性はないということになる。そのような状況下で私たちは先に述べたCSRという概念を導入し、CSR経営に

よる経営革新を図っていくことを選択した。

　最近の国の医療・介護政策の根幹ともいうべき地域医療構想策定や地域包括ケアシステムに関しては、その地域（医療圏）の人口動態、疾病構造、受療構造に加えて産業構造などを勘案しながら構築されなければいけない。その地域に生きる医療人、福祉人は「地域の、地域による、地域のための医療・保健・福祉」のネットワーク作りを目指すべきである。これからの医療経営には、今までのような医療機関独自の個別経営から脱却し地域経営という視点が求められる。

4．渓仁会マネジメントシステム（KMS）

　後述するが、いろいろな変遷を経て渓仁会独自の自律したマネジメントシステム（KMS）を創り上げてきたわけだが、ここではまず、その特徴を上げる。①CSRという概念を経営に取り込んだということ、②日本医療機能評価機構による病院機能評価認定を受けていること、③ISO（International Organization for Standardization：国際標準機構）規格9001（品質マネジメント）の認定を受け、これをマネジメントシステムの中核に据えていること、③戦略、戦術の策定や目標管理システムとしてBSC（Balanced Scorecard）を導入したことがあげられる。

　KMSとはどんなシステムであるかを述べる。一言でいうなら、ISO9001を中核とした渓仁会独自のマネジメントシステムということになる。ISO9001は、継続して質の高いサービスを提供するために、ISOが発行した「品質マネジメントシステム」に関する国際規格のことである。質の高いサービス提供は、顧客（患者／利用者）満足に繋がるが、そのための組織作りに必要な目標管理、責任分担、業務標準の方向性が定められている。つまり、ISO9001に渓仁会のルール（個人情報マネジメント、環境マネジメントやBSCなど）を加えたものであり、グループのCSR経営をより確実なものにするツールといえる。

私たちはISO9001に加えて、戦略・戦術の策定と目標管理マネジメントに関するツールとしてBSCを活用している。BSCは組織の理念、ビジョンを明確に示したうえで、その理念、ビジョンを具体化するために、内部環境としての強み（Strength）、弱み（Weakness）、外部環境要因としての機会（Opportunity）、脅威（Threat）を分析し、それぞれ2×2の4事象限に分類する。それぞれにおいて「強みを活かして機会をとらえる」、「強みを活かして脅威を機会に変える」、「弱みを補強して機会をつかむ」、「弱みを最小化してリスクを回避する」を分析する。以上をStrength、Weakness、Opportunity、Threatの頭文字をとってSWOT分析という。これらを基に戦略を策定する。それを「学習と成長の視点」、「業務プロセスの視点」、「顧客の視点」、「財務の視点」から戦略マップに落とし込み、それぞれの戦略目標の重要成功要因、業績評価指標、ターゲット（管理目標）、アクションプランを設定する。ここまでのプロセスを計画（Plan）といい、それに従って実行（Do）した結果を分析と評価（Check）し、それをPlanの各段階までフィードバック（Act）する。このサイクル（それぞれの頭文字をとってPDCAサイクル）を繰り返すことにより、改善活動が持続されることになる。

5．KMS 本格稼働までの経緯

KMS本格稼働までの経緯を少し詳しく述べる。

1998年に定山渓病院が日本医療機能評価機構による病院機能評価の認定を本邦の慢性期病院の第1号として受け、以後、手稲渓仁会病院、札幌西円山病院が続いて認定を受け、更新を続けている。

1999年に加藤隆正理事長（当時）による「ISO認証取得宣言」を受け、各施設でISO9001（品質マネジメントシステム）の審査登録準備を開始した。2000年に札幌西円山病院において初回審査登録をして以来各施設で段階的に導入、更新を続け、以降、ISO14001（環境マネジメントシステム）、プライバシーマークの認証も受けた。この間に目標管理システムの必要性が検討され、2006

年にBSCを導入した。

2011年になると、グループ内で渓仁会独自のマネジメントシステム（KMS）を導入しようという機運が高まってきた。その理由としては、初回のISO認証を受けてから10年以上経過し、CSR経営という理念がグループ全体に浸透、提供する医療のサービスの質及び経営の質に対する考え方が職員の中に普及し、人財育成としての研修システムも構築されてきたことが第一に挙げられる。また、この間導入してきた種々のマネジメントシステムを整理し、渓仁会独自の自律した経営システムの構築の必要性があったこともあげられる。

そして新しい経営システム導入に関する検討が開始され、プライバシーマーク及びISO14001の登録を返上し、2012年に渓仁会独自のKMSの本格稼働を開始した。

6．KMS活動の実際

KMS活動の年間スケジュールを概要として示したのが**図表3.1.3**である。

法人本部では中期5カ年経営ビジョンを策定し、それに準拠しながらさらに年度ごとの経営基本方針を立てる。それを受けて、各サイトにおいてBSCの手法を駆使しながら年度基本方針を策定する。そして各サイト内の各部門においても同様の手順で部門内方針を展開している。

各サイトで設定された戦略目標の重要成功要因、業績評価指標、ターゲット（管理目標）、アクションプランの進捗状況を半期ごとに各サイト内でピアレビューするのが「サイトマネジメントレビュー」で、グループ全体で各サイトの進捗をレビューするのが「CSR経営レビュー」である。それぞれのレビューにおいて評価を行い、次の半期の課題をトップからアウトプットし、PDCAサイクルを回している。その間に、**図表3.1.3**にあるようなグループ内交流監査やサイト内部監査の重点監査項目を決定し、それに基づいた監査をそれぞれ実施し、年1回の日本規格協会によるQMS外部審査を受ける。

内部監査員の養成にも力を入れており、内部監査員養成基礎研修会及びスキ

162　第3章　ケース・スタディ　10病院の実践

図表3.1.3

KMS 活動（年間スケジュール：概要）

5月	前年度下期サイトマネジメントレビュー
	グループ交流監査　重点監査項目決定
6月	前年度下期 CSR 経営レビュー
	サイト内部監査　重点監査項目決定
	KMS 内部監査員養成基礎研修会
	KMS 内部監査員スキルアップ研修会
7月-8月	サイト内部監査、グループ交流監査
10月	日本規格協会による QMS 外部審査
11月	年度上期サイトマネジメントレビュー
12月	年度上期 CSR 経営レビュー
2月-3月	サイト内部監査（一部）
1回/月	KMS 会議

KMS 内部監査員養成基礎研修会：内部監査員資格を取得するための2日間に亘る研修会
　　　　　　　　　　　　　　現在の内部監査員登録数は500名超
KMS 内部監査員スキルアップ研修会：有効性監査技法を習得するための研修会
　　　　　　　　　　　　　　日本規格協会の講師を招聘して開催
KMS 会議：各病院、施設の KMS 推進担当者で構成。1回/月の会議。検討、決定事項
　　　　　は各々の施設へ水平展開される

ルアップ研修会を毎年行い、現在では内部監査員登録数は500名を超える。

　また、各病院、各施設の KMS 推進担当者で構成される KMS 会議を月1回定例で行い、そこで討議、決定された事項は各々の施設へ水平展開される。

　KMS を導入して7年を経過するが、その効果として、業務の質向上に大きな功績をもたらし、それが経営の質向上の連鎖を生んだと考えている。具体的には、①共通文書の体系の一元化が進み、施設内の決まり事や業務の手順を文書化でき、共通の業務標準が確立した。②年度目標が「BSC」の仕組みを使って各部門・各部署へ展開され、積極的な質の改善活動やマネジメントレビューを当たり前に行うようになり、業務全般に PDCA の考え方が定着した。③サイト内部監査、グループ交流監査が定着することにより、自部署の業務と他部署とのつながりを深く理解でき、部署間のコミュニケーションを図る仕組みと

しても有効に機能している。④監査による指摘事項を真摯に改善活動に取り入れる風土が構築され人財育成にもつながっている。

7. 渓仁会グループの社会的使命

前述のように、グループにおける CSR を、「質の高い医療・保健・福祉サービスを提供し、地域社会の要請に応えて社会的な責務を果たし、安心感と満足を提供し、信頼を得て、持続的に地域社会の発展に貢献する」と言い換え、事業理念（「安心感と満足の提供」、「信頼の確立」、プロフェッショナルマインドの追求」、「変革の精神」）をグループ全体の共有すべき価値観として掲げて実践してきた。

一方で、渓仁会グループの最上位の理念を、簡潔で分かりやすい文章としてまとめ上げることが課題として挙げられ、検討を続けていた。2014年に「「ずーっと。」人と社会を支える」というコーポレートスローガンのもとに「渓仁会グループの社会的使命」として提示することができた。これは全職員に向けて発信すると同時に、地域住民を含むすべてのステークホルダーに対しても私たちの事業活動の公益性、透明性、説明責任、持続可能性を明らかにしたものである。

図表3.1.4に示したように短く、簡明な文章であるが私たちの思いを込めた内容になっている。「高い志」と「卓越したサービス」が「「ずーっと。」人と社会を支える」ことになるが、そのためには「高い志と」と「卓越したサービス」を兼ね備えた職員、組織であることが求められる。また、「高い志」が「卓越したサービス」を生み、「卓越したサービス」がより「高い志」を生むというサイクルを、私たちの事業理念が土台となり支える、という構造になっている。そのためには、学習する組織風土を醸成しなければならない。

図表3.1.4

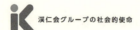

8. 渓仁会グループの学びの風土・文化

　ここで渓仁会グループにおける「学びの風土・文化」を述べる。渓仁会グループには多くの学ぶ機会がある。職場業務研修として知識や技術の取得・研鑽をOJTや病院・施設の研修プログラムとして実施するほかに職種別研修を組織横断的に行っている。加えて、グループ全体に共通する課題の研修を本部主催で実施している。具体的には、医療・介護・福祉に関係する話題にこだわらない一般教養的な内容の全職員を対象にした職員合同研修、その他、階層別研修（対象：新人、新任役職者、中堅役職者、看護管理職、課題：コミュニ

3.1　CSR経営を基盤にした独自のマネジメントシステムによる渓仁会グループの経営
（医療法人渓仁会）　　*165*

図表3.1.5

渓仁会グループの職員研修〜学びの風土・文化〜

○職場業務研修……技術の取得・研鑽（各病院・施設の研修プログラム）
○職種別研修………グループの看護、リハビリ、栄養など
○本部研修…………グループ全体に共通する課題の研修
・職員合同研修……全職員対象
・階層別研修（新人、新任役職者、中堅役職者、若手選抜者、中堅選抜者、看護管理職）
　　　参加者：グループ全組織職員（講義と演習）
　　　テーマ：求められる役割と責務、ホスピタリティ、面接スキル、コミュニケーション、ファシリテーション、コンプライアンス、メンタルヘルスなど
・年代別研修（20代、30代、40代）：キャリア形成など
・KMS研修：内部監査員養成研修、内部監査員スキルアップ研修
　★合同研修以外の本部研修、年間約30回に延べ1500〜2000名が参加
○職員合同研究発表会
・毎年10-11月に開催。診療・看護・リハ・医療技術・経営管理などの部門で総演題数は年々増え、ここ数年は100題超、参加者数約700名。優秀演題を表彰。
○初期臨床研修……国際的に通用する医師の育成⇒ピッツバーグ大学と提携、米国人医師常勤
○専門医制度専攻研修…8領域の基幹病院プログラム（総合内科、小児科、外科、整形外、産婦人科、麻酔科、救急科、総合診療）

> 「教育ならびに生涯学習は、SR（社会的責任）に対する
> 意識向上とコンピテンシー確立の中核をなす」（ISO26000）

> 人財の育成＝組織は人なり

ケーション、コンプライアンス、アサーション、メンタルヘルスなど）、年代別研修（対象：20代、30代、40代、50代、課題：キャリア形成など）、KMS研修（内部監査員養成やスキルアップ研修）があり、本部主催の研修は年間約30回、延べ参加数は1,500—2,000名を数える。教育並びに生涯学習は、SR（社会的責任）に対する意識向上とコンピテンシー確立の中核をなすというISO26000の理念にも合致する。グループでは「組織は人なり」、「人は財産なり」との考えのもと、人財の育成は開設当初から培ってきたものであり、もはや文化として醸成されたものと自負している。ちなみに、私たちは従来から「人材」を「人財」と表現してきた。

9．渓仁会グループの今後の展望

　2016年から2020年にわたる渓仁会グループの第3期中期5カ年経営ビジョン「ビジョン渓仁会2020」について概要を述べる。

　医療・保健・福祉の複合事業体である渓仁会グループがより一層地域社会へ貢献できるよう、柔軟に事業及びサービスを展開し、2025年を見据えた2020年までの「あるべきすがた」を構築するために、機能戦略、事業戦略を基に、経営戦略を策定するというのが全体像である。

　渓仁会ならではの活動実践を行う「独創性」、地域と組織が内外共に一体となる「一体感」、客観的根拠に基づいた経営の推進を図る「客観性」という3つの柱が、機能戦略、事業戦略、将来像を貫いているというのが特徴である。機能戦略として、品質、情報、連携、広報、人財、土地・建物・設備、財務などの機能を上述の3つの柱を軸に、企画・調整部門（経営企画部）が将来像の実現に向けて有機的につなげていく。事業戦略は上述の3つの柱を軸にしながら、医療事業、保険事業、福祉事業、関連事業、健康保険組合それぞれの事業が地域社会や時代のニーズへの的確な対応と課題解決を図り、その相乗効果を発揮して将来像の実現を目指す。

　具現化に向けたアクションプランは以下のようになる。まずは各施設、病院において現状分析を行い、「現状のすがた」と「なりたいすがた」のギャップを埋めるために、SWOT分析をし、「あるべきすがた」を具現化し、目的・目標を明確にする。その「あるべきすがた」を創り上げていくために管理（マネジメント）する指標を設定し、手段、戦術を構築し中期的アクションプランを年度方針へ展開する。

　そして、「あるべきすがた」の実現に向けて、職員、部署、部門、病院、施設、法人、グループ全体が一体感を持ち、CSR経営の更なる進展を目指す。

　渓仁会グループは、医療法人においては保健〜高度急性期・急性期〜回復期〜慢性期〜介護医療院〜在宅医療、社会福祉法人においては介護老人保健施

設、介護老人福祉施設、介護福祉施設まで、医療・介護・福祉の幅広い分野に亘るサービスを提供する、まさしく複合的事業体である。それが一体となって地域社会に各々の専門領域で貢献することは、地域包括ケアシステムの構築、さらには地域共生社会の実現に向けて大きく貢献できるものと確信している。

10. 渓仁会グループの業績

　最後に、経営指標を用いて渓仁会グループの業績について述べる。
　まずは、職員数である。医師数、看護師数、セラピスト、それ以外の医療資格者数、事務職員数すべてにおいて、右肩上がりに増加してきた。(**図表3.1.6**)。財務データとしては、2016年度の各法人の総収益（単位：百万円）は、医療法人渓仁会36,759、社会福祉法人7,024、その他の関連法人948で、医療法人渓仁会、社会福祉法人渓仁会及びグループの総収益も右肩上がりに増加している（**図表3.1.7**）。

図表3.1.6

渓仁会グループの職員数の推移

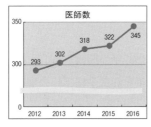

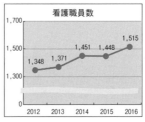

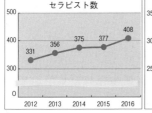

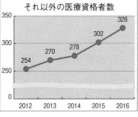

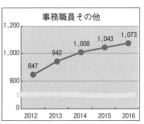

図表3.1.7

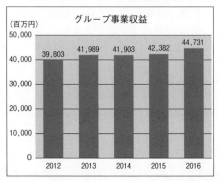

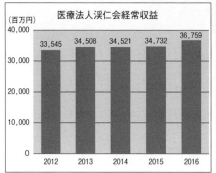
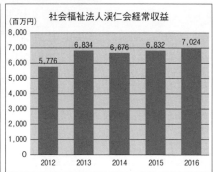

　次いで渓仁会グループの中にあって、1987年の開設以来、一貫して高度急性期・急性期総合医療を標榜し、創立30周年を経た手稲渓仁会病院の実績も述べる。
　まず、手稲渓仁会病院の概要を紹介する。手稲渓仁会病院は1987年に札幌市の西端の手稲区に500床の病院として開設された。その後、随時同グループの札幌西円山病院から病床移動をすることにより現在は670床の高度急性期・急性期病院である。内訳は、一般病床570床、集中治療室（ICU）16床、救命救急病床30床、脳卒中ケアユニット（SCU）15床、新生児特定集中治療室（NICU）6床、継続保育室（GCU）6床、小児入院医療管理料算定病床27床

3.1 CSR経営を基盤にした独自のマネジメントシステムによる渓仁会グループの経営
（医療法人渓仁会）

である。医師数（医師・歯科医師）267名、助産師・看護師・准看護師875名はじめパート・派遣職員を含めて1,844名で運営している。診療圏人口は札幌市（手稲区、隣接する北区、西区）で約64万人、石狩市で約6万人、後志振興局管内で約21万人で計91万人と捉えている。

病院運営基盤となる主要な施設基準は、地域医療支援病院、救命救急センター（ドクターヘリ基地指定）、災害拠点病院、地域周産期センター、地域がん診療連携拠点病院、臨床研修指定病院、DPC特定病院群、急性期一般入院料1である。医療計画に基づく、5疾病5事業等、政策的医療を通じ、地域社会に貢献するための活動を展開している。病院機能評価3rdG:Ver.1.0〜とISO9001の第3者評価の認証を受けている。

図表3.1.8

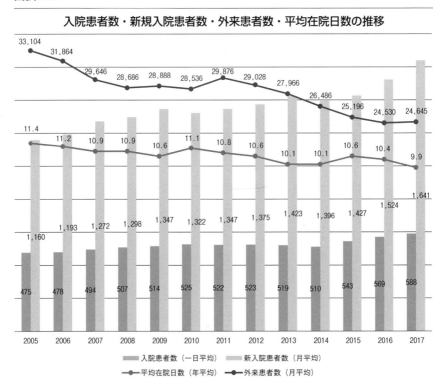

図表3.1.9

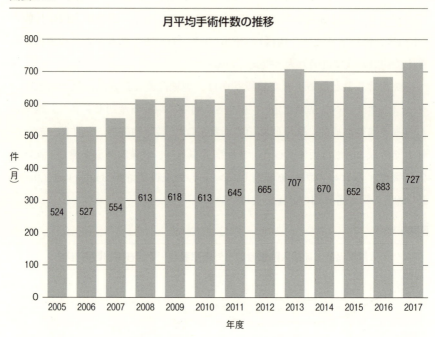

月平均手術件数の推移

　事業実績として主な指標の経時的な変化を**図表3.1.8**に示す。外来患者数はここ十数年間の間に大きく減少した。これは、2000年から始まった医療連携強化とそれに伴う逆紹介の推進運動を院内外で展開してきた結果であり、それとあいまって新規入院患者数の増加と在院日数の短縮化となって表れている。また、手術件数は右肩上がりに増加している（**図表3.1.9**）。ちなみに、手稲区の地域医療連携は札幌市内においては最も進んだ区として評価されている。

　図表3.1.10は2016年度厚生労働省 DPC 公開データから抜粋したものである。手稲渓仁会病院は北海道内でトップの退院患者数、手術件数を誇っており、道内医療の一翼を担っていると考えている。

3.1 CSR経営を基盤にした独自のマネジメントシステムによる渓仁会グループの経営
（医療法人渓仁会）

図表3.1.10

2016年度　厚労省DPC公開データ（北海道_件数上位）

		施設名（DPC病院）	群	手術有無	退院数			施設名（DPC病院）	群	手術有無	退院数	
1	●	手稲渓仁会病院	II	無	7,123		11	JA北海道厚生連 旭川厚生病院	III	無	5,658	
				有	9,120	16,243				有	4,569	10,227
				麻	4,238					麻	2,449	
2	●	市立札幌病院	III	無	7,355		12	市立函館病院	III	無	5,966	
				有	7,539	14,894				有	4,054	10,020
				麻	3,083					麻	1,625	
3	●	札幌医科大学病院	I	無	7,243		13	● KKR札幌医療センター	III	無	6,388	
				有	6,963	14,206				有	3,606	9,994
				麻	4,385					麻	1,845	
4	●	北海道大学病院	I	無	6,744		14	● 勤医協中央病院	III	無	6,585	
				有	7,120	13,864				有	3,391	9,976
				麻	3,526					麻	1,499	
5		JA北海道厚生連 帯広厚生病院	II	無	6,542		15	JA北海道厚生連 札幌厚生病院	III	無	4,531	
				有	6,358	12,900				有	5,316	9,847
				麻	2,929					麻	1,870	
6		旭川医科大学病院	I	無	5,121		16	王子総合病院	III	無	4,344	
				有	7,067	12,188				有	4,899	9,243
				麻	4,048					麻	1,672	
7		社会福祉法人 函館厚生院 函館五稜郭病院	III	無	5,410		17	● 医療法人 徳洲会 札幌東徳洲会病院	III	無	4,692	
				有	6,100	11,510				有	4,142	8,834
				麻	3,011					麻	1,599	
8		旭川赤十字病院	III	無	5,926		18	総合病院 釧路赤十字病院	III	無	5,060	
				有	5,223	11,149				有	3,572	8,632
				麻	2,399					麻	1,097	
9		市立釧路総合病院	III	無	6,200		19	函館中央病院	III	無	4,413	
				有	4,917	11,117				有	3,991	8,404
				麻	2,106					麻	2,703	
10		北見赤十字病院	III	無	5,662		20	● NTT東日本札幌病院	III	無	4,188	
				有	4,666	10,328				有	3,857	8,045
				麻	2,137					麻	2,431	

● 札幌市内病院

おわりに

　渓仁会グループは1987年創設以来、一貫して提供する医療の質と経営の質の連鎖を求めてきた。特に、オーナー経営から組織経営へ移行した2004年の第二の創業期以降は、CSRという概念を経営に導入し、2012年からはISO、BSCを組み入れた渓仁会独自の自律したKMS（渓仁会マネジメントシステム）の

構築を図ってきた。

　CSR という概念、ISO、BSC というマネジメントシステム、どれをとって
も新しいものではないが、地道にかつ愚直に実践しながら「渓仁会独自」のマ
ネジメントシステムへと進化させてきた。この間、改善活動が着実に展開さ
れ、私たちが提供する医療・保健・福祉サービスと経営の質の連鎖を生み、何
よりも地域社会の発展のために寄与してきたと誇りに思っている。今まで実践
してきた KMS について間違いはなかったものと確信し、今後も CSR を基盤
とした KMS をさらに実践していきたいと考えている。この報告が皆様の今後
の活動の一助になれば幸いです。

3.2

市立札幌病院の経営改善への取組み

市立札幌病院 院長 関 利盛

はじめに

　平成30年4月からお世話になっている、千葉大学医学部附属病院副病院長・病院経営管理学研究センター長・井上貴裕先生から、これまでの当院の経営改善に関する取組みなどを紹介したいので、文章にしてまとめてほしいと依頼を受けました。私は平成26年4月から、札幌市病院事業管理者・市立札幌病院長として当院の舵取りを任されておりますが、時を同じくして経営状態が急速に悪化し、瞬く間に資金残が減少してきました。そのため、様々な経営改善に対する取組みを行ってきましたが、まだ道半ばといったところです。経営の苦しい自治体病院は道内にも数多くあり、その中でも当院は落第生なのですが、苦しんでいる自治体病院院長先生たちの何かの参考になるかもしれないと思い、これまで取り組んできたことをまとめてみることにしました。

1. 市立札幌病院と札幌医療圏の概要

　当院は明治2年開設ですので、今年開設150周年を迎えます。道内では市立函館病院に次いで歴史のある自治体病院です。開設以後、札幌市の発展とともに規模を拡大し、一貫して市民の健康と安心を守る基幹総合病院として安全で良質な医療の提供を目指してきました。

174　第3章　ケース・スタディ　10病院の実践

　明治24年からは北1条西8丁目で業務を行い、その後100年以上同地で開業していましたが、施設の老朽化と狭隘化のため平成7年に現在の桑園に移転してきました。移転後24年が経過しますが、現在では桑園駅前の市立病院として認知されています。

　平成30年度の病床数は、一般病床701床（うち44床休床）、精神病床38床、感染病床8床の計747床（うち救命救急センター38床、MFICU 6床、NICU 15床、HCU 8床）、33の診療科、167名の医師、24名の初期臨床研修医、717名の看護師を始め、1,100人を超える職員を擁し、平成29年度では、1日平均入院患者数が540人、平均在院日数10.2日（精神病床を含む）、1日平均外来患者数が1,600人を数える、札幌市内有数の高度急性期病院です。病床数に関しては、適正化を図り平成31年度からは672床で稼働する予定です。

　また、当院は、市内唯一の市立病院として、開設以来多くの政策医療を担っており、救命救急センター（平成5年）、地域がん診療連携拠点病院（平成17年）、総合周産期母子医療センター（平成18年）、第一種・第二種感染症指定医療機関（平成19年）、急性期の身体合併症患者を中心とした精神医療センター（平成24年）、さらに北海道の自治体病院としては初めての地域医療支援病院（平成25年）などの指定等を受けており、北海道内では当院にしかない機能（第一種感染症、精神科救急・合併入院料）を提供しています。

　当院は「北海道医療計画」で定められた二次医療圏のうち札幌二次医療圏（札幌医療圏）に属しています。札幌医療圏は札幌市、江別市、千歳市、恵庭市、北広島市、石狩市、当別町、新篠津村の6市1町1村から構成され、北海道の全人口のうち43％が集中している大都市医療圏です。今後、札幌医療圏では2020年頃の238万人をピークに人口が徐々に減少し、2045年には213万人に10％以上の人口減少が起きると予想されています。一方高齢化率に関しては2015年から急速に高齢化が進み、2020年以後は北海道や全国平均を大きく上回ることが予想されています。

2．地域医療支援病院認定を目指して

　私は、平成24年に副院長に就任し、同時に地域連携センター長にも就任しました。当時当院では紹介率40.6％、逆紹介率35.2％と地域医療支援病院へのハードルは高く、また地域完結型医療ではなく、病院完結型の医療を行っている医師が大多数であり、逆紹介の意識は全くなかったといえます。当時札幌市内には既に4カ所の地域医療支援病院がありましたが、当院に寄せられる期待は大きく、施設認定を取ることが求められていました。

　まず自分たちでできることとして、紹介された患者さんを逆紹介することから行うこととし、他の医療機関から当院へ患者を紹介してもきちんと紹介元へ戻す取組みをしていることを解っていただくようにしました。この取組みを院内でことあるたびに診療科医師へ繰り返し、しつこくアピールしていきました。また、返書管理を徹底して行い、逆紹介するマニュアルやフローを作成して逆紹介件数をしっかりと把握できる体制を整えました。さらに、市内の多くの医療機関を訪問して、当院が有している高額医療機器などの医療資源の説明や、各診療科の特徴や実績をお話して紹介患者を獲得することを目指しました。その成果もあって、平成25年6月には紹介率52.3％、逆紹介率65.4％となり地域医療支援病院として施設認定を申請し、晴れて同年8月に施設認定を獲得できました。

　この取組みを通して、他の医療機関から当院へ寄せられる期待の大きさ、特に救急患者対応についての期待の大きさと、一方で当院の救急患者対応に対する考え方の違いに愕然としました。

3．断り事例に対する取組み

　平成26年度は大変な年になりました。診療報酬改定に始まり、平成24年に立入調査を受けた労基署の指導により当院の医師への時間外勤務手当の見直しを

行った結果、支給対象医師が30名から100名に増加して年間約４億円の支給増加となりました。さらに消費税が上がり、電気料金も値上がりし、また同じ年に電子カルテシステムの入替えも行ったので経営状況は一気に悪化しました。そのような状況で私は院長に就任しました。その際職員に向けて決意表明を行ったのですが、その中で誓ったことは「当院は地域医療支援病院としての機能を十分に果たし、高度急性期医療を提供する病院になる」ということでした。そのためには当院の役割として他の医療機関からの紹介患者は断らずに可能な限り受け入れることを目指すこととしました。

　しかし、総論賛成・各論反対といった対応が多く報告され、特に Dr to Dr で依頼されても、「当院は高度急性期の病院なので、手のかかる患者で入院期間が長くなりそうな患者は受けられない」と言って断られたとの苦情を多く受けていました。このような状況は以前からあったものでしたが、これでは地域医療支援病院としては失格だと考え、少なくとも Dr to Dr で依頼された患者の把握と、その診療科医師の対応を院長の私のところまで報告が届く仕組みを作りました。電話交換手に依頼して、依頼元の医療機関を把握し、対応を依頼された診療科と、対応した医師を把握しました。結果がどうであったかを数日後に依頼元の医療機関に確認したのと、対応した医師にもどのような依頼であったかを確認しました。結局、数科の診療科内で、断り事例があり、担当している医師も特定できました。事実関係を把握したのちに、依頼元の医療機関に謝罪のご連絡を私自身が行い、また、断った医師と、その診療科部長に院長室まで来てもらい、断った理由などを聴取しました。

　お断り事例に共通していたことは、自分自身の診察が忙しく、対応不能であったことが判明しましたので、各診療科内で対応する医師を当番制にして負担軽減を図ったことと、あとで説明しますが、対応が難しい場合には臨床研修センターに紹介することを指導しました。10人程度のお断り医師と話合いをしましたが、１人の医師を除いてほぼ１回の指導でお断りすることはなくなりました。１回の指導で収まらなかった医師も、３回程度院長室で話合いを持つことで、何とか断る事例はなくなりました。

平成27年からDr to Drの専用ダイヤルを設けて依頼する医療機関へ利便性を図ったことで、当初月40件程度の依頼でしたが、最近は月100件程度のDr to Drの依頼となり、smoothな受入れが可能となりました。さらに、依頼される患者の中には高齢者の割合が高く、誤嚥性肺炎などで紹介される患者も多かったので、すべてを呼吸器内科で担当してもらうのは無理があると考え、肺炎当番制を設けて、各内科診療科が当番で肺炎患者の対応をすることにしました。こうした取組みを続けることで、院内の意識として他の医療機関からDr to Drで依頼された患者は断らずに受け入れようとの考えが徐々に浸透していきました。

4．研修医教育の充実と救急医療

私は平成25年から研修医の対応も任されました。実は、平成24年度から当院での研修を希望するマッチング数が激減していたのですが、平成25年のマッチング希望者は管理型募集で12名のところ、受験者が7名で、平成25年に採用できたのが3名という異常事態となりました。以前から指摘されていたのですが、研修医教育体制の充実が行われず、札幌の中心部にある総合病院であることだけが強みと判断していたためこのような事態になったものと考えました。

まず教育体制を大きく変える必要があると考えて、研修プログラムの見直しを各診療科にお願いし、さらにモーニングレクチャーやハンズオンセミナーなど研修医の教育の充実を図りました。平成26年度には臨床研修センターを立ち上げ、研修センター長には副院長を指名し体制の充実を目指し、6月からは研修医を主体とする一般外来部門を立ち上げました。10月には単独の外来診察室を確保できました。平成27年3月に、看護部の協力のもと2階更衣室を後期研修医も含む研修医室として設置することができました。仮眠スペースやミーティングスペースを確保して研修医約50名を収容し執務環境の改善を図りました。モーニングレクチャーは午前7時30分から30分で、各診療科の実際の仕事の内容などを診療科部長先生に自由に話してもらいました。臨床に直結した話

178　第3章　ケース・スタディ　10病院の実践

題提供と、後日見直すことができるようにハンドアウトできる資料も用意しても
もらいました。また飲み物や軽食も用意して、研修医が参加しやすい環境整備
を行いました。各診療科に講義してもらったおかげで、病院全体で研修医を育
成しようという機運が生まれました。

　また、以前は病院見学の学生対応は、事務職員が診療科に案内して、それぞ
れの診療科の医師が対応していたのですが、平成25年からは病院見学に来る学
生たち全員に対して診療科見学前に私自身が面接を行い、また当院の概要を描
いたパンフレットや研修医募集要項などを手渡し、当院の研修体制や各診療科
の実績などについて30分程度かけて説明をしました。このような取組みが功を
奏してか、26年のマッチング希望者は一気に増加して、平成26年には9名の管
理型研修医を採用できました。そして、27年からは連続してフルマッチを続け
ています。研修医の教育体制ですが、一般外来の経験も必要なので、26年から
始めた臨床研修センターで1、2年目の研修医と指導医とで一緒に複雑な病態
の患者や、他院から紹介される患者の中でも受診する診療科が特定できないよ
うな患者の受入れを始めました。ただ、1日の受入れ患者数は少なく、研修医
たちからもう少し多くの患者を診て経験を積みたいとの意見が出てきました。
そこで、平成27年5月から平日の日中だけ臨床研修センターで二次救急患者を
受け入れることにしました。

　当院の救急体制ですが、以前は三次救急に特化した救命救急センターで、24
時間365日体制で受け入れていましたが、二次救急患者は受けていませんでし
た。札幌医療圏では高齢化が進むにつれて、救急搬送される患者が増えている
のですが、三次救急患者はそれほど増加せず、二次救急患者が圧倒的に多い状
況です。そのため札幌市では二次救急患者は医師会の当番病院に搬送されてい
ましたが、当番病院が受入れ不能になることもあり、そのような場合の受入れ
病院が必要な状況でした。当院も、小児、消化器、循環器、ケガ災害などの二
次救急当番に参加していましたが、365日体制ではありませんでした。27年5
月からの経験で、平日日中だけでなく夜間、休日も24時間、365日体制で二次
救急患者に対応できると考えました。診療体制としては、三次救急は従来通り

図表3.2.1

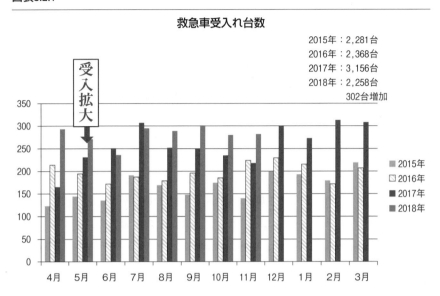

救命救急センターで休みなく対応し、それ以外の救急患者対応は研修医と指導医がペアーとなって対応することにしました。そのため、各診療科のスタッフと何度も打合せを行い、また各診療科のバックアップが必要なため毎日の対応医師を決めてもらい、平成29年5月から24時間体制で二次救急患者の受入れを開始しました。取組みを始めてから、様々な問題が出てきましたが、1つずつ丁寧に、連日のように院長、臨床研修センター長、救命センター医師、医局長、看護部、事務員などが集まり、研修医から上げてもらった現場の問題点をスピーディに解決して現場に降ろすといった作業を行いました。始めてから、1年程度たったころからやっと落ち着きましたが、その間は受入れの問題や、帰宅困難患者の対応や、診察室のレイアウトや、いろいろな案件を決定していきました。このような取組みのおかげで、以前は2,000台程度であった救急搬送患者も昨年は3,100件を超え、今年度は3,500件程度の受入れとなりそうです（図表3.2.1）。

5．病棟再編からベッドコントロール強化へ

　平成26年の経常損益の悪化を受けて、入院患者数減少の様々な要因をピックアップし、入院単価の向上のために、より高い施設基準の取得に向けた業務改善やクリニカルパスの見直し、また、入院患者数の増加のために、より質の高い療養環境の確保や、病棟業務の負担軽減を目指して、各部署との協議を行い、改善案をまとめていきました。

　平成27年には病床機能の見直しを行い病床再編を行いました。①臨時入院病床、②術後 HCU、③短期滞在病床、といった3種類の専用病床の設置と、④緩和ケア病床を2床から6床に4床増床、⑤大部屋の6床室を4床室に変更する等の療養環境の整備を行い、63床を削減しました。臨時入院病床、HCU、短期病床については、目的に合ったスタッフの配置により、病棟業務の負担軽減と、入院患者の受入れに関して、もっとスムースに受入れができるように、特に時間外臨時入院が現場の負担にならないように、人員の集中配置を考えました。

　特に臨時入院病床は、臨時入院する患者さんを入院当日速やかに受け入れ、翌日に各診療科の病棟に転棟させるという機能を持ち、その使い勝手の良さが評価されて、外来からの臨時入院が多くなり、新入院患者の確保に大いに役立ったと思います。そのため、当初12床でしたが、満床になることが多くなり、平成29年に16床に増床しました。また、術後患者を診る HCU は、手術室と協議して計画的な運用を行い、患者さんの安全確保と病棟の負担軽減、特定入院料の算定による収入増をもたらしてくれました。このような取組みのおかげで、新入院患者も増えてきましたが、それでもなお病床稼働率は全体で目標の80％に到達しませんでした。

　そこで、平成29年12月末に一般病床のうち在院日数が短く病床稼働率の低かった8東病棟（44床）を休止して、そこに配置していた看護師、薬剤師、医療クラークといった人員を他の部署に有効配置することにしました。また同時

図表3.2.2

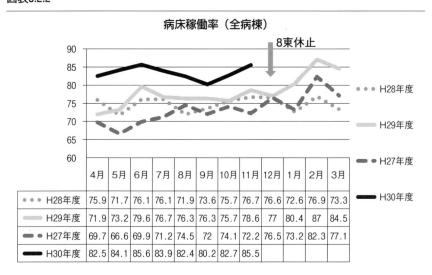

に、各診療科に与えていた評価病床を廃止して、すべての病床で入院患者を受け入れる体制とし、またベッドコントロールは看護部に一元化して強制力を持たせ、今まで各病棟単位で行っていたベッドコントロールを病院全体を見て行う総合的な病床運営を目指しました。1病棟休止のインパクトは大きく、一気に病床稼働率は全体で80％を超えるようになりました。病床は削減しましたが、延べ入院患者数は増加しており、効率的な病床運営ができていると考えています（**図表3.2.2、3.2.4**）。

6．災害に強い病院を目指して

　平成30年9月6日に北海道胆振東部地震が起きました。当院は発災当初から病院機能は一切損なわずに災害拠点病院としての機能を果たすことができましたが、それに至る取組みを紹介したいと思います。

　当院では毎年災害訓練を行っており、特に最近では記録を残して後日院内全員で訓練を振り返ることもしてきました。本部立上げからトリアージポストの

立上げ、データ入力訓練など行ってきました。また、近隣の病院から訓練を見学してもらい、今後は共同訓練も予定しています。

今回の災害では、このような訓練のおかげで病院対策本部は比較的スムースに立ち上げることができましたが、後日振り返ってみると連絡や指揮系統が混乱していたことがわかり反省点の１つとなりました。

設備的には発災後の大規模停電にもきちんと非常用電源が対応し、通常運用ができました。電力は高圧電流を受けることができる受変電棟を平成26年に完成させ、72時間の自家発電が可能となっていました。また、院内のほとんどの設備は新耐震基準に対応した内容となっておりましたが、唯一玄関ホールだけが新耐震基準対応ではなく、これの補修を平成29年に行いました。施設改修には多額の支出を伴いますが、少しずつ災害に強い病院を目指して改修を行ってきておいてよかったなとあらためて思いました。

発災後は早朝深夜であったにもかかわらず、ほとんどの職員が病院に駆けつけて来ました。入院中の患者や職員に負傷者はおらず、また施設や機能にも問題ないことを確認して、４時過ぎには災害対策本部を立ち上げました。震災関連の患者を受け入れるために一般外来を制限するか迷いましたが、臨床研修センターと救命救急センターで震災関連患者を受け入れ、他の一般診療科は一般外来を行うこととし、災害拠点病院と地域医療支援病院の両方の役割を果たすこととしました。震災関連患者には人工呼吸器が装着された在宅患者や、透析困難患者などが搬送され、結局電力が復旧するまでに120名以上の対応を行いました。

発災当日の院内保育所は、保育所の先生たちが病院に来られなかったため開けずにいたのですが、子供を連れて出勤する職員が多いため院内の会議室を臨時保育所とし、臨時の保母には師長さんたちが担当してくれました。また、夜勤者向けに非常用災害食を支給しましたが、その後病院職員労働組合や看護部が炊出しをしてくれて暖かいおにぎりを支給することができました。また帰宅困難者向けに、休止していた８東病棟を臨時の宿泊施設として利用してもらいました。職員全員が知恵を出し合い災害対策ができたことをうれしく思いまし

図表3.2.3　夏休み市立札幌病院見学＆体験ツアー～集合写真とパンフレット～

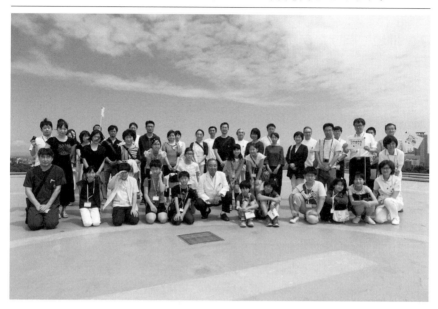

● プログラム

時　間	説　　明	場　所
10時00分～ 10時15分	オリエンテーション	1階外来ホール
10時20分～ 11時10分	■見学スタート 《医療スタッフ班》 救命救急センター ⇒ 放射線部 ⇒ 薬剤部 ⇒ 手術室 ⇒ ヘリポート 《救急車班》 放射線部 ⇒ 薬剤部 ⇒ 救命救急センター ⇒ 手術室 ⇒ ヘリポート 《ドクターヘリ班》 薬剤部 ⇒ 救命救急センター ⇒ 放射線部 ⇒ 手術室 ⇒ ヘリポート	
11時15分～ 11時55分	■体験コーナー ●手洗い体験 　正しい洗い方をマスターしよう！ ●災害食体験 　ポリ袋で蒸しパンを作ってみよう！ ●検査体験 　顕微鏡をのぞいてみよう！ ●薬剤師体験 　お薬を調剤してみよう ●リハビリテーション体験 　タッチパネル、松葉づえ・車いす ●看護体験 　看護師になりたい！	8階東病棟
12時00分～ 12時10分	修了式 ～ お疲れ様でした。 アンケートにご協力お願いします。	1階外来ホール

● 病院紹介

市立札幌病院は、地域の中心的な病院として、皆さんの身近にある病院からの紹介を中心とした、専門的な治療や検査、入院診療　また、救急患者さんの急性期医療を行っています。

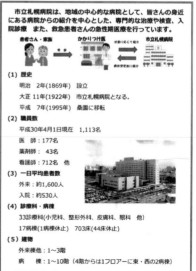

(1) 歴史
　明治　2年(1869年)　設立
　大正 11年(1922年)　市立札幌病院となる。
　平成　7年(1995年)　桑園に移転
(2) 職員数
　平成30年4月1日現在　1,113名
　医　師：177名
　薬剤師： 43名
　看護師：712名 他
(3) 一日平均患者数
　外来：約1,600人
　入院：約530人
(4) 診療科・病棟
　33診療科(小児科、整形外科、皮膚科、眼科 他)
　17病棟(1病棟休止)　703床(44床休止)
(5) 建物
　外来棟他：1～3階
　病　　棟：1～10階 (4階からは1フロアーに東・西の2病棟)

184　第3章　ケース・スタディ　10病院の実践

た。

7．地域に開けた病院を目指して

　地域医療支援病院の役割の1つとして、地域住民に対する啓発啓蒙活動が取り上げられています。従来から、市民公開講座などを行っていたのですが、もっと当院に親しみを持ってもらうために気楽に参加できる「院内見学ツアー」ができないかと考えていました。

　一般市民に向けての取組みの前に、まずは当院に勤務している職員と、その家族を対象に院内見学ツアーを企画して、平成30年1月に初めての取組みを行いました。職員と家族合わせて約50名程度の参加があり、院長室や、救急救命センター、ハイブリッド手術室などを見学、簡単な体験コーナーも設置して参加者からは大変好評でした。昼食には全員で災害食をいただきました。また、参加者を前に簡単なパンフレットを用意して地域医療支援病院としての当院の役割を説明しました。

　この経験を踏まえて、昨年8月に桑園地区の小学生とその父兄約30名の参加をいただき、院内見学ツアーを行いました。子供たちから好評だったのですが、参加した両親からも高評価でした。先端的な医療器械をそろえて、高度急性期医療を提供している病院であることが少し理解していただけたように思います。今後も、冬は職員向け院内見学ツアー、夏は地元の小学生を対象に、この見学ツアーは続けていくつもりです（**図表3.2.3**）。

8．井上先生からの助言と経営改善状態

　これまで述べてきたように、様々な取組みを行い、当院は平成30年4月からDPC特定病院群に認定されました。これにより、DPC係数が1.5039と前年に比べて0.0749上昇し、さらに井上先生から様々なご指導もあって平成30年度の経営状態は改善傾向にあります。2018年度の診療収益に関してですが、4月か

3.2　市立札幌病院の経営改善への取組み（市立札幌病院）　　*185*

図表3.2.4　延入院患者数の推移

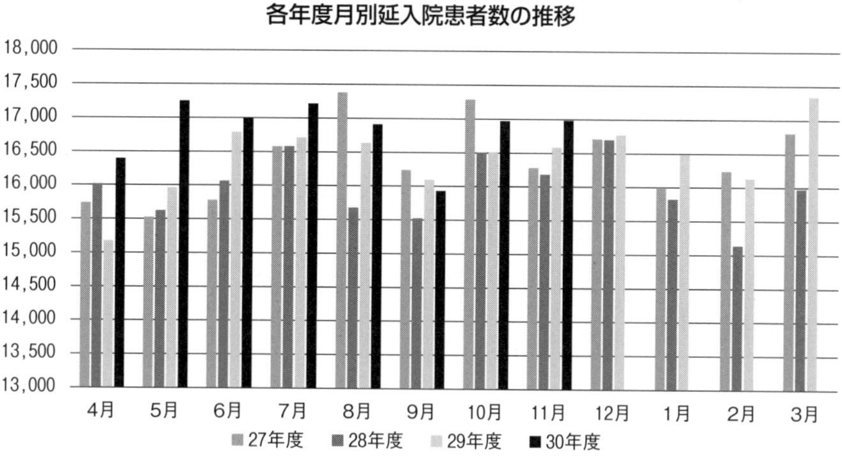

各年度月別延入院患者数の推移

（縦軸：13,000 ～ 18,000、凡例：■27年度　■28年度　■29年度　■30年度。横軸：4月 5月 6月 7月 8月 9月 10月 11月 12月 1月 2月 3月）

ら12月までで150億6,800万円で昨年同期に比べて7億6,300万円の増収が図られました。救急患者受入れ拡大や、連携医療機関への訪問や要望の把握などを通して、延べ入院患者数は昨年同期に比べて3,544人ほど多い150,747人となっており、病床は削減しましたが延べ入院患者数は増加しています（**図表3.2.4**）。また地域医療機関からの紹介患者は増加しており、それにつれて逆紹介患者も増えています。今年度の目標であった紹介率80％、逆紹介率100％は達成できそうです。

　診療報酬上の加算算定も大切な取組みであり、医事課を中心として医師、歯科医師、看護師、栄養士、薬剤師、放射線技師、PSW、MSWなど多職種が集まって「医療の質向上プロジェクト」として算定強化の取組みを行っています。救急医療管理加算、特別食加算、周術期口腔加算、薬剤管理指導料、認知症ケア加算など総額1億8,756万円の算定を行い前年同月に比べて3,191万円の増収が図られました。

　井上先生からは、他院との比較をしていただき当院の取組みに関して人員の配置などをご指導いただきました。また、当院でうまく算定できていない項目に関しては取組み方をアドバイスしていただき、次年度に向けて準備している

ところです。さらに、委託料や医療材料費に関しても助言をいただき、適正な見直しを図っています。また、外来部門の分析から当院の特徴として、病状が安定して長期処方を受けている患者の割合が大きく、逆紹介できる患者がまだ多数いると考えられることから、逆紹介を進める取組みを始めています。同時に、入院中の他科外来受診も多いため、不要な受診は退院後に行うような取組みも始めました。まだまだ、やるべきことは山積しています。1つずつ取り組んでいくことが大切と考えています。

9. 院長として

　平成26年に院長に就任して以来、様々な取組みを行いましたが、常に考えていたことは2点です。
　① 自分たちの労働環境の改善
　② 患者さんの療養環境の改善
　医療者は自己犠牲の感情が強く、自分のことを考えず患者のことだけ考えて診療する人間が多いと感じています。ただ、自分自身の健康を管理できなければ、患者さんへ十分な医療を施せないと感じていることから、まずは自分たちの労働環境の改善は必須と考えていました。それが、ひいては患者さんの療養環境の改善につながり、早期の退院につながり経営も改善するのだと考えています。

　このような私自身の考えを、年2回全職員を対象に講演を行い、また今後の重点取組みや、これまでの取組みの成果などを1時間程度かけて説明しました。講演会とは別に様々な場面をとらえて、院長としての自分の考えを解りやすく自分の口から職員へ話すことが大切だと感じています。この姿勢は、特に救急患者の受入れ拡大の際に、連日職員と話合いを持ち、逃げずに自分の考えを皆さんにお話して賛同をいただいたからこそ、現在の受入れ拡大が可能になったと感慨深いものがあります。

　最後に、5年間にわたって院長としての私に付き合っていただいたすべての

職員に、感謝をこめて「ありがとうございました」とお礼の言葉で締めたいと思います。

3.3

グループの取組み内容と
ちば医経塾1期生として感じたこと

TUMS（桐和会ユニバーサルメディカルサービス）事業開発部長　小室 瑞夫

　私は、永年金融機関に勤務した後、医療・介護事業を隙間なく提供する医療法人グループで、病院、クリニック、高齢者施設、保育施設等の新規施設整備を担当し、約2年になります。

　今年度ちば医経塾1期生として学ぶ機会をいただいた経験も踏まえ、前半でグループの病院事業の取組みを紹介させていただくとともに、後半では医療業界に身をおいて日が浅いが故に感じる、私の病院経営に対する印象や課題について述べさせていただきたいと思います。

1. タムスグループの取組み内容

(1) タムスグループの病院事業概要

　当グループは、「あんしん」と「まごころ」をモットーに、地域に密着し利用者の目線に立った医療・介護ケアサービス」を提供しています。

　現在、4病院（平成31年4月開設を含む）、24クリニック、8特養、2老健、往診、訪問看護事業等を展開し、約3,000名の従業員に対し、法人の理念として五訓を定め徹底しています。これは、当グループが提供する医療、介護、保育等の全てのサービスの根底となっています。

　（当グループ五訓）

一、私達は、患者さんに常に人間的に優しく接します

二、私達は、より高い質のサービスを提供します

三、私達は、スピードを重視し待ち時間を最小限にします

四、私達は、責任を明確にし、ミスを減らすことに努めます

五、私達は、危機感と緊張感を持ち続けます

さらに、当グループが行う病院事業に関する理念として、

1. 地域のニーズにあった医療サービスの提供

2. 地域（医療、福祉、介護、役所、町会、消防など）との密な連携

3. 入院を断らない

4. 治療、療養に専念できる環境の提供

5. 職員の接遇徹底、専門家としての職員教育の実施（専門知識の取得）

6. 本人、家族の意向を踏まえた積極的な退院支援

7. コスト意識をもつこと

を職員全員が常に心掛けるようにすることで、永続的に「あんしん・まごころ」を提供することを目指しています。

(2) 足許の事業展開

① タムス浦安病院

回復期機能を有した病床がない浦安市の公募に応じ、市有地を借りて、回復期リハビリ病床・地域包括ケア病床・緩和ケア病床からなる200床のリハビリテーション病院を平成31年4月に開設。

本病院は、日本初の国立大学法人と民間医療法人のパートナーシップ運営により、千葉大学病院の教育センターを併設し、高度医療人材の輩出と先進医療研究の実施による社会・地域への還元を目指します。

② タムス市川リハビリテーション病院

100床の回復期リハビリテーション病棟を運営する市川市リハビリテーション病院民営化にかかる公募で後継法人に決定し、平成31年4月からタムス市川リハビリテーション病院として運営を開始。

図表3.3.1　タムス浦安病院 完成イメージ図

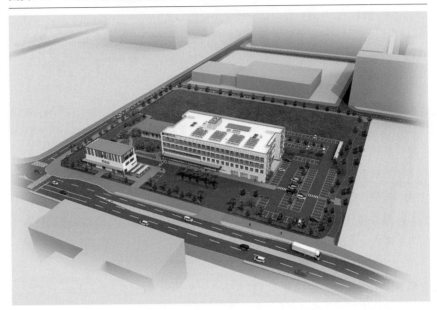

(3) 病院事業の業務改善

　当グループは、平成18年 認知症専門病院として川口さくら病院、平成25年在宅医療の後方支援病院として東京さくら病院を開院しました。双方の病院はほぼ満床に近い病床稼働率を維持していますが、さらなる病院事業強化のため、理事長の強い要請で、元基幹病院副院長で永年急性期病院の業務改善、経営・運営に実績をあげられた先生を招聘し、業務改善プロジェクトを平成30年4月からタスクフォースとして始動。病院の経営管理手法の確立を目指しています。

　本業務改善プロジェクトの成果・活動は以下の通りです。
　① 毎週の業務改善会議（週1回）
　　東京さくら病院において、参加者自由で開始。当初、電子カルテのデー

タを用いた管理資料作成や部門別の定員見直し・設定などから会議をスタートさせましたが、これに留まらず、患者様へのサービス向上・職員の業務効率化や環境改善に繋がる課題を職員から出してもらい、業務改善に資するあらゆる事項を議論しています。

② 病院管理会議の整備（月1回）

　既述の毎週の会議の成果の1つとして整備。東京さくら病院において、病院長、各部署のリーダー、各委員会の委員長、ドクター、事務、看護部長、看護師長、オブザーバーが参加。導入した電子カルテのデータに基づく経営指標を毎月レビューし、経営改善に繋げるための基礎データ報告、ヒアリハット・感染対策の報告は必須。基本、フリーディスカッションで行っています。

③ 今後の展開

　東京さくら病院での業務改善プロジェクトの最大の成果は、病院内の部門間連携の再構築により、職員の自発的な活動による経営管理レベルの向上の仕組みができたことです（**図表3.3.2**）。今後は、既存病院の他、今後の新規開設病院にもこの成果を移植し、各病院が医療の質の向上を目指し、病院間で連携しながらPDCAを回して行くことを狙っています。

⑷　CI の導入

　当グループは、平成30年3月1日に創立25周年を迎えたの機に、CI活動として理念・ビジョン・行動指針・シンボルロゴの設定・発信をいたしました。

　CI導入のプロセスでは、多くの職員へのヒアリングを行った結果浮き彫りになった、思い・考え方を反映し、新しく設定した「理念・ビジョン・行動指針・シンボルロゴ」をまとめたビジョンブック（手帳）を作り職員全員に配り、説明しました。

　また、グループでは技能実習生等、外国人を多く雇用していることから、地球規模での「社会貢献」を意識するため、グループ名を医療法人社団 桐和会グループから、TOWAKAI UNIVERSAL MEDICAL SERVICE「桐和会ユニ

192 第3章 ケース・スタディ 10病院の実践

図表3.3.2 業務改善プロジェクトの成果

	主な成果項目（平成30年4月～12月）
1	電カルを利用した管理会議用基礎データフォーマットの作成・運用
2	院内管理会議の整備
3	職員配置の見直し・部門別定員設定・見直し
4	薬剤部門の改善・無菌調剤室設置
5	職員健診業務再構築・システム導入の検討
6	感染管理システムの導入
7	広報委員会の設置検討
8	総務課の業務の洗い直し
9	病院機能評価対応の検討
10	事務員増員の検討
11	グループ病院全体での ME・SE 体制検討
12	ペーパーレス化の検討・実施
13	夜間当直配置の見直し
14	職員制服の更新
15	院内清掃及び清掃業者見直し
16	院内ネット環境改修工事実施
17	院内照明の LED 化
18	患者様に病院を訴求するためのパンフレット作成

バーサルメディカルサービス」に発展変更しました。

　以下がビジョンブックからの抜粋です。

---

01 〈理念〉

あんしん　まごころ

医療や福祉は楽ではない。

それでもこの仕事を、人生を、選んだ以上は、患者さまへの

安心を、まごころをもって提供する責任がある。

02 〈ビジョン〉

人を助ける人生を、選んだ

わたしたちの選んだ、医療、福祉、教育の連携をもってひとりを支えるという人生。地域や社会全体をも支え、元気にするという人生でもある。

03 〈行動指針〉

こころ通わすことが、ほんとうに必要な助けにつながる

- 皆様と、こころ通わせること。
  信頼関係で、誰にもできない助けになる。　⇒安心・安全
- そこで働く全員が、こころ通わせること。
  チームの力で、目の前の一人の助けになる。　⇒現場チーム力
- 施設と施設が、こころ通わせること。
  グループの連携で、生涯にわたってひとりの助けになる。
  　　　　　　　　　　　　　　　　　　　　　⇒グループ連携力
- 現場と経営が、こころ通わせること。
  意思疎通の徹底で、判断早く助けになる。　⇒職員・組織の成長
- 地域社会と、こころ通わせること。
  地域に根ざすことで、そこで暮らす人の、街の、助けになる。
  　　　　　　　　　　　　　　　　　　　　　⇒社会貢献

04 〈シンボルロゴ〉

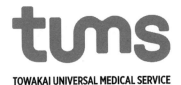

2．元銀行員から見た病院経営に対する印象や課題

　私のタムスグループへの転職は、約2年前のことです。銀行員として出向あるいは転籍の年次を迎えた中で一般企業への応募をしました。医療業界を目指した動機は、医療ニーズ増大によりマーケット規模が拡大し、チャレンジングな業界であることと、永年携わってきた営利企業とは違い、人命と対峙する仕事であり、極めて公共性が高く、やりがいのある業種と考えたためです。

　次に、いざ銀行員から転籍して中に入ってみて感じた、病院経営に対する印象や課題について述べていきたいと思います。

(1)　医療業界・病院経営の特徴として感じたこと

1) 非営利組織であること

　一般的な企業は営利企業であり、利益を上げて企業に資金を提供してくれた株主に配当することが、最重要な目的となります。営利企業は利益という1つの基準達成に向けて組織全体を動員できるし、成果とコストの量的分析が可能でわかりやすいと言えます。

　一方、医療法では営利目的の病院、診療所の開設を許可しないこととしていますし（7条6項）、医療法人は、剰余金の配当をしてはならない（54条）と厳格に規制されています。

　非営利組織である病院は、利益を上げることのみが目的でないため、運営上の指標が営利企業に比べて明確でなく、運営が難しいと思います。利益が多い＝経営の成功とは言えないことから、経営者から収益や稼働率のみでなく、職員、患者、家族、地域や社会というステークホルダーをどのように幸福にするかについて、理念や行動基準が示され、共有する必要があるのだと思います。

3.3 グループの取組み内容とちば医経塾1期生として感じたこと（TUMS） 195

2) 他業種に比べ、経営の自由度が低いこと

① 診療報酬が公定価格であり、医師の技術レベルや医療機関の特性を問わず、全国一律であること

病院の収入単価（診療報酬）は公定価格であり、職員配置も専門職の配置基準に規制されています。病床数も許可制であることから、原則、単価×延べ入院患者数で決まる病院収入の決定要素はすべて規制されており、増収には限界があります。更に診療報酬自体は、社会保障費抑制のニーズから減額はあっても増額は考えにくい状況です。

したがって、個々の病院は、単価、稼働率アップによる収入の最大化を図る一方で、経費の削減を図るという限られた方法でしか、業績改善の方法が無いのが大きな特徴です。

② 国の医療政策の限界

日本の医療制度の特徴としてa. 国民皆保険、b. フリーアクセス、c. 開業・標榜の自由、d. 民間医療中心の医療提供体制があると言われています。この制度により、日本は諸外国に比べて、国民全員が低い医療費で受診し、医師は自由に診療して、基本出来高払いによって診療した内容に応じて収入が増やせるようになっていると言われています。

上記①で述べたように診療報酬等の制度が国による強力な統制下にあって、医療機関や患者に制度の選択の余地がないにもかかわらず、フリーアクセスにより患者が医療機関を自由に選ぶことができ、医療機関も診療の自由と独立採算制が守られているということになります。

これは、統制経済の下で、一部に市場原理を働かせていることになり、ある意味で矛盾を内包しているのではないでしょうか。

これらの特徴（上記a～d）は、歴史的経緯の中で、医療を取り巻くステークホルダー間の絶妙なバランスをとってきた結果ではあるものの、既に限界に達しており、市場原理部分に制限を加える必要性が生じてきています。一例として、2018年成立した働き方改革関連法案の医師への5年後の適用が挙げられます。これにより、医師の偏在と過重労働を解消ないし

大幅に緩和する必要に迫られていますが、この問題１つをとっても、日本の医療制度の特徴とされる上記ａ～ｄの見直しは不可避だと考えます。

　ステークホルダー間の調整の枠を超えてグランドデザインを描く政策への脱皮が求められているのではないでしょうか。

③　経営上の視点として、一般企業より、国の医療政策の方向性を見る必要性が高いこと

　一般企業であれば、経営者はそれぞれの企業の業界動向・将来性や業界内位置づけにより独自の経営戦略を考え、３年程度の中期経営計画に加え、５年以上先も見越した長期計画の策定も行うことができます。

　一方、病院経営者は、先に述べた収入の最大化を目指すために、２年に一度の診療報酬の改定やその他の制度改正への対応を機敏に行っていく必要に迫られます。国の医療政策に的確に対応するためにも、病院の経営戦略の実行期間は、一般企業よりも短く、２～３年程度で見直して行く必要があり、長期的ビジョンが立てにくいと感じています。

3）組織運営の難しさ

　一般企業も事務職、技術職等の専門職が混在しますが、それぞれが各事業部に属しており、レポーティングラインは明確であるのに対し、病院の特徴として、医師を頂点とし、看護師、薬剤師、セラピスト等の専門職の集団が医師の指示で動く一方で、管理上は、職種毎の部門ライン管理となっているマトリクス型組織となっているところに難しさがあると思います。

①　専門職の職能集団となっていること

　もともと医療従事者は、医療が非営利で、高い専門性と倫理観を持った集団であるが故に、給与のような外的報酬より、仕事に対する信念や満足感によって動機づけられる傾向が強いと言われています。それぞれの専門職は、資格取得までに膨大な勉強量、時間そしてコストを使っていますので、専門職としてプライドを持っています。働いている病院については、専門職としてのスキルを発揮する一時的な場という程度の認識しかない傾

向が他業種と比べて強いと思います。

　結果として、働いている病院組織へのローヤルティが働きづらく、他業種に比べて 離職率が高かったり、専門職という職能別組織を超えた病院内の横連携が弱かったりします。

　医師について言えば、医局ローテーションがあり、現在働いている組織への帰属意識が薄い傾向があり、業績のみを重視して管理すると、いつでもパート医師として外で働けるということからそっぽを向いてしまう可能性すらあります。

② サービス業としての病院

　一方で、近年医療もサービス業と言われます。人命に関するサービスであり、高い倫理観と専門職を活用した対人サービスであることに特徴はあるものの、サービス業という点では私が経験してきた金融業と同じです。サービス業では、サービス提供者の職務満足度がサービスの質に大きく影響します。そこでは、働く人をも顧客と考えて、顧客満足度（CS）が顧客との接点にいる従業員の満足を高め、満足した従業員がさらに魅力的なサービスを提供することで生産性やサービスの質も高まるという好循環を生み出すことが重要です。

③ 職員のモティベーションを上げることが重要

　病院が組織運営を円滑に行うには、職員の安心感、やりがいが最も重要であり、働く人が病院への組織コミットメントを持ち、モティベーションを上げることや患者満足度を高めることが重要になります。これらは、それぞれが目的であり、手段でもあり、正のスパイラルとすることで医療の質が良くなる筈です。

　また、医療はボランティアではなく、生業として職員の収入を担保することも必要です。その中で、職員の待遇についての公平性と透明性を確保する仕組みがモティベーション維持に必要となります。

(2) 銀行員から病院経営に携わることのよい点や難しさ

1) 金融機関の融資判断のプロセスから見た病院経営との親和性

　銀行は、顧客と接する営業店でも、本部の審査セクションでも　通常、融資判断は、①債務者格付付与　⇒　②融資案件検討の順で進みます。

　債務者格付付与のプロセスを細かく見ると、企業の過去数期の財務諸表を分析し、財務の安定性・収益性・成長性・債務償還能力（キャッシュフロー）がどのくらいあるかを定量面として採点し、定性面では、企業の業界の将来性、業界内位置づけや、組織の運営体制を採点し、総合的に企業の信用力を判断して格付を付与する仕組みです。

　したがって、銀行員として相当期間の融資経験があれば幅広い業界のたくさんの企業についてこういった思考のプロセスを繰り返していますので、財務会計分析や経営学のフレームワークを活用して、言わば外から病院経営を客観的に分析し、病院の経済性を見ることは比較的容易にできると思います。

2) 難しい点

　病院経営に携わるということは、病院を取り巻く環境、即ち、ヒト、モノ、カネを含む医療全般の課題に対して、病院の中に身を置いて現場組織を動かし解決策を練り、実行する力が必要になります。そのためには、銀行員として永年経験して取得した財務会計の知識、業界分析等のスキルは必要条件ではあっても、十分条件とは言えないことを実感している毎日です。私が関与している業務改善プロジェクトを例にとっても、現場の医療従事者と共通のことばで話し、具体的解決策の是非を判断するには、医療現場についての知識や経験が必須と言えます。

(3) ちば医経塾を受講した経緯やそこでの成果

1) 経緯

　新規施設の開発担当者として医療従事者や外部業者と対等に渡り合ったり、

図表3.3.3　金融機関が融資判断で見るべきポイント

(1)	債務者格付付与
①	定義：債務者の「債務支払の確実性（信用力）」を統一の尺度で評価するもの
②	評価方法：定量評価・定性評価の両面から評価 定量面：財務指標（安定性・収益性・成長性・返済能力） 定性面：業界動向、業界内位置づけ、経営者、組織運営体制 債務者区分の決定：正常先とそれ以外（要注意先、破綻懸念先、実質破綻先、破綻先）
(2)	融資案件検討
①	資金使途：案件の内容（設備、運転、赤字資金ではないか 等）
②	条件：金額の多寡、期間の妥当性、返済能力の検証、金利水準、信用補完（保証人・担保）の要否

社内外に発信していくためには、自分の医療知識の不足を痛感していました。そこで医療関係の基本書を何冊も読んではみたものの、書籍のみの独学では難しいと感じていたところに、ちば医経塾の開講を知り、社内応募したのがちば医経塾受講の契機となりました。

2）ちば医経塾で得られたもの

　病院の経済性を判断するためのスキルに加えて、前述の通り、他業種から転職した私に不足していた医療現場の知識を集中的・網羅的に与えてくれたのがちば医経塾でした。

　　①　豊富な受講科目（9カ月間で120時間以上）

　　　　医療経営学では、財務分析、会計演習から労務管理、購買、建築、数多くの病院経営者の経営実践例。医療制度・医療政策では診療報酬改定やDPC制度、地域医療構想、海外の医療制度等。その他 医療経済学、医療安全論、レギュラトリーサイエンス論、医療機関コミュニケーション論等多岐に亘り、講義内容は非常にレベルの高いものとなっています。

　　②　共通の課題認識を持った塾生、講師の先生との出会い

　　　　ちば医経塾は、先生の講義ばかりでなく、塾生がグループワークで課題について意見交換をし、成果物を纏めて協力してプレゼンを行う双方向型

のプログラムが数多く盛り込まれています。塾生は20名程度と限定されていますので、大部分の方と知り合いになれるほか、講師の先生との質疑応答も活発で、講義後に先生から個別にメールで情報提供頂くこともしばしばあります。

③ 自己のスキルを磨いていくための手がかりとして今後につなげる

　受講科目の多くの中で、講師の先生から更に理解を深めていくための文献や、参照すべき統計データの紹介を受けた他、塾生同士や講師の先生と今後継続的なコンタクトが取れる人間関係を築くことが出来ました。自分が働く病院の課題解消のためのアドバイスを得たり、今後の勉強方法を相談したりすることもできます。ちば医経塾で学んだことは、これで終わりではなく、まさに将来にわたって自分のスキルを磨いていくための手がかりとなる貴重なものとなりました。

　私は、ちば医経塾で学んだことを、担当している医療施設の開発業務はもとより、前半でご紹介した自院の病院事業の業務改善に反映させることにより、今後につなげたいと考えています。

3.4

「1＋1＜2」の証明

国立病院機構まつもと医療センター　院長　北野　喜良

はじめに

　医学部に入る前に早稲田大学理工学部数学科に属していたことがあり、足立恒雄先生から受けた「整数論」の講義が脳裏に焼き付いている。記憶は定かではないところもあるが、整数論はゼロを定義し、1＋1＝2の公理を定め、自然数とは何かの定義をするところから始まる。さらに、整数から有理数→実数→無理数→複素数と公理と定義と証明に基づいて体系化され、無限（∞）まで導き出す。すべては、ゼロと1＋1＝2に始まる。急激な変遷を遂げている現代の情報化社会もAIも、この厳密な学問である数学に支えられている。1＋1＝2、これは公理と定めたのだから否定のしようはない。しかし、本当にそうであろうか？

　われわれは「1（中信松本病院）＋1（松本病院）＜2（まつもと医療センター）」と計算し、その証明をしようと病院の理念に基づき、日々地道に努力してきた。2病院が一体化して、「1＋1＜2」が証明されつつあるのでここに紹介したい。

202　第3章　ケース・スタディ　10病院の実践

1．何故、どのようにして2病院（松本病院、中信松本病院）は組織統合したのか

　信州の中央に位置する松本病院（病床数／一般303床）と中信松本病院は（病床数／一般200床、結核50床、重症心身障害児（者）80床）、極めて近接（約3km、車で10分）しているという地域特性を持ち、松本市から塩尻市にかけての中核病院としての役割を果たしていた。2004年に始まった新臨床研修制度等による影響で、信州大学病院などからの医師派遣が困難となり、松本病院では整形外科と産婦人科が閉鎖せざるを得ない事態となった。その解決策として信州大学より松本病院と中信松本病院に診療機能の集約が求められた。また、両病院とも厳しい経営環境となり、このままでは立ち行かない状態となっていた。こうした「医師不足と厳しい経営環境」を解消・改善するために、2005年9月より両病院の統合による診療体制強化と経営効率化の模索が始まった。

　また、背景には、松本病院の老朽化・狭隘化に加え病棟の耐震上の問題、中信松本病院の老朽化・狭隘化の著しい重心病棟の建替えの問題も存在していた。

　2006年7月「松本・中信松本病院連携推進ワーキンググループ（WG）」（座長　北野副院長）が立ち上げられ、そのWGで両病院の機能分担・連携方策について検討を開始した。両病院の経営状況は極めて悪く、資金的援助が必要不可欠な病院として位置付けられ、早急に経営改善に着手することが必要な状況であった。一方、松本病院の病棟等の建物には耐震上の問題あり。早急に「耐震強化」の整備を行うかあるいは新たに「建替え」するかの判断が必要と考えられた。その判断の目安としては、経営改善方策の内容如何であった。2005年度末両病院合計で、長期借入金は約86億円、短期借入金は約12億円の残高であった。そうした状況下では、どちらか一方の地での「統合」は極めて困難であり、両病院はそれぞれの経営改善に努めつつ、機能分担・連携方策の策

3.4 「1＋1＜2」の証明（まつもと医療センター）　203

図表3.4.1　2病院の沿革（2008年4月1日発行「医療タイムス」記事より

両病院の沿革

松本病院
1908（明治41）年　松本衛成（えいじゅ）病院として創設
71（昭和46）年　松本市旭町から現在地に移転
45（昭和20）年　厚生省に移管 国立松本病院として発足
36（昭和11）年　松本陸軍病院に名称変更
2004（平成16）年　独立行政法人国立病院機構へ移管

中信松本病院
○松本城山病院
1940（昭和15）年　長野県立結核療養所として創設
47（昭和22）年　厚生省に移管 国立松本療養所として発足
43（昭和18）年　日本医療団に移管
96（平成8）年　松本城山病院に名称変更
83（昭和58）年　統合により閉院

○東松本病院
44（昭和19）年　日本医療団御母家奨健療として創設
47（昭和22）年　厚生省に移管 国立松本療養所御母家分院として発足
48（昭和23）年　国立長野療養所分院
52（昭和27）年　国立御母家療養所分院
57（昭和32）年　国立寿療養所として発足
63（昭和38）年　現在地に移転
83（昭和58）年　東松本病院に名称変更
96（平成8）年　統合により閉院

○中信松本病院
96（平成8）年　松本城山病院と東松本病院の統合により、東松本病院の地に「中信松本病院」として発足
2004（平成16）年　独立行政法人国立病院機構へ移管

定が求められた。

　こうした留意点等を踏まえ、数回にわたりワーキングを開催し、ワーキングでは、地域住民、地元医療機関の他、地元自治体などの医療ニーズに対応できる病院、かつ、両病院職員のモチベーション維持への配慮を基本として検討し、4つの案を策定した。

(1)　第1案（現状のままでの改善案）

　両病院とも現状のままの診療機能とし、職員の意識改革等（職員の経営に対する意識改革と古い体質からの脱却）により両病院それぞれの経営改善を目指す。

(2)　第2案（小児科医の集約案）

　両病院合わせて9名（松本：5名、中信：4名）いる小児科医師全てを松本病院に集約し、小児救急を24時間、365日実施し地域の医療ニーズに応えることができるように小児医療に着目した機能分担を図る。

(3)　第3案（機能分担案）

　松本病院は、中信松本病院から重複している小児科、消化器科、外科、整形外科、麻酔科、放射線科を全面的に集約し急性期医療を担う施設として、又、中信松本病院は「障害者医療」、「神経難病」、「呼吸器疾患」など

の専門医療を担う施設として、大幅に診療機能を分担・集約する。

両病院の機能分担・集約を大幅に図ることにより、黒字構造を松本病院にて実現し、両病院合わせての収支を早期に改善しようとするもの。

(4) 第4案（がん診療充実案）

がん診療に着目した機能集約であり、中信松本病院は松本病院からがん患者を受け入れ、「がん診療」と「障害者医療」を中心とした専門病院としての機能の集約を図る。

両病院のがん診療を集約し、黒字構造を中信松本病院にて実現し、両病院合わせての収支を早期に改善しようとするもの。

10数回にわたる議論の結果、第3案（機能分担案）の経営統合と診療科の集約が望ましいという結論が得られ、2007年3月にその検討結果を国立病院機構理事長に報告し、その結果「両病院を一体組織として運営する」ことが決定した。

現地ワーキンググループは、将来一体化を見据えた一組織化である点を入れ込むことを要望し、報告書の最後に「将来的には同一地での一組織1病院の運営が望ましいと考える」一文をなんとか加えていただいた。

統合の基本的な考え方として、松本病院は急性期・救急医療を担う病院、中信松本病院は「障害者医療」「神経難病」「呼吸器疾患」などの専門医療を担う病院として、機能を分担・集約することとなった。できるだけ早期の実施を目指すべく、2008年4月を目処に準備・調整が開始された。「機能分担・連携推進のための準備会議」を中枢に据え、地元自治体や医師会、信大病院などで構成する「将来の松本・中信松本病院のあり方検討会」を立ち上げるなど議論を本格化させ、病院名を職員から募集するとともに、松本市医師会などからの理解と同意をいただいて、われわれは新病院の名称を「まつもと医療センター：*Matsumoto Medical Center*」と名づけた。

2．発足した「まつもと医療センター」は一組織２病院

（図表3.4.2）

　2008年４月１日にまつもと医療センターが誕生した。形態は一組織２病院であった。院長には米山威久、副院長には北野喜良と大原愼司、看護部長には近松明美、事務部長には脇坂直宏が就任した。両院を合わせた病床数は540床、診療科目は21科となり、長野県下有数の大規模病院となった。新幹部で検討し、新センターの理念を「いのちの尊さを重んじ、質の高いやさしい医療を提供します」とした。

　診療科の機能分担については、松本病院では、がん、救急（成人）、感覚器、感染症（肝炎、エイズ）、心不全、生活習慣病（検診、ドック）などの医療を主として行い、中信松本病院では、がん（呼吸器）、小児（小児医療一般、救急、重心など）、障害者（神経難病、骨運動器疾患）、感染症（呼吸器）医療を行う体制とした。特に小児科は、周辺医療機関で小児科が縮小される中、９人の医師体制で救急輪番日の多くを担い、当医療圏の中心的な存在となった。

　組織体制としては、院長、事務部長、看護部長、薬剤科長、臨床検査技師長、診療放射線科技師長、栄養管理室長ら幹部職員は２名から１名となり、事務は９、医一は▲４、医二▲４、医三▲42で、全体で職員定数は66名の減となり、その人件費は3.4億円に相当した。一組織２病院で非効率的なことも多く、幹部職員は１週間のうち曜日を決めて２病院のいずれかに常駐し、必要に応じて１日に２〜３回往復せねばならなかった。会議は２病院を結ぶテレビ会議で行い、１日に数回シャトル便を往復させた。時間的な効率も悪く、連絡のとり合うのも大変であったが、会議開始は１分の遅れもなく正確に行われるようになった恩恵もあった。事務部門については、企画課は中信松本病院に、管理課は松本病院に集約された。

　今回の組織統合（一組織２病院化）は、国立病院機構において初めての取組

206   第3章　ケース・スタディ　10病院の実践

図表3.4.2　2008年統合時のまつもと医療センターの概要
　　　　　（2008年4月1日発行「医療タイムス」記事より）

```
┌─────────────────────────────┐
│     まつもと医療センターの概要      │
└─────────────────────────────┘
■松本病院
 所在地／松本市芳川村井町1209
 病床数／一般303床（運用病床は当面210床）
 診療科／内科、呼吸器科、消化器科、循環器科、
     小児科、外科、整形外科、形成外科、
     脳神経外科、皮膚科、泌尿器科、産科、
     婦人科、眼科、耳鼻咽喉科、リハビリ
     テーション科、放射線科、麻酔科

■中信松本病院
 所在地／松本市大字寿豊丘811
 病床数／一般200床、結核50床、重症心身障害
     児(者)80床
 診療科／内科、神経内科、呼吸器科、消化器科、
     小児科、外科、整形外科、呼吸器外科、
     リハビリテーション科、放射線科、歯
     科、麻酔科
```

みであり、その成否が注目されることとなった。

3．一体化整備・運営推進プロジェクトチームは夢を現実にした

　初代まつもと医療センター院長を務められた米山威久先生を先頭にとにかく経営改善に努め、2008年4月12日に建物整備が承認され、一体化整備・運営推進プロジェクトチームの活動がスタートした。

　第1回一体化整備・運営推進プロジェクト会議は、2012年5月25日に開催された。その準備として、4月19日に中信松本病院で第1回院内プロジェクトチーム会が開催され、チーム結成に向けて打合せが行われた。プロジェクトチームは、本部（3名）、ブロック事務所（3名）、当院（11名）で構成され、プロジェクトリーダーは北野副院長（2013年1月より院長）が務めた。

図表3.4.3　院内プロジェクト会議の様子（2012年）

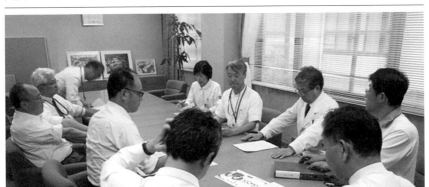

　建物整備承認については、院内全般の管理及び一体化整備・運営を推進する体制の整備、松本病院における入院基本料7：1取得、小児救急の体制強化に伴う患者受入れ増、病院全体の患者確保、経営改善の取組みなどの条件が付されており、チームの役割は、承認に当たっての条件をクリアーすることであった。

　プロジェクト会議では、1）病院運営のビジョンの作成、2）現状分析と課題の明確化、3）工程表作成（誰が何をいつまでに実行するか）を行った。

　病院運営のビジョンについては「地域から求められている救急医療を充実し、経営基盤を安定させたうえで、急性期から慢性期の医療をバランス良く展開し、松本市南部から塩尻市地域の中核病院としての地位を確立する」とした。

　2012年8月2日と17日「新病棟建設に向けて～今、なすべきこと～」と題し、①救急受入体制の整備（小池救急医療部長）、②病診・病病連携の強化（大原副院長／北野副院長）、③7：1入院基本料の取得（佐藤看護部長）、④

病院からの情報発信及び PR の強化（菊地管理課長）、⑤職員の意識改革（平田事務部長）、⑥小児医療体制の強化（岩﨑統括診療部長）、⑦がん診療の機能強化（近藤呼吸器科医長）、⑧経営改善の取組み（古田統括診療部長）と担当者が分担して職員説明会を開催した。

　病院一丸となって行った努力により、工程表の９割以上を実行し、平成24年度より３年間連続して黒字を達成することができた。そして、建設界の厳しい経済状況の中にありながら、平成27年３月の３回目の入札で落札することができた。落札を受けて、① HCU の必要性と運用、②７：１入院基本料の維持、③地域包括ケア病棟など新病棟の運用について、一体化時の病棟運営についてなど改めて話合いが行われた。

　2016年10月まつもと医療センターは経営改善重点支援病院として経営基盤の強化が求められ、以後経営改善重点支援病院として、本部、グループの指導を受けていくこととなり、一体化整備・運営推進プロジェクトチームは発展的解消となった。

４．経営改善のためのシンポジウムで活発な議論が行われた

　病院経営は、急速な高齢化などによる疾病構造の変化の中で引き続く厳しい診療報酬改定、長期公経済負担、消費税改定など数々の制約の下でますます難しくなっていた。2017年１月31日「経営改善のためのシンポジウム」を開催し、収益の確保、業務の見直し、効率化、費用縮減など経営改善を達成するための具体的な取組みを医師をはじめとした職員に周知する機会を持った。座長は本部の岡田企画役と北野院長が務め、当院加藤企画室長が「まつもと医療センターの経営状況と課題」、小池特命副院長が「急性期医療の視点から」、大原副院長が「障害者医療・支える医療の視点から」、冨永本部経営情報分析専門職が「医療データを活用した病院支援」を報告して活発な議論が行われた。

5．われわれは、「エクセレント・ホスピタル」を目指してきた

　まつもと医療センターは、エクセレント・ホスピタルを目指して地域とともに発展して行きたいという思いで病院を運営してきた。平成26年以降の院長講話などでエクセレント・ホスピタルについて語り、そうなるよう意識的に取り組んできた。そのオリジナルは、アメリカ国内で38万部を売り上げ、ビジネス・ウィーク誌のベストセラーに認定された Quint Studer 著の「HARDWIRING EXCELLENCE」（日本では鐘江康一郎訳「エクセレント・ホスピタル」として Discover 社より出版）で、翻訳本と原本よりいろいろと学んだ。具体的には、エクセレント・ホスピタルになるために医療者の価値観の根幹に「Purpose」、「Worthwhile Work」、「Making a Difference」を置き、これらの価値観によって医療者は情熱を喚起し、結果を出すために具体的な行動を実践して変化の推進力が創りだされる。エクセレント・ホスピタルを創る原則は、① Commit to Excellence、② Measure the Important Things、③ Build a Culture Around Service、④ Create and Develop Leaders、⑤ Focus on Employee Satisfaction、⑥ Build Individual Accountability、⑦ Align Behaviors with Goals and Values、⑧ Communicate at All Levels、⑨ Recognize and Reward Success で、これらを１つひとつ実践していく。

　われわれがまず行ったことは、エクセレント・ホスピタルを創ることを決心することであった。2014年６月塩尻市市民交流センターえんぱーくで開催した「まつもと医療センター市民公開健康講座」で、市民の前でエクセレント・ホスピタルになることの決意表明を行った。これら９つの原則の中で最も重要なことは①と書かれているからだ。

6．「ころばんぞう」は大切な合言葉

　われわれにはもう１つ大切にしているキーワードがある。それは「サステナ

ビリティ」である。病院の持続的成長（サステナビリティ）ためには、ステークホルダー（患者、地域医療機関、国、機構職員等）からの高い信頼感をえることが必要で、そのために診療・臨床研究・教育研修を一体的かつ持続的に提供し、それを成し遂げるために医療環境を改善するとともに多様な人材活用を行ってきた。少しニュアンスは違うが、サステナビリティを「ころばんぞう」と言い換えてマスコットキャラクターにした。ホームページには「ころばんぞう体操」のビデオも載せた。患者さんが転倒して骨折することは避けたいことだが、「病院がころぶことだけは避けたい」と意識して病院運営をしてきた。

7．病院経営に関する講演会の開催

2007年2月小口壽夫諏訪赤十字病院院長に「病院生き残りをめざして」、2007年6月に勝山努信州大学医学部附属病院院長に「松本市の両国立病院に期待すること」、2012年8月関塚永一国立埼玉病院院長に「DPC導入の光と闇、そして埼玉病院の試み」、2014年5月島崎謙治政策研究大学院大学教授に「医療制度改革の動向と展望―病院経営のポジションを考えるために―」、2018年8月と10月井上貴裕千葉大学医学部附属病院副院長に「さらなる成長のため　今なすべきこと」と題した講演会を開催した。

院内では年1回の割合で院長が、2013年7月「まつもと医療センターの現在の取組みと将来展望」、2013年12月「まつもと医療センターの現状と課題〜今、何が問題となっていて、何をすべきか？〜」、2014年7月「まつもと医療センターは生まれ変わります！　何に？　どう？　いつ？」、2015年9月「まつもと医療センターの現在・過去・未来」、2016年7月「まつもと医療センターの夢と現実」、2017年6月「今、何をなすべきか」と題して院長講話を行った。

こうした講演会は、病院の方針がぶれないために必要であり、職員の意識が同じ方向に向かうのに有効であったように思う。

8．さて、一体化後の経営状況はどうなったか？

　2018年5、6月は中信松本病院の引っ越しの影響と費用のため、収支はマイナスであったが、同年7月以降は7カ月連続で単月黒字を続け、前年度同月に比べ、2019年2月までの累計で経常収支は4億2千万円改善し、経常収支率は94.3％から99.0％に改善している。
　なぜ経営状態が改善しているかについてはさらに解析が必要と考えられるが、収益が伸びた以上に費用が抑えられたことが大きいと思われる（**図表3.4.4**）。収益増については、一体化以降入院患者数が増加した要因が大きいように思われる。また、入院1人当たりの診療点数が増加したことも大きい。一方、収益の伸び以上に費用が抑えられ、これは材料費削減、人件費抑制など様々な努力の積み重ねによると思われる。

図表3.4.4　独法化以降の収支状況と取組み

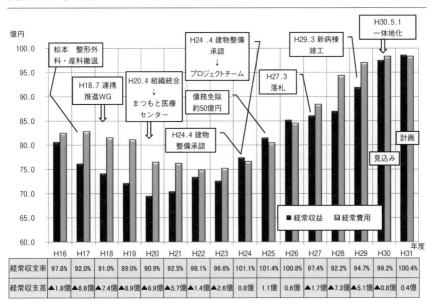

9．われわれはこの10年で何を学んだか？

その1．地域と時代にあった病院づくりをすることを心がけてきた。言い換えれば、地の利、時の利を生かそうとしてきた。そして、それ以上に大切なことは、人の利であり、和の精神をもって、個々の職員が成長し、変化し続けなければ組織は変わらないことを学んだ。

その2．一体化という夢の実現に向けて、計画的に大局観を持ってぶれずに地道に歩んできた。そして、夢は実現できることを学んだ。大げさな言い方をすれば、歴史は作られるものではなく、作るものだと学んだ。

その3．松本二次医療圏や日本の医療情勢をよく分析し、将来的展望をもって病院を運営する重要性を痛感した。そうした状況分析をする中で、自分たちの力のなさを認めざるを得なかった。それでどうしたかというと、国立病院機構の本部とブロック事務所（のちにグループと名称変更）の力を積極的に借りることも必要と認識し、支援を受けながら改革してきた。あるいは2回にわたり千葉大学医学部附属病院副院長の井上貴裕先生に「さらなる成長のために今なすべきこと」と題して講演していただいた。

自分たちの力を過信することなく、力が足りないときには外から助けてもらうことを学んだ。

その4．経営状態をよくすることが病院の発展に重要であることを学ばされた。新しい病棟を建てることができたのは、3年間黒字を出せたからにほかならない。病院の理念にある「質の高い医療を提供する」ためには、病院の運営基盤をしっかり作り、安定した経営を行うことが重要と学んだ。

その5．最近になってようやく、やさしい医療を提供することが社会から求められていると自覚し始め、「人間は依存的な存在である」という医療倫理的な考え方に基づいて、これから迎える少子高齢化社会で医療をどのように提供していくのか学び始めた。

10. こうした10年間の学びを生かして、今後どうすればよいか

その1．心機一転し、新たな息吹を病院に吹き込み続け、変化し続ける。その際、リーダーは大切な役割を果たす。

その2．夢を持ち、夢を作り育てる。そしてその実現に向けて計画的に努力する。一体化は新外来棟建設をもって完成する。その実現により、われわれが抱いているエクセレント・ホスピタルという目標に一歩近づくことができる。

その3．まつもと医療センターは全国141病院ある国立病院機構の1病院であることを再認識し、国立病院機構という組織の発展に当院も貢献する。貢献できれば様々な還元を受けることができる。

その4．「人の利」を大切にし、「和」の精神を持ち続ける。各自、自分を磨く。

その5．病院の理念にもある「やさしい医療」の提供に心がける。それが地域住民からの信頼につながる。この地域で信頼を得てこの地域とともに発展していく。

11. 余談：頭の切り替えは大切

その1．まじめに1日も欠かさず日記をつけ、その日の目標を3つ設定し、翌日の朝にその評価を5段階（×、△、○、◎、✳）で行ってきた。そうすると全く何もできない日はなかった。

その2．副院長になってからフルート演奏をはじめ、大変であったが、月に2回のレッスンに通った。下手ではあったが、ロビーコンサート、クリスマス会、病院祭、新病棟竣工記念式典の祝賀会などで恥ずかしげもなく吹いた（ピアノ伴奏は武井洋一臨床研究部長）。一番の目的はよい音を出すことであったが、人前で演奏するということは学会発表や講演よりも緊張感は高く、常に冷静さを保つための良いトレーニングとなった。

その3. 血液内科の医師らとともに院内に将棋部を立ち上げた。月に1回の定例会を院長室で開催し、2014年9月より年2回の職団戦に「まつもと医療センター」チームとして参加してきた。当初はFクラスであったがEクラスに昇級することができ、来年度はDクラス入りを目指している。頭の回転を速くするのに役立ち、負けてもめげない良い訓練になった。

その4. 1992年よりサイトウ・キネン・フェスティバル（2015年よりセイジ・オザワ松本フェスティバルと名称変更）でオーケストラやオペラを楽しんできた。感性が高まったと思う。

その5. 2013年に "Resolving Ethical Dilemmas. A Guide for Clinician" を翻訳して「医療の倫理ジレンマ」を西村書店より出版した。その後も医療倫理を追求しており、2018年9月には、第16回兵庫県立病院学会で「臨床と医療倫理〜患者の心を理解するために〜」と題して基調講演を行った。今の社会で倫理的な考え方を発展させていくことは大変重要と考えている。

その6. 元来血液内科医であり、2001年に当院に信州大学より赴任して松本病院で血液内科を立ち上げた。数年間血液内科医は私1人であったがその後複数人体制となり、2018年3月新病棟内に無菌病棟20床を開設することができ、伊藤血液内科部長（血液病センター長）平林血液内科医長（血液病副センター長）らの力で同種造血幹細胞移植治療を行うに至った。

結語

　一体化した2018年度は7月以降単月黒字を7カ月間続けることができ、前年度に比べ少なくとも4億円の経常収支の改善できそうである。とすれば、「1（松本病院）＋1（中信松本病院）＜2（まつもと医療センター）」は証明できたかのように思われる。1＋1＜2となったのは、**図表3.4.4**にまとめたように一体化の効果と収益の伸び以上に費用を削減することがうまくできるようになったからと分析している。もし一体化以外の道を辿ったならば、今頃は経営不振に陥っているのみならず、建物と医療機器の老朽化に悩んでいたことだろ

う。

　文化の異なる2つの病院が1つにまとまったことで職員のモチベーションは上がり、急性期と慢性期が融合して病院全体が1つの方向に目が向けられ、ポジティブフォースが働いている。しかしその一方で、ネガティブフォースが働いていないわけではない。さらにネガティブフォースを少しでも小さくしていく努力が必要と考えている。

　つまり、1＋1＜2はまだ証明できていない。

　以上、2019年3月で院長を退任するにあたって思いのままに書き残させていただいた。

謝辞

　長年支えてくれた家族に感謝する。

216   第3章 ケース・スタディ 10病院の実践

3.5
中規模ケアミックス型脳神経外科専門病院の経営戦略と取組事例
～診療情報管理士は病院経営にどう貢献していくべきか～

医療法人社団浅ノ川 金沢脳神経外科病院 事務部経営企画課長 川腰 晃弘（診療情報管理士）

1. 当院の紹介と当院を取り巻く環境

(1) 病院紹介

　金沢脳神経外科病院は石川県金沢市に隣接する野々市市（人口5.2万人）にある220床の「中規模ケアミックス型の脳神経外科専門病院」である。病棟構成並びに各病棟の主な実績は**図表3.5.1**の通りである。

　病院の特徴としては、超急性期から回復期リハビリテーションまでの連続一

図表3.5.1　病棟構成と実績

病棟構成	病床数	入院基本料等	病床稼働率	平均在院日数
脳卒中ケアユニット（SCU）	9床	脳卒中ケアユニット入院医療管理料	99.0%	6.7日
一般病棟	51床	急性期一般入院基本料・入院料1	84.6%	9.4日
回復期リハビリテーション病棟（2病棟）	106床	回復期リハビリテーション病棟入院料1	89.3%	73.4日
療養病棟	54床	療養病棟入院基本料1	91.7%	259.2日

※実績は直近1年（2018年）の平均

3.5 中規模ケアミックス型脳神経外科専門病院の経営戦略と取組事例
〜診療情報管理士は病院経営にどう貢献していくべきか〜　　217
（金沢脳神経外科病院）

図表3.5.2　当院の特徴

特徴		補足説明
3つのセンター機能	脳卒中センター	・県内唯一の脳卒中ケアユニットを保有 ・MRI（2台）、CT、DSA　24時間実施可能 ・緊急手術（開頭・血管内）24時間実施可能
	脊椎センター	・MD法（顕微鏡下手術）による低侵襲脊椎脊髄手術 ・患者の1／4は県外
	リハビリセンター	・北陸最大規模の回復期リハビリテーション病棟 ・病棟組込型のリハビリ室（2室）を保有
脳神経外科専門医の数が多い		・常勤の9名全てが専門医 ・それぞれが様々な専門性を持っている（脳卒中、脊椎脊髄外科、機能的脳神経外科、脳血管内治療、頭痛、リハビリ医学　等）
麻酔科医が多い（専門医・認定医）		常勤3名、緊急の全身麻酔手術にも対応可能
救急車搬送による入院が多い		・救急搬送入院数／救急搬送総数：72%（2018年） ・救急搬送入院数／新規入院数：41%（2018年）
入院患者の約8割が神経系・筋骨格系疾患		特に脊椎脊髄外科に注力している脳神経外科専門病院は全国的にも少ないと思われる
パーキンソン病、ジストニア等に対する外科治療		北陸唯一の「機能的定位脳手術技術認定施設」
脳血管内治療が増加中		石川県は全国的に見ても脳神経血管内治療専門医が少なく、脳血管内治療ができる施設が限られている。

貫した脳卒中治療を柱としつつ、脊椎脊髄疾患に対する手術治療にも注力していることが挙げられる。近年、パーキンソン病等に対する機能的定位脳手術や血管内治療の強化を図っている（**図表3.5.2**）。これらについては当院の取組み事例として後述する。

218　第３章　ケース・スタディ　10病院の実践

図表3.5.3　石川県二次医療圏概要

医療圏名	人口（2016.10.1）	既存病床数	主要市町村
南加賀	228,589人	2,210床	小松市
石川中央	729,224人	9,227床	金沢市
能都中部	126,389人	1,624床	七尾市
能登北部	66,616人	783床	輪島市

※「石川県医療計画　平成30年４月」より
※既存病床数は精神・結核・感染症病床を除いたもの

(2)　当院を取り巻く環境

　次に当院を取り巻く外部環境について整理してみる。

　図表3.5.3は石川県にある４つの二次医療圏の概要を示したものである。

　当院は、このうちもっとも人口の多い石川中央医療圏にあるが、位置的には石川中央、南加賀２つの医療圏の境目くらいにあり、実際に当院が想定する診療圏人口は45〜50万人といったところである。診療圏内の主な医療機関として、国立大学（約800床）、県立（約600床）、国立病院機構（約500床）、その他の公立・公的：７（約100〜300床）、医療法人（民間病院）：12（約20〜130床）と、特に国公立・公的医療機関等（以下、公的病院）を中心に高度急性期・急性期を掲げる施設が多数存在している（※（　）内は高度急性期・急性期の病床数）。人口規模から見れば、医療機関数・病床数ともに過剰地域と言える。ちなみに公的病院と民間病院を比較したとき、医療機関数にこそ大きな差はないが、（高度急性期・急性期の）病床数については公的病院が民間病院の約４倍に上る。

　このようななか地域医療構想の進み具合は遅く、2016年度病床機能報告における急性期機能以上（高度急性期・急性期）の病床数は、石川県が推計した2025年の必要病床数よりも約36％過剰となっている（**図表3.5.4**）。

　ただし、内閣府公表の2018年12月20日の経済財政諮問会議の資料「新経済・財政再生計画　改革工程表2018」では、公立病院改革プラン・公的医療機関等

3.5 中規模ケアミックス型脳神経外科専門病院の経営戦略と取組事例
～診療情報管理士は病院経営にどう貢献していくべきか～

（金沢脳神経外科病院）

図表3.5.4 当院診療圏における地域医療構想進展度

医療圏	病床機能	2016年度 病床機能報告	2025年 必要病床数	増減率
南加賀・石川中央	急性期以上	6,986	4,441	−36%
	回復期	1,222	3,185	261%
	慢性期	3,970	2,517	−37%

図表3.5.5 当院の病床機能報告における機能別病床数

病棟	病床数	医療機能
脳卒中ケアユニット（SCU）	9床	高度急性期機能
一般病棟（※）	51床	急性期機能（※）
回復期リハビリテーション病棟	54床	回復期機能
回復期リハビリテーション病棟	52床	回復期機能
療養病棟	54床	慢性期機能

※計算の結果「急性期機能」の該当が最も多かった（約6割）

2025プラン対象病院に対して地域医療構想に係る具体的なKPIが設定されており、今後加速度的に病床の削減、機能転換が進む可能性もある。

　当院は民間病院であるし、病床機能報告についても、地域医療構想に関するワーキンググループ（厚生労働省）の資料等で、該当する機能が示されている病棟（SCU、回復期リハビリテーション病棟、療養病棟）はそれに従い、それ以外の病棟（一般病棟）は、前述の資料や地域医療構想策定ガイドライン等を参考に忠実に計算を行い、それぞれ病床数も含め適切な機能での報告を行っているので（**図表3.5.5**）、特段の問題はないかもしれないが、地域の病床の大半を占める公的病院の病床数の変動は、少なからず患者の受療動向に影響を与えると思われ、常に意識はしている。

2．当院の経営方針と戦略

　しかし前述の改革プラン等に該当しない民間病院は安心なのかと言えば、そういうわけではない。なんだかんだと言って、公的病院は財政面・税制面での配慮がなされているし、少なくとも当院が競合する公的病院は規模も大きく、医師も含めた人的資源や設備も充実しており、集患力は強い。そして何より、少子高齢化により人口構造・疾病構造は大きく変化し、それに伴う医療提供体制の変化（量から質へ、キュア中心からケア中心へ　等）に対応していかなければならないのは、公的病院も民間病院も同じだからである。

　では脳神経外科専門病院である当院は、どう変わっていかなければならないのか。これについては、当院病院長が常日頃職員に向け「地域（住民、医療機関、行政等）に必要とされる病院に変わっていかなければならない」と話しているのだが、まさに、それに尽きるだろう。

　そして、その実現のために徹底して行っているのが院内外における現状の"可視化（病院長の言葉を借りれば「見える化」）"である。可視化は、十分な種類と量のデータ・情報を取得・集積し、それらを分析することで、正しい判断や意思決定を支援するものである。自分達がやりたいこと、必要と考えるものが、必ずしも地域や医療政策上求められているものと合致しているわけではない。思込みや行き当たりばったりではなく、「地域の需給のバランスはどうなのか」、「自院が提供する医療の質や効率は他と比べどうなのか」など、現状（自院の立ち位置や実力）を正確に把握することで、根拠をもって何をやるのか（やらないのか）を決めていく必要がある。序盤で紹介してきた当院の特徴や外部環境も、そうした現状の可視化の１つであるであると言えるが、ここに、さらに脳神経外科専門病院であることの、良い点（メリット）、困難な点・課題（デメリット）を可視化することで（**図表3.5.6**）、当院が取るべき戦略が見えてくる。

　地域医療構想に基づく新たな医療提供体制の構築に必要なのは「効率化」、

3.5 中規模ケアミックス型脳神経外科専門病院の経営戦略と取組事例
〜診療情報管理士は病院経営にどう貢献していくべきか〜　　　221
（金沢脳神経外科病院）

図表3.5.6　中規模ケアミックス型脳神経外科専門病院のメリット・デメリット

良い点（メリット）	・特定の疾患が集約することから、専門性や質の向上が図られ、その結果、質を担保した医療が効果的かつ効率的に提供できる。 ・医師以外の診療スタッフも専門特化した知識・技術を有することができ、高度で質の高いチーム医療が実践できる。 ・超急性期から回復期リハビリ（場合によっては療養）までの連続一貫した治療を機能的かつシームレスに提供できる。 ・病期間、職種間のコミュニケーションがスムーズ（フラットな組織体系が構築しやすい）であり、機動力が高い。 ・高齢者の増加に伴い、脳血管疾患（特に脳梗塞）は増加する。　等
困難な点・課題（デメリット）	・合併症・併存症の対応が難しい。→治療困難な場合は基本的に転院となるため、在宅復帰率等病院の経営指標に影響が出る。そして何より患者に不便をかける。 ・医師の確保が難しい。→脳神経外科医の絶対数が少ない。脳神経内科医、リハビリ医はもっと少ない。専門病院が故に他診療科（循環器科・内科等）の医師も集まりにくい。 ・入院患者に占める緊急入院割合が高いので入院患者数（病床稼働率）が安定しない。→ベッドコントロールが難しい。 ・疾患に偏りがあるので診療報酬改定等の影響が良くも悪くも大きい。　等

図表3.5.7　専門病院が生き残るための経営戦略

地域医療構想に基づく医療提供体制の構築に
必要と考えられる3つのキーワードと脳神経外科
専門病院として生き残っていくための戦略

・効率化
・重点化
・機能分化
　（強化）

差別化
（専門特化）
⇅
医療の質の向上

「重点化」、「機能分化（強化）」の３点と考える。脳神経外科専門病院の当院にとって、それは地域の医療機関との「差別化」を図ることであり、すなわち、より「専門特化」していくということでもある。そして、そのために重要なのは、結局のところ「医療の質の向上」ということになるのではないだろうか（**図表3.5.7**）。当たり前のことのように思われるかもしれないが、これこそが当院が地域にもっとも貢献できることであり、すなわち中小専門病院が大規模公的病院のひしめきあう中で、生き残っていくための戦略だと言える。

　次からは、これまで述べてきた経営方針・戦略に基づいた当院の取組事例を、いくつか紹介していく。

３．ケアミックス型脳神経外科専門病院としての取組み

⑴　脳卒中新規入院患者数増加（地域シェア率の向上）に向けた取組み

　脳神経外科専門病院である当院で、もっとも多い入院原因疾患は脳卒中である（**図表3.5.8**）。回復期リハビリテーション病棟も併設する当院では、まさに急性期脳卒中患者の獲得が入院医療の生命線であると言っても過言ではない。脳卒中患者数については、当院は平均在院日数も短く、地域においてトップシェアではあるものの、かなりの患者（特に脳梗塞）が地域に分散している（**図表3.5.9**）。

　2015年当時、当院は病床稼働率こそ高かったが、平均在院日数は比較的長かった。そのせいもあってか満床を理由に救急車の受入れを断ることが度々起こっていた。当院の脳卒中入院患者の約半数は救急車搬送によるものである。これは過去数年のデータを見ても同様である。したがって、脳卒中新規入院患者の増加には救急車を常に受け入れられる体制を整えておくことがもっとも重要と考え、多少の病床稼働率の低下を伴うが、常時急性期病床に１割（５床）以上の空床を設けることとした。ベッドを空けるためにはもちろん在院日数の短縮が必要であり、併せて取り組んだ。それと同時に、救急隊との連携を強化

3.5 中規模ケアミックス型脳神経外科専門病院の経営戦略と取組事例
～診療情報管理士は病院経営にどう貢献していくべきか～
(金沢脳神経外科病院)

図表3.5.8

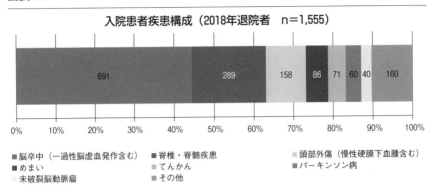

図表3.5.9

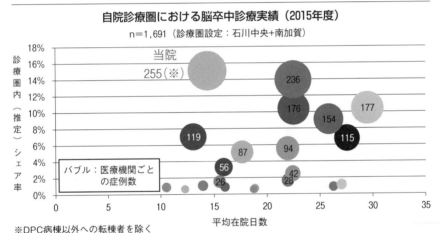

※DPC病棟以外への転棟者を除く
(上記を含めると522)

出所：2017年2月9日 厚労省中医協 DPC 評価分科会資料を基に作成

するため、搬送された患者の予後報告も含めた救急隊訪問を、地域医療連携室を中心に開始した。

目下、取組みの最中ではあるが、直近1年(2018年)の脳卒中新規入院患者数は649人と、3年前(2015年)の533人と比べ22%増加している。また救急車搬送件数についても、満床を理由に受け入れを断るということはほぼ解消さ

図表3.5.10　住所別脳卒中入院患者数の推移

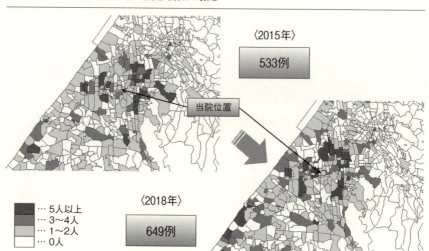

　れ、結果、ここ数年800件前後で横ばいであった総搬送件数は、2018年においては初の900台超えを達成した。

　では地域シェア率はどうなったか。**図表3.5.10**は2015年と2018年の脳卒中入院患者の住所別人数を地図上に濃淡で示したものだが（濃い方が多い）、明らかに濃い部分が増え、また濃い部分のエリアが拡大しているのがわかる。地域の正確な脳卒中発生件数はわからないが、地域シェア率が上がったことを示す指標の1つと言えよう。本事例は重点化・機能強化の好例ではないだろうか。

(2)　**脊椎脊髄手術への取組み**

　前述したが、脳卒中をメーンで扱う病院では、緊急入院割合が高くなりやすい。また脳卒中は気候・気温の影響を少なからず受けるため、患者数に季節変動がある。脳腫瘍や未破裂脳動脈瘤等は季節変動こそないかもしれないが、そもそもの絶対数が少ない。結果、病床稼働率は予測しにくいうえに常に不安定な状態となってしまう。当院も例に漏れず、それが長年の悩みとなっていた。そこで当院の病院長が中心となり取り組んだのが「脊椎脊髄疾患に対する低侵

襲手術」である。腰痛等の原因疾患である脊椎脊髄疾患であれば、罹患者も多く季節の影響を受けずに済む。

一般的に低侵襲脊椎手術と言えば、整形外科による内視鏡下脊椎手術（MED法：Micro Endoscopic Discectomy）のイメージが強いかもしれないが、当院では国内でも実施施設の少ないと言われている顕微鏡下脊椎手術（MD法：Microscopic Discectomy）を実施している。脳神経外科専門病院であるため、顕微鏡を用いた手術には慣れていたということもMD法を選択した理由の1つであろう。以下、実際に当院で行われるMD法の特徴をいくつか挙げる。

- 日本脊髄外科学会の認定医（常勤2名）であり、かつ神経疾患の専門家である脳神経外科医による的確な原因診断のうえ実施される。
- MED法と同じく小切開（1.5〜2cm程度）で済むため、筋肉へのダメージが少なく、術後の回復が早い。
- 手術顕微鏡を使用することで、拡大された鮮明な術野でより安全に手術が実施できる。
- 手術時間が短い。
- ほとんどの腰椎変性疾患に対応できる。（最近では頚椎疾患でも実施される）
- 以上から、脊椎疾患の罹患率が高い高齢者でも全身麻酔下での手術が可能。　　等

手術成績も良好で、口コミで評判が広がり、2002年に1例目を実施して以来患者数も順調に増加し、数年のうちに数カ月先まで予約が入る当院の代名詞の1つに成長した。現在は年間300例ほど実施しており、手術件数は石川県内で1、2を争うまでになった。医療の質を高め差別化（専門特化）が図られた結果、重点化にも成功した事例であると言える。

(3)　脳血管内治療・機能的脳神経外科手術への取組み

当院で近年注力し始めたのが「脳血管内治療」と「機能的脳神経外科手術」

である。

① 【脳血管内治療】

　まず「脳血管内治療」についてであるが、「脳神経外科専門病院なのだから当たり前なのでは？」と思われるかもしれないが、石川県には脳血管内手術が可能な施設、人材が全国と比較して少ない。厚生労働省公開のDPCデータ（2018年3月6日　中医協DPC評価分科会）を見ても、金沢大学附属病院以外で脳血管疾患に対する脳血管内手術を年間10例以上実施している施設はない。

　当院では、2017年4月に血管撮影装置（PHILIPS社製）を更新し、それと同時に赴任した脳神経血管内治療専門医を中心に本格的に脳血管内治療に注力し始めた。2016年度4例だった脳血管内手術は2017年度には16倍の64例に、2018年度も前年度比+20％と順調に症例数を増やしている。現在、脳梗塞やくも膜下出血等に対する緊急手術から、未破裂脳動脈瘤や頚動脈狭窄症等に対する予定手術まで幅広く対応しているが、特に緊急手術が必要な患者については、より迅速に、かつ、より適した治療法（直達手術or血管内手術）を選択できるようになったことこそ最大の成果であったと考える。これこそ病院長が言う「地域に求められる医療」の提供であろう。

② 【機能的脳神経外科手術】

　次に「機能的脳神経外科手術」についてであるが、これは当院が2015年4月から取り組んでいる分野である。主にパーキンソン病に対する脳深部刺激療法、難治性疼痛に対する脊髄刺激療法、ジストニアや本態性振戦に対する視床凝固術等の外科的治療を行っている。また当院は、北陸で唯一の「機能的定位脳手術技術認定施設」でもある。差別化（専門特化）、重点化（集約化）の典型例とも言える。

　病院経営の視点で見れば、脳血管内治療（予定手術のケース）も機能的脳神経外科手術もともに、前述の脊椎手術と同じく、患者数が季節に影響を受けるものではないため、安定した病床稼働の実現に貢献していると言える。

3.5 中規模ケアミックス型脳神経外科専門病院の経営戦略と取組事例
　～診療情報管理士は病院経営にどう貢献していくべきか～　　227
（金沢脳神経外科病院）

図表3.5.11　専門外来の種類

専門外来名	担当医等
脊椎専門外来	日本脊髄外科学会認定医
もの忘れ専門外来	日本脳神経外科専門医・指導医（病院長）
頭痛専門外来	日本頭痛学会専門医・指導医
機能外科専門外来	日本定位・機能神経外科学会　機能的定位脳技術認定医
てんかん専門外来	日本てんかん学会専門医・指導医
脳血管治療専門外来	日本脳神経血管内治療学会専門医
※脳ドック	日本脳神経外科専門医が毎日（平日）実施

　そして、これらの新しい分野への取組みを語る際に外せないのは、やはり中小の専門病院ならではの機動力とチーム力の高さである。一例を挙げれば、脳梗塞に対する血栓回収術については、治療開始当初は、患者が病院に到着してから血管の再開通まで154分かかっていたが、２年目になる頃には102分と、大幅な時間短縮が得られた。やはり、職員間の距離が近いことによるコミュニケーションの取りやすさ、専門病院としての知識・技術に対する探究心の強さなどは、特筆すべき点があると感じているし、互いの頑張りや成果が見えやすいというのもチーム力を生むうえでの当院の強みであると思っている。

(4)　専門外来化の推進

　当院は他に比べて脳神経外科専門医数こそ多いが、病床数220床に対する医師の絶対数は13名（麻酔科医３名、内科医１名を含む）と決して潤沢でなく、この人数で入院、外来、当直、手術等をこなさなければならない。それを踏まえたうえで、脳神経外科専門病院として、地域の診療所等と互いの機能・役割を損なわずに共存していくためには、当院にしかできない、あるいは当院がやるのが適切なものを選択し提供していく必要がある。そのうち、外来医療における役割として当院が注力しているのが“専門外来”の充実である（**図表3.5.11**）。

図表3.5.12　2018年度診療報酬改定における回復期リハビリテーション病棟関連項目

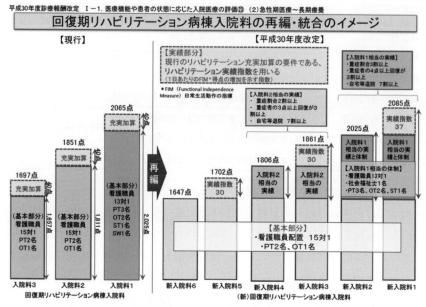

出所：2018年3月5日　厚労省「平成30年度診療報酬改定説明会」資料より抜粋

　当院近隣には、脳神経外科や脳神経内科を標榜する診療所も少なく、すなわち、この専門外来化の推進は、専門性を活かした地域医療における機能・役割分担であり、地域医療構想の実現に必要不可欠な取組みであると言える。

(5) 回復期リハビリテーション病棟入院料1（2018年度診療報酬改定）取得に向けた取組み

① 2018年度診療報酬改定の影響

　2018年度診療報酬改定では、回復期リハビリテーション病棟入院料の評価体系に、「実績指数（FIMの改善度）」によるアウトカム評価が導入された。それに伴い、これまで実績指数が大きく関係していた「リハビリテーション充実加算（平均6単位以上／日で40点／日）」（以下、充実加算）が廃止され、3区分だった入院料は6区分に再編された（**図表**

3.5　中規模ケアミックス型脳神経外科専門病院の経営戦略と取組事例
〜診療情報管理士は病院経営にどう貢献していくべきか〜
（金沢脳神経外科病院）

3.5.12）。

　当院の回復期リハビリテーション病棟は、元々旧入院料１の病棟だった
が、2018年２月に新入院料１の条件となる実績指数が「37」であることが
判明した時点で試算を行った結果、両病棟とも新基準となる４月時点で37
をクリアすることは難しいと判断され、新年度は入院料２（点数は据置
き）でのスタートとなった。

　一般的に実績指数を向上させるためには、いくつかのポイントがある。
以下は実績指数の計算式であるが、要するに「FIM 運動項目得点をより
改善させ」（＝分子を大きくする）、そのうえで「在院日数が短い」（＝分
母を小さくする）と実績指数は高くなる。

$$\text{実績指数} = \frac{\text{各患者の「FIM 運動項目得点の退棟時と入棟時の差」の総和}}{\text{各患者の}\left(\dfrac{\text{入棟から退棟までの在棟日数}}{\text{状態ごとの回復期リハビリ病棟入院料の算定上限日数}}\right)\text{の総和}}$$

計算対象：直近６ヶ月間の退棟患者

　そして、もう１つ、おそらくもっとも重要と考えるポイントが「計算対
象外患者の選定」である。詳細は割愛するが、実績指数の計算にあたって
は、入棟の時点で FIM 得点が高すぎるものや、逆に低すぎるもの等を一
定の割合で計算対象から除外できる。ただし、この判断は遅くとも入棟月
分の診療報酬請求までに行う必要があるため、改善の見込みや入院日数の
予測が重要となる。

　元々、充実加算を算定していた病院は、2016年度診療報酬改定で、実績
指数27が満たせないと７単位目以降の疾患別リハビリ料が包括されること
になったので、おそらく意識して実績指数向上に注力していたと思われ
る。実際に当院近隣で充実加算を算定していた回復期リハビリ病棟を持つ
主だった病院は、改定後早々に入院料１の届出を行っていた。当院は充実
加算を算定していない病院だったが（2017年度平均5.2単位／日）、FIM や
日常生活機能評価の改善度は全国平均を上回っており、それなりに質の高

230　第3章　ケース・スタディ　10病院の実践

図表3.5.13　除外患者選定の流れ

〈事前準備〉
まず経営企画課が前月の入棟患者のうち除外条件に該当する患者リスト（年齢、
疾患、入棟時のFIM等記載）を作成し、事前に担当者に配布する。
↓
〈選定当日〉
メンバーがそれぞれの職種の立場で意見交換し除外患者を選定する。
迷ったときは、過去のデータを用いた傾向分析を参考にしたり、事務で作成した
シミュレーションシート（予測されるFIMの改善見込みと入院日数から実績指数
を計算するもの）を使用したりして、できるだけ客観的かつ総合的に判断する。
↓
〈結果の検証（評価）〉
毎月の回復期リハビリ病棟運営会議で評価を行う。（経営企画課）
・直近の実績指数の報告
・前月の退院者における評価（除外が正確であったか？　等）
・当月以降の予測や、それに伴う注意点等の説明　　　等

いリハビリを提供しているという自負があった。実績指数についても、あ
えて計算対象外にできる患者を除外しなくても30前後と、少なくとも27以
上はキープしていた。結果として、この考えが甘かったのか、入院料1対
応に乗り遅れた感があるのは否めない。当院の回復期リハビリ病棟への入
棟患者は年間450人ほどであるが、そのうちの3割以上が他の急性期病院
からの転院患者である。当院が地域から求められる病院であるためには、
入院料1の取得が必須条件であったことは言うまでもないことだろう。

② 実績指数向上に向けた取組み

　前述の試算では、実績指数計算対象から除外する患者（以下、除外患
者）の選定が適切にできていれば、十分に実績指数37をクリアできること
までがわかっていた。そこで医師、看護師、リハビリ（理学療法士、作業
療法士）、事務（経営企画課）でチームを結成し、除外患者の選定を開始
した（**図表3.5.13**）。

3.5　中規模ケアミックス型脳神経外科専門病院の経営戦略と取組事例
～診療情報管理士は病院経営にどう貢献していくべきか～　*231*

（金沢脳神経外科病院）

図表3.5.14　取組み後の実績指数の推移

	4月	5月	6月	7月	8月	9月	10月	11月	12月
A病棟（54床）	26.7	30.6	30.7	32.9	34.8	38.1	41.3	38.9	42.1
B病棟（52床）	34.7	35.7	33.4	35.3	37.6	39.9	40.3	40.2	42.2

　除外患者の効果が表れるのは退院月となるので、早くて夏頃、遅くとも年内での達成を目標に取り組んだが、除外の精度も会議を重ねるたび格段に上がっていき、9月末日時点で入院料1の基準（実績指数37）をクリアすることができた（**図表3.5.14**）。

　ちなみに、その時点での患者1人当たりに提供する疾患別リハビリは平均で5.4単位／日であった。決して量的には多くないが、質が担保されていれば、十分な改善が得られるということが証明されたとも言える。直近（2018年12月）の実績指数は42まで上がっている。そして、この入院料1の取得による1年間の経済効果は約2,200万円（増収）となる。

　評価軸が量から質へ変わったことにより得られた成果は、医療の質の向上を自院の経営戦略に掲げる当院にとっては、方向性が間違っていないことを証明することにもなった。

⑹　まとめ

　以上、大きく5つの取組みを紹介してきたが、改めてケアミックス型の脳神経外科専門病院である当院が、今後、大規模な医療提供体制の変革が予想されるなか生き残っていくためには、医療の質の向上を前提とし、より専門特化していくことで、差別化を図っていくしかないと考える。

4．診療情報管理士としての病院経営に対する貢献

　最後に、これまでと視点を変えて、病院事務職（診療情報管理士）としての病院経営への係わり方について、筆者の経験を踏まえたうえで私見を交え述べ

てみたい。

(1)　職務歴について

　私は金沢脳神経外科病院に入職して18年目になる。最初に配属されたのは地域医療連携室であったが、用度係や施設管理係も兼務していた。人材が少ない中小病院には、よくあることだろう。その後医事課に異動となり、約1年の受付業務を含む外来医事係を経て、入院医事係に転向した。医事課時代は、電子カルテ・オーダーリングシステムの導入に携わったり、診療報酬請求の減点査定対策に注力してきた。診療情報管理士の資格を取ったのも、この時期である。約5年間の医事課勤務の後、2007年、DPC準備病院へ参加するタイミングで診療情報管理室へ異動となった。常勤1人、半日パート1人という小さな部署であったが、入院医事のわかる診療情報管理士ということで、収益試算から様式1やEFファイルをはじめとするDPCデータへの対応、関係する各部門との調整や仕組みづくり等、DPCに係るほとんどの業務を任された。そして2013年9月、新しく経営企画係と診療情報管理係から成る経営企画課が発足され、両方の業務を兼務するかたちで現在に至っている。また前述したが中小病院の事務部門は十分な人材を確保することが困難なことから、医事課、診療情報管理室時代も色々な業務に携わっていた（**図表3.5.15**）。

　振り返ってみると、所属部署の主業務以外にも、多くの部門横断的な業務や対外的な業務に携わらせてもらっていたことが、多様化する診療情報管理士へのニーズに対し、あまり抵抗なく挑戦し続けることができる土台となっていると感じる。

(2)　診療情報管理士の病院経営への係わり方とは

【病院経営とは】

　まず「経営」と聞いて、皆さんは何を思い浮かべるだろうか。多くは"経済性を高める"こと、すなわち「収入を大きくする」、「支出を小さくする」等により"どう収益・利益をあげるか（≒お金儲け）"ということをイメージされ

3.5　中規模ケアミックス型脳神経外科専門病院の経営戦略と取組事例
　　～診療情報管理士は病院経営にどう貢献していくべきか～　　　　*233*
（金沢脳神経外科病院）

図表3.5.15　部署の主業務以外に兼務していたもの（医事課～診療情報管理室時代）

業務内容	備考
広報関連	各種パンフレット類の作成、ホームページ関連、記念誌作成　等
地域医療連携	診療所訪問・取材、紹介記事の作成→病院広報誌掲載　等
TQM活動の推進	QCサークル活動の推進・活動の援助（他部署の活動に参加する場合もある）、院内発表会の企画・運営、全国大会審査員　等
診療報酬改定対応全般	診療情報管理室異動後も継続
脳卒中地域連携パス	地域共通の脳卒中地域連携パスの作成　等
システム関連	システム管理者（当時1名）不在時の電子カルテ不具合対応　等

るのではないだろうか。しかし、辞書で「経営」という言葉を調べてみると次のように書いてある。

> 【経営】…事業目的を達成するために、継続的・計画的に意思決定を行って実行に移し、事業を管理・遂行すること。（小学館「大辞泉」より）

　つまり「経営」とは、お金儲けのことではなく、組織（病院、部署、チーム等）を良くしていくための管理活動のことである。患者を良くすることが目的ならば、それを達成するための活動も、広い意味では経営活動だろう。経済性の向上は、経営がうまくいった結果の1つである。したがって、仮に赤字（経済性が低い）ということならば、"経営がうまくいっていない"ということになる。言葉遊びのように見えるかもしれないが、この考え方は職員の納得感を高めるためには重要だと思っている。

【診療情報管理士ができる経営への係わり方】
　〈その①：医療情報の利活用の推進〉
　　医療情報の電子化やDPCの普及により、院内には膨大なデータが蓄積されるようになった。またインターネットを通じ、病床機能報告やDPCデータ等の様々な外部データも公開されている。おそらく多くの診療情報管理士が、データの集積はもちろんのこと、それらを加工・分析し、院内

へ発信していると思われる。しかし、それらがいかに精度・質ともに高いものであったとしても、活用されなければ残念ながら意味がない。そして、活用とは、すなわち"診療や経営の質改善のために活かされているかどうか"ということである。

　活用されない理由にはいくつかあると思うが、私が重要と考えているものが2つある。

　1つは提供する情報の「目的」が不明確なことである。「何のため」、「誰のため」の情報なのか。これがはっきりしていないと、「成果に結び付かない」、「効果が見えない」等の理由から受け入れてもらいにくい。

　そしてもう1つは、その情報を基にした「具体的な提案」がないことである。診療情報管理士はデータの収集・加工までは行うが、それを活用し、成果に結びつけるのは現場や経営者・管理者層の役割であると考えている診療情報管理士を始めとする病院事務部門のかたは少なくないのではないだろうか。私も現場主義には大いに賛成であるし、経営者・管理者層などトップマネジメントの役割として、目標の設定や戦略・事業計画の立案・策定は重要である。しかし現場や経営者層の立場に立つと、データを突き付けられ、後の結果如何は自分たちの責任とされれば、なかなか納得感を得られるものではない。

　このような問題点を解決するためにも、これからの診療情報管理士に求められることは、データを収集し加工したものを一方的に提示するだけではなく、自院を取り巻く外部環境を見定め、①目的を明確にしたうえで、②それに即したデータ分析を行い、③具体的な提案まで行う、あるいは対象となるもの（現場、経営者・管理者層、患者等）が納得して実際の行動につなげられる（意思決定を支援する）情報を発信することではないだろうか。そして、これこそが効果的な医療情報の利活用であり、診療情報管理士ができる経営貢献の1つのかたちであると考える。

〈その②：問題改善のスペシャリストを目指す〉

　病院に限ったことではないが、経営とは問題改善・業務改善の繰返しで

3.5 中規模ケアミックス型脳神経外科専門病院の経営戦略と取組事例
～診療情報管理士は病院経営にどう貢献していくべきか～
(金沢脳神経外科病院)

あり、これに尽きると言ってよい。問題改善の基本的なプロセスとして、よく耳にするのが「PDCAサイクル」である。問題改善に向けて、まず計画（plan）を立て、それに従って実施（do）し、その結果を確認（check）し、標準化を図ったり、必要に応じてその行動を修正したりする等の処置（action）をとるという流れである。一見シンプルなようだが、これを適正かつ的確に実践するのは意外と難しいと思っている。

　まず「P（計画）」の部分であるが、計画を立てるにあたっては、まず問題となっている事象の「現状を正確（客観的）に把握」し、そのうえで、「改善したいテーマを明確」にする必要がある。単純な計画表や工程表をつくるのとはわけが違う。「D（実施）」の部分で重要なのは、計画段階で把握された問題となっている事象の現状値から原因や要因を細かく分析し導き出すことである。ここまでが、問題点（≒目的）を明確にする作業であり、そうすれば自ずと効果的な対策が検討できる。私の感覚であるが、問題点がはっきりしているときの、医療現場の方々の対応能力（アイデア、実践）は素晴らしい。だからこそ、現状の調査・把握から原因・要因の分析までのプロセスが大事なのである。そして、"やりっ放し"になってしまわないよう「C（確認）」が重要なわけだが、計画段階で適切に現状把握ができていれば、それがどうなったかを検証するのは容易い。最後に「A（処置）」では、改善されたことを定着させ、維持していけるよう管理していく。管理していく中で、また問題が起きれば、再びPDCAサイクルに従って改善活動を行うというわけである。

　そして、この一連の流れのなかで、診療情報管理士が介入できることは、実にたくさんあるということは、前述した「その①：医療情報の利活用の推進」と照らし合わせてみてもおわかりいただけるのではないだろうか。〈その①〉が、診療情報管理士としての、病院経営に対する「取り組み方」や「姿勢」のようなものであるのに対し、〈その②〉は、「方法論」、「実践編」といったところであろうか。

　難しく書かれているように見えるが、伝えたいことは実にシンプルで、

要するに「現場といっしょにやってみよう」ということである。現場で何か困ったことがあったとき、新しいことに挑戦してみようと思ったとき、診療情報管理士に相談してみよう思ってもらえるようになることが、診療情報管理士の存在意義を高めることにつながると考える。

「問題改善のスペシャリスト」であることが、私の診療情報管理士としての目標であり、病院経営への貢献であると思っている。

〈その③：心がけと実践〉

以上を実践していくなかで、私が診療情報管理室時代から心がけていることを以下に挙げて、本稿を締めくくる。

◆現場に足を運び直接話す。
　→「現場」を知る。
◆医師、看護師等が行う研究、学会活動への援助・協働は積極的に行う。
　→「医療」を知る。
◆データ分析や情報提供依頼には「No」とは言わない（ようにしている）。そして提供するものには「付加価値」をつける努力を。
　→使用目的を、よく聞いて「いっしょに考える」。
　　提供実績（2017年度・依頼によるもの）：72件（医師・看護部で全体の75％）
◆活用を前提としたデータ入力。
　→データを取る目的を明確にし、正確なデータ入力を心がける。
◆「根拠」と「論理」、そして「思いやり」を大事にする。
　→「論理的思考」を基本としつつも「相手に対する感謝・尊敬」を忘れない。

こうした心がけ、実践の繰返しが、相互理解につながり信頼関係を生み、ひいては良好な人間関係・部門間関係を構築していくと信じている。診療情報管理士が病院経営へ係わっていくうえで、もっとも重要なことだと思っている。

改めて、社会構造の変化による医療提供体制の変革が否応なく進められていくなか、それによって生じるニーズの変化や多様化に対応していくには、絶え

間のない自己変革が必要である。そして、これからの病院経営には、それができる人材（人財）が必要不可欠であり、それを診療情報管理士に期待する病院は多いのではないだろうか。

3.6

赤字病院からの脱却を目指して

高岡市民病院 院長 遠山 一喜

　高岡市民病院は、富山県北西部の高岡市（人口約17万人）にあり、高岡医療
圏（高岡市、射水市、氷見市、人口約32万人）に属します。高岡市は豊かな自
然に恵まれた富山県第2の都市で、北は富山湾に面し、雨晴海岸からは海越し
に3,000メートル級の立山連峰の大パノラマを見ることができます。古く奈良
時代は大伴家持に代表される越中文化発祥の地であり、現在の高岡市伏木には
国府が置かれていました。さらに、近世は加賀藩主前田利長が築いた城下町と
して栄えてきました。明治22年の市制・町村制の施行では全国最初の市の1つ
となった歴史ある都市です。

　私は麻酔科医ですが、平成23年から副院長、平成27年から病院長を務め平成
の終わりとともに退任します。当院の経営アドバイザーの井上貴裕先生から病
院長としてやってきたことを書いてほしいと依頼されましたが、多くの経営陣
がされていることを実践したまでで特別のことをしたわけでもありません。井
上先生の「赤字では良い病院は作れない。」という合言葉を職員に徹底し、万
年赤字体質の病院を「平成29年度経常収支黒字化達成」という目標に向かって
職員一丸となって突き進んできましたので、この数年を振り返ってみたいと思
います。

1. はじめに

(1) 高岡市民病院の沿革

　本院は、昭和26年10月に内科、外科の2診療科で健康保険高岡市民病院として開設し、昭和40年3月に高岡市民病院と改称しました。平成11年～12年にかけて（4月に新病棟・中央診療棟が新築され、平成12年4月に新外来診療棟が完成）全面改築が行われました。改築当初は476床（一般病棟408床、精神・結核・感染症68床）を有しておりましたが、平成26年度から病床削減と病棟再編を行い、現在では22診療科、病床数401床（7：1急性期307床、4：1ハイケアユニット6床、緩和ケア病棟20床、精神・結核・感染症68床）を有する富山県西部地域の中核的病院として今日に至っております。

(2) 本院改革の必要性

　自治体病院を取り巻く経営環境は、特に地方において医師不足や看護師不足などの課題に直面しており、また医療費の抑制を図るため診療報酬改定も実質的にはマイナス改定が続いており、急性期病院にとって非常に厳しい状況です。本院が圏域の中核的役割を担って良質な医療を提供し続けるためには長年の赤字体質からの脱却を図り、根本的な経営改善が急務となっていました。

(3) 本院の経営状況

　本院の経常収支の状況は、平成9年度以降連続赤字決算となっており、特に平成11年度からは病院の全面改築に伴う建物や高度医療機器の導入による企業債償還金や減価償却費の増加が経営を圧迫しておりました。さらに、平成26年度は、新公営企業会計制度への移行が義務付けられ、経営実態を的確に表す財務諸表に変更され、より精度の高い経営計画や経営戦略が求められることとなりました。

図表3.6.1　高岡市民病院

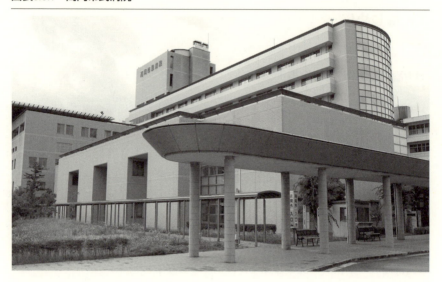

　本院は、これまで経営改善の取組みとして、事業期間を平成15年～17年度とした第Ⅰ期中期経営計画を策定、続いて総務省による集中改革プランの策定に合わせて平成18年～20年度までの第Ⅱ期中期経営計画、平成21年度～25年度までの第Ⅲ期経営計画、平成26年度から現計画の第Ⅳ期経営計画に沿って病院経営が行われてきましたが、依然として経常利益は赤字決算が続いていました。

　平成26年度から病床数を削減し病棟再編を実施したこと、収支状況と計画に大きな乖離が生じたこと、さらに、県が平成28年度に策定する地域医療構想と整合性が取れた新公立病院改革プランの策定が求められていることから平成28年本院の第4期中期経営計画を改定しました。この計画を新公立病院改革プランに位置づけて計画期間を新公立病院改革プランの最終年度である平成32年度まで延長しました。

　本計画では平成29年度に経常収支黒字化を達成し経営の安定化を図ることを最大目標としました。

(4)　高岡医療圏の概況

　高岡医療圏は比較的狭い地域に病院が集中しており、平成26年度の時点で病院は27病院あり、病床数・病院数ともに過剰な状態でした。その中で急性期医療を行っているのは公的6病院であり、400床以上の病院は救命センターを持つ厚生連高岡病院と高岡市民病院の2病院です。

　当時、年間救急車搬送件数と全身麻酔件数を急性期医療の指標とすれば、圏域で救急搬送件数2,500件以上かつ全身麻酔件数1,500件以上の病院は、厚生連高岡病院と高岡市民病院であり、急性期医療の大部分をこの2病院で担う形となっていました。人口減少・高齢化を背景とする急性期需要の減少と地域介護・包括ケア需要の上昇を踏まえて、急性期医療を厚生連高岡病院と本院で担い、他の病院が回復期（亜急性）ないし慢性期（療養型）に変換する形が効率的な機能分担と考えられましたが、それぞれの病院の思惑もあり本院の利害だけでは動くことはできない状況であり十分な協議が必要と考えられました。いずれにせよ多くの病院が比較的狭い地域に密集しており、それぞれの病院の動向は本院にとって将来を選択する上で重要な問題でした。

　図表3.6.2に平成26年から平成30年における公的6病院の病床数と病床機能の変化を示します。

(5)　高岡医療圏の救急医療体制

　ここで私が長年関わってきた高岡医療圏の救急医療体制について簡単に述べます。一次救急医療は高岡市医師会が運営する高岡市急患センターが休日夜間（夜間は23時まで）の診療を担当しています。二次救急医療は厚生連高岡病院、高岡市民病院、済生会高岡病院が輪番制で担当し、前2病院で年間高岡市内の約80％の救急車を受け入れています。病院単独で二次救急輪番を行うためには脳血管系疾患、呼吸器系疾患、心血管系疾患、消化器系疾患の4分野を診療でき、かつ2時間以内に全身麻酔での手術が可能な病院と取り決めました。大部分の重症傷病者は輪番病院で受け入れますが、多発外傷などの一刻を争う

242　第3章　ケース・スタディ　10病院の実践

図表3.6.2

高岡医療圏公的病院	推移	総病床数	一般急性期（ICU/HCUを含む）	地域包括ケア	回復期リハビリ	結核	感染	精神	緩和ケア
厚生連高岡病院	平成26年	681	681	0	0	0	0	0	0
	平成30年	533	468	49	0	0	0	0	16
高岡市民病院	平成26年	476	408	0	0	12	6	50	0
	平成30年	401	313	0	0	12	6	50	20
済生会高岡病院	平成26年	270	270	0	0	0	0	0	0
	平成30年	251	155	56	40	0	0	0	0
氷見市民病院	平成26年	368	363	0	0	5	0	0	0
	平成30年	250	196	0	49	5	0	0	0
射水市民病院	平成26年	199	195	0	0	4	0	0	0
	平成30年	199	96	99	0	4	0	0	0
JCHO ふしき病院	平成26年	199	199	0	0	0	0	0	0
	平成30年	199＊	139＊	60	0	0	0	0	0

＊一般病床のうち79床は休床

　集学的医療が必要な傷病者は救命センターのある厚生連高岡病院に搬送されるかドクターカーで現場へ出動することになっています。また、他の公的3病院は前述の病院とペアとなって比較的軽症の傷病者を受け入れてもらっています。傷病者搬送の判断は医師とホットラインでつながった救急隊の判断で行われます。このような体制で高岡医療圏では救急車のたらい回しはありません。富山県が運営するドクターヘリの受入れも行っています。このように輪番制が確立していることで医師の負担が少し軽減できていると思います。

　救急隊の教育・救急医療体制の構築の功で、私は平成22年救急功労者総務大臣表彰を受けました。

2．本院の進むべき方向性

　高岡医療圏の他病院の動向を踏まえ院内で様々な議論を重ねた上で、本院は

高度急性期及び急性期医療を目指すこととし、病棟の削減と再編を実行することとしました。地域包括ケア病棟はあえて選択しませんでした。本院のポストアキュートあるいは短期滞在手術患者を包括ケア病棟に入院させることも考えられましたが、それはこの病棟の持つ本来の趣旨に反すると考え、地域包括ケア病棟を取得した病院との連携に尽力することとしました。この判断の是非は未だにわかりませんが、これまで通り地域がん診療連携拠点病院としてがん医療を推進し、救急輪番病院として救急医療を堅持することとしました（**図表3.6.3**）。

　病院長就任後、我々が目指すべき将来像を職員全体に浸透させるためにあらゆる機会を通して幹部をはじめとする職員に病院長が自分の言葉で客観的なデータを示して目標を設定し、同じ目標に向かって一丸となって医療の質と経営の安定の両立を図ること強く訴えました。

❶　本院の使命

「医療を通して自治体病院として地域社会に貢献する」

　高岡医療圏における急性期医療を担う中核的病院として、また自治体病院として、医学の進歩に伴う医療の高度化、地域医療の状況の変化に適切に対応し、安全で質の高い医療を提供する。

❷　経営の改革

「利益を生み出すことは目的ではないが、病院の生存条件である（井上先生のお言葉）」

　当院の中期経営計画に基づく施策により、経営改善を進め、平成29年度には純損益の黒字化を見込み、累積欠損金の減少につなげる。

❸　目指すべき将来像

「地域の住民・医療機関に最も信頼される病院を目指す」

　引き続き、高岡医療圏において救急医療、がん治療などの高度医療を担う急

図表3.6.3

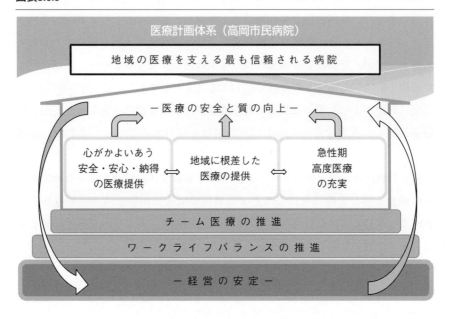

図表3.6.4

改革にあたっての病院の方針
病院にとって経済性は本来目的ではないが、安価で効率的な医療を実践し、安全で質の高い医療を実践する。 赤字では良い病院は作れない

- 本院の強みを伸ばし、引き続き高度急性期・急性期病院を目指し、地域連携を強化する（当面地域包括ケア病棟は選択しない）。
- 本院の効率的な急性期病床数を考える。
- 紹介患者を増やし、新規入院患者を獲得する。
- 平均在院日数を短縮する事によって、1人1日当たりの入院診療単価を上げる。
- 病状の安定した（単価の低い）外来患者は積極的に逆紹介し外来をスリム化し、紹介患者の増加に努め入院患者に傾注する。
- 取得できる診療報酬上の加算は確実に取る。

性期病院として、その機能強化に努め、安全で質の高い医療を実践していく。自治体病院として、民間医療機関では限界のある政策的医療に引き続き取り組む。地域医療機関や介護施設等とのさらなる連携を含めたチーム医療の推進により、安心で信頼のおける地域完結型医療を目指す（**図表3.6.3、3.6.4**）。

3．中期経営計画(平成29年度経常収支黒字化にむけて)の概要

❶ 急性期病院としての機能特化（高度急性期医療の機能強化）

① 集中治療部門の強化（看護体制を常時4：1とし、ハイケアユニット入院管理料を取得）

② 救急外来の改修拡充

③ 災害拠点病院の体制強化（DMAT隊強化、資機材充実、自治体病院との相互応援体制の協定締結）

④ 包括的がん医療センターの設置（切れ目のないがん医療の実践）

⑤ 外来化学療法室の移転拡充（6床から11床へ）

⑥ 日帰り検査・手術拡大に伴う機能整備

⑦ 看護専門外来、緩和ケア外来、がん相談支援センターの充実

⑧ 富山県西部地区初の緩和ケア病棟の設置（20床）

⑨ 5疾病事業の対策強化（がん対策はもとより地域連携クリニカルパス等の活用促進、認知症疾患医療センターの設置など）

⑩ 外来医療の見直しと充実（病状の安定した単価の低い外来患者の逆紹介を推進し、入院患者の診療に重点を置く）

⑪ 高度医療機器の更新（最新鋭機器の導入）

⑫ 総合入院体制加算Ⅱ、地域医療支援病院などの積極的な加算の取得

⑬ その他

❷ 安心・安全・納得の医療

① 医療情報、医療相談体制の充実（患者サポート体制の強化）

246　第3章　ケース・スタディ　10病院の実践

②　医療安全・感染対策・医療倫理の充実

③　医療スタッフの確保と資質向上

④　広報機能、出前講座などの充実

⑤　その他

❸　地域に根差した医療の提供

①　高岡医療圏における救急輪番制の堅持

②　自治体病院として民間では限界のある精神・結核・感染症等の政策的医療の実施

③　高岡医療圏唯一の認知症疾患医療センターの開設

④　地域包括ケア体制の構築に向けた地域連携のさらなる推進及び回復期・慢性期・在宅医療に対する積極的な後方支援

⑤　病病・病診連携の強化

　a　登録医医療機関制度による地域連携のさらなる推進（紹介・逆紹介の推進など）

　b　患者支援センターの設置（入退院センター併設）

　c　地域包括ケア病棟を有する病院との医療連携推進

　d　広報機能、開業医訪問の充実による専門的医療の地域への積極的提供（地域医療部に広報戦略室を開設）

　e　地域医療機関とのカンファレンス、研修会、講演会などの充実

　f　「高岡連携ネット」の活用・充実

　g　高度医療機器の共同利用の推進（休日の CT 利用など）

　h　在宅医療への支援の強化

⑥　その他

❹　経営の安定

　高岡市唯一の市民病院かつ中核病院として、住民の皆さんに最良の医療を提供することはもちろん、政策的医療や先進的医療を安定的かつ継続的に提供し

ていくためには、自立性の高い健全経営が不可欠です。そのためには病院職員の1人ひとりが経営参画意識を持ち、安価で質の高い医療を提供するという経営意識を全職員が共有することが大切です。職員それぞれが積極的に経営改善に向けて同じ目標に向かって計画期間中の黒字達成を目指し、経営の安定化を図る。

4. 計画推進のための病院体制（一部抜粋）

❶ 外部
　① 高岡市民病院経営懇話会（有識者会議）
　② 高岡市行財政改革市民懇談会（市民・民間の立場からの意見・助言）
　③ 井上貴裕先生の経営セミナーなど
　④ その他

❷ 病院内部
　① 管理会議：病院長を議長とする最高決定機関
　② 責任者会議：管理会議の委員と各診療科・各部署の責任者との協議と管理会議の意思伝達会議
　③ 経営企画推進委員会：病院長を委員長とし、各部署幹部職員で構成され、病院の方向性の具体策を協議・検討し、院内の最高決定機関の管理会議に具申・提案する組織
　④ 事務局（経営戦略部門も含む）：総務課・医事課が協力し、経営情報や診療情報の一元化を図り、健全な病院運営に資する組織
　⑤ 経営戦略ワーキンググループ：幹部医師、看護部、地域医療部、薬剤部、幹部職員、事務職員等で構成され、診療報酬加算取得に向けた体制整備など、医療の質、経営改善に関わる事項についての実現化を目指し、協議する場。病院長も出席する。
　⑥ その他

図表3.6.5

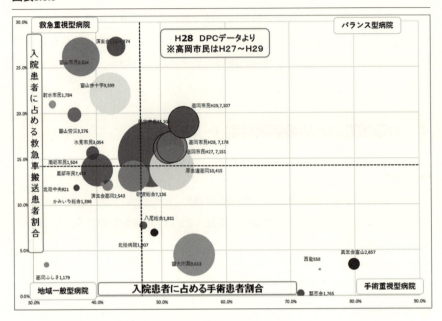

5．中期経営計画の平成29年度までの実績

❶ 本院の特徴

　本院はDPCデータから見ると、手術と救急医療においてバランス型の病院であり、平成26年の時点からその特徴が徐々に現れてきている。平成29年度では、入院患者の19.0％が救急車で搬送された患者であり、入院患者の53.5％が手術を受けている。年々新規入院患者も増加し、手術を受ける患者も増加してきている（**図表3.6.5**）。

❷ 実績（平成25年～29年度）

　一般病床の削減、新規入院患者数、手術室での全身麻酔件数、手術室での総手術件数、一般病棟の平均在院日数、一般病棟の平均診療単価、医業収益、経

図表3.6.6

	H25	H26	H27	H28	H29	H30 (12月まで)
一般病床数（緩和ケア病棟20床を含む）	408	355	355	333	333	333
急性期病棟新規入院患者数	7493	7553	7894	8036	7905	—
急性期病棟1日当たりの入院診療単価（円）	45383	48598	51358	53354	53781	—
急性期病棟平均在院日数	14.5	12.8	12	11.6	11.7	—
急性期病床の病床利用率（％）	78.0	70.1	68.6	83.5	82.8	82.2
手術室での全身麻酔件数	1514	1740	1820	1765	1738	—
手術室での総手術件数	2883	3127	3315	3516	3616	—
救急車受け入れ台数	2284	2652	2569	2769	2888	—
入院患者の後発医薬品使用割合（％）	—	61.91	79.83	91.3	91.83	92.39
薬剤管理指導件数	5491	6599	8178	8506	7075	—
外来化学療法治療件数	1429	1689	1741	1753	2061	—
紹介率（地域医療支援病院の計算法）（％）	—	25.4	31.3	34.7	41.7	62.3
逆紹介率（地域医療支援病院の計算法）（％）	—	34.4	43.0	48.8	57.3	89.9
紹介患者数	—	4947	5151	5368	6100	—
逆紹介患者数	—	6659	7036	7480	8356	—
医業収益（百万円）	8023	7815	8126	8185	8182	—
経常利益（百万円）	−52	−531	−289	−129	92	—

常収支などの5年間の実績を**図表3.6.6**に示します。

6．平成29年度経常収支黒字化達成

　職員のおかげで平成29年度は当期純利益約9千万円と、21年ぶりに黒字経営

250　第3章　ケース・スタディ　10病院の実践

となりました。今回の要因は、新病院建設後の減価償却費の減少に加え、逆紹介を推進して病病・病診連携を強化し入院患者の受入れを積極的に行い新規入院患者数が増加したこと、回復期の病院と積極的に提携し術後の患者を引き受けていただき平均在院日数の削減に努めたこと、外来化学療法室の収益増などが要因と考えられます。

　しかしながら、医業収益等において計画とはまだ乖離があり、これでようやく新たなスタートラインに立っただけであり、持続的な黒字体質を確立することが重要と考えています。井上先生の「赤字では良い病院をつくれない。」との言葉をいつも噛み締めています。

　診療報酬制度はあまりにも急性期病院に厳しく、急性期にこだわると費用がかさみ増収減益になる懸念があります。経営側としては理想ばかり言っているわけにはいきません。自治体病院であっても、確実に医業収益を確保し自立性の高い健全経営に努め、「医療の質」と「経営の安定」を両立させて、最終的には「住民や地域の医療機関に最も信頼される病院」をめざすこれに尽きると思います。

7．病院長として

　自治体病院は、各部署の職員定数が厳格に定められており、新しい職種や診療報酬上加算が取れる人員数を配置することが非常に困難です。医療の質を高めるために人員増を訴えても定数内でやりくりすることを強いられ柔軟な対応が全くできません。もちろん人件費も考慮し適正配置をすることは重要ですが、人材（職員）は病院経営の要であり、単に費用（人件費）と考えることは病院経営を破綻させることになります。しかし、市当局は職員を費用と見なしがちであり、特に赤字の病院ではなおさらのことです。思い切って病床を削減しその分の職員を配置することで効率的な病院運営と診療報酬上の加算の取得に努めましたが、未だ十分な職員配置はできておりません。病院は企業だから人材が利益を生むということを理解してもらうことは至難の業です。また必要

な医師の確保は病院長としていつも頭の痛い問題です。地方にとって新臨床研修制度の余波は現在も続いています。人員が少ない診療科は医師の疲弊が進みそれがまた医師確保を困難としています。医師が来たいと思ってくれる病院を目指すしかありません。ワークライフバランスを推進し、病院長はもちろん職員が自分の病院を好きになり誇りを持って仕事が続けられる環境づくりが最も大切だと思います。

　病院の改革には病院の方針を職員に徹底することが重要です。特に医師はただやりなさいと言っても動いてくれません。事あるごとに客観的なデータを示し具体的な目標を定めた上で結果を出してもらうことが重要です。これを繰り返すことによって診療報酬（病院経営）にも関心を持ってもらえ、目標達成に向けて努力してくれます。データは嘘をつきません。毎月の責任者会議で客観的なデータを示してプレゼンテーションし、また、マンスリーレポートを出席者全員に配布し病院の情報を共有しています。病院長自身が自分の言葉で職員に伝えることが重要だと思います（**図表3.6.7**）。

　地域連携を推進するために開業医訪問も欠かせません。病院長が直接訪問することで地域医療機関の要望や不満を知ることができます。医師会活動にも積極的に参加しました。紹介あっての病院ですから地域の医療機関と密接な関係を築くことが大切だと思います。また、紹介していただいた患者の病院長回診を毎週行いました。患者ばかりでなく診療所の先生にも好評です。公民館など地域に直接赴く出前講座にも力を入れました。地域住民に病院の特徴や良さを直接伝えることができる絶好の機会です。病院長を筆頭に様々な医療分野で専門の医師や職員に出向いてもらいました。今後は事業所などにも積極的に出かけることを考えております。

　地域の公的病院との連携も重要です。本院の呼びかけで高岡市内公的4病院の病院長と事務局が地域やそれぞれの病院の課題や問題点を話し合う場を設けました。病院同士が協力しあって地域の医療サービス向上に向けて検討する会や懇親の場を開いています。このような取組みもあって公的病院の連携は円滑に行われています。

マンスリーレポート

平成30年　12 速報
診療収入情報【前月、前年同月との比較】

1 稼働日数

項目	12	前年同月	前月
外来（日）	19	20	21
入院（日）	31	31	30

2 延べ患者数

項目	12	前年同月	差	前月	差
外来（人）	16,224	16,473	▲ 249	16,801	▲ 577
入院（人）	10,114	9,622	492	9,431	683

3 稼働額《全診療科（外来は健診・ドック科含む）》

	項目	12	前年同月	差額	前月	差額
外来	保険適用分（円）	200,133,638	205,343,241	▲ 5,209,603	206,715,805	▲ 6,582,167
	保険適用外（円）	4,351,323	5,016,403	▲ 665,080	4,259,179	92,144
	合計（円）	204,484,961	210,359,644	▲ 5,874,683	210,974,984	▲ 6,490,023
入院	保険適用分（円）	487,710,058	465,728,368	21,981,690	460,592,213	27,117,845
	保険適用外（円）	11,603,348	11,581,308	22,040	12,832,605	▲ 1,229,257
	合計（円）	499,313,406	477,309,676	22,003,730	473,424,818	25,888,588
合計	保険適用分（円）	687,843,696	671,071,609	16,772,087	667,308,018	20,535,678
	保険適用外（円）	15,954,671	16,597,711	▲ 643,040	17,091,784	▲ 1,137,113
	合計（円）	703,798,367	687,669,320	16,129,047	684,399,802	19,398,565

【手術の稼働額】

項目	12	前年同月	差	前月	差
外来稼働額（円）	8,298,688	7,496,489	802,199	10,753,469	▲ 2,454,781
入院稼働額（円）	125,140,804	122,958,158	2,182,646	115,953,970	9,186,834
合計	133,439,492	130,454,647	2,984,845	126,707,439	6,732,053

4 一般患者の1日平均患者数、1人あたり平均単価 ＜保険適用分＞

	項目	12	前年同月	差額	前月	差額
外来	1日平均患者数（人）	786	757	29	737	49
	1人あたり平均単価（円）	12,904	13,023	▲ 119	12,811	93
一般病棟※1	1日平均患者数（人）	291	269	22	281	10
	1人あたり平均単価（円）	52,008	53,204	▲ 1,196	52,689	▲ 681
	入院延べ患者数（人）	9,033	8,325	708	8,427	606
	新入院患者数（人）	656	674	▲ 18	653	3
	平均在院日数（日）	12.0	11.1	0.9	12.0	0.0
	※2	14.0	12.8	1.1	14.3	▲ 0.3
	病床利用率（%）	87.5	80.6	6.9	84.4	3.1
	在宅復帰率（%）	91.1	92.5	▲ 1.5	90.8	0.3
緩和	病床利用率（%）	66.6	58.2	8.4	62.7	3.9

※1 緩和ケア病棟を含む
※2 一般7対1病棟平均在院日数（産科、新生児、緩和ケア病棟、窒手3患者を除く）

項目	12	前年同月	差	前月	差
全身麻酔件数（件）	152	146	6	142	10
重症度、医療看護必要度（%）	34.50	-	-	33.85	0.65

項目	12	前年同月	差	前月	差
入院期間Ⅰ・Ⅱ退院患者率（%）	63.7	61.9	1.8	67.3	▲ 3.6
予定入院退院患者率（%）	41.4	43.2	▲ 1.8	41.3	0.1

8. 最後に

　井上先生の言われる通り病院経営に王道はありません。病院の質を高め住民に信頼され選ばれる病院を目指すことに尽きます。しかしながら、高岡医療圏のように狭い地域に高度急性期・急性期病院が連立することは、特に2番手の本院にとって不沈に関わります。住民は種々の機能を揃えた大規模病院を選択する傾向があります。さらに国は高度急性期・急性期病院は医療圏に1つあれば良いと考えています。国指定の種々の拠点病院機能なども医療圏に1つと絞られてきます。同じように張り合っても2番手は必ず方向転換を余儀なくされることになると思われます。総合病院だからあれもこれもすべてをやるのではなく、本院の特色を伸ばしつつブランディング化を図り、特色のない診療科は思い切ってやめることも考慮しなければならないと思います。しかし、現状で本院が急性期医療から撤退すると高岡医療圏の救急医療、政策的医療等は破綻します。

　医療圏全体を考えると最終的には2病院の統合が最も効率的で良い選択肢と思われますが、経営形態の異なる病院の統合は病院を取り巻く多くの要因もあり一筋縄では行きません。井上先生がいつも言われる「長期的なビジョンを考えて病院を導く」こと、それが最も難しいことと思います。

3.7

経営改善の取組み
～更なる成長のために、今なすべきこと～

京都第一赤十字病院 院長 池田 栄人

1．幹部研修と緊急医師集会

(1) 平成26年度の大赤字

　当院は612床からなる京都市内の急性期基幹病院で、「平成の大改築」と称す

図表3.7.1　特別講演での井上先生

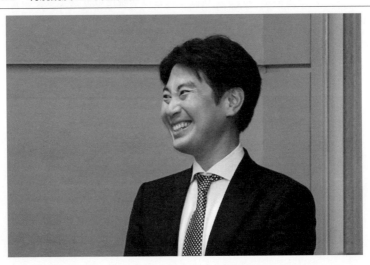

る全面改築工事が平成26年に完了しました。改築完了と2期連続DPCⅡ群などで安心していたところ、新入院患者伸び悩み、人件費などの支出増加により、医業収支で10億円の大赤字を26年度に出す羽目となりました。平成27年より本格的な経営改善に取り組みましたが、V字回復へ大きな契機となったのは、毎年行っている幹部研修会での特別講演でした。

⑵　幹部研修会の特別講演

　幹部研修会は10年前から年2回開催されていますが、「27年度第1回幹部研修会」は、6月の金曜日の夜から一泊二日で、病院幹部120名が琵琶湖畔に集結して開催されました。今回の研修での最大の注目は、当院の現状をDPCデータから分析してもらった井上貴裕先生による特別講演でした。井上先生は、「更なる成長のために、今なすべきこと！」というタイトルで講演してくださり、要旨は以下のようでした。

　　　京都第一日赤は、全国でベスト10に入る競争が極めて激しい京都・乙訓二次医療圏において、高度急性期病院として手術と救急のバランスよくこなしているDPCⅡ群病院である。しかし、新入院患者数が伸び悩み、平均在院日数が延長・入院診療単価が低下、DPC係数も低下し減収につながっている。医療政策は保険制度（DPC）にて誘導・評価されているので、その理解と対応が必要である。

　　　高度急性期病院・DPCⅡ群病院においては、入院期間Ⅱ以内で退院が求められている。業績の良い武蔵野日赤の入院期間Ⅱ以内退院は70～76％であるが、京都第一日赤は62～65％と低く対策が必要である。機能評価係数への対応も必要で、救急医療管理加算、救急搬送者地域連携加算、退院調整加算などの算定、包括範囲の診療行為もオーダー・カルテに残すことなど、他院と比較して改善の余地がある。患者さんにやさしく素晴らしい医療を行っていると頑張っても、医療政策の方針とずれているならそれに見合った診療報酬が支払われない。行っている医療が適正にDPCで評価される必要がある。京都第一日赤はまだまだ伸びしろがあるので、早急に

256　第3章　ケース・スタディ　10病院の実践

　対応されることを望んでいる。

　講演の興奮が冷めやらぬ中、全員参加の懇親会が開催され、井上先生を囲んでの次から次へのミニ座談会、ディープなノミニケーションが深夜まで行われました。翌日は、26年度の赤字を受けて収支改善のため取り組んでいる「27年度アクションプラン」の進捗状況の報告が行われました。その後、2つのテーマ（「いろいろな部門でのムダをなくそう！」、「夢を語ろう！　京都一・日本一の病院になるために」）にわかれ、グループワークが行われました。

(3)　緊急医師集会の開催

　幹部研修会は大きな転機となる研修会となりました。幹部研修に参加できなかった中堅・若手医師への周知徹底が必要と判断されましたので、前院長の命により「緊急医師集会」が開催されました。平日火曜の午前8時から8時30分にすべての医師へ緊急招集をかけ、「DPC の理解と高度急性期病院としての役割」と称した講習を行いました。早朝にもかかわらず、医師対象者226名中204名、医事課・医療情報課・経営企画課より事務14名が参加しました。講習の要旨は、以下のようでした。

　　　DPC での高度急性期病院の社会的役割とは、①難易度の高い手術・処置などの高度医療を提供し、予定入院の増大に努める、②急性期患者は空床がある限り入院させる、③急性期を過ぎた患者は、病態に応じた最適の医療を地域で提供していくため退院・転院させる、④退院後の病態安定した外来患者は逆紹介する、などである。そのため、「DPC 期間による退院目標とチーム医療」として、①高度急性期病院として、DPC 期間II以内退院80％を目指す、②入院時、医師による DPC コーディングおよび様式1入力を行う、③DPC 期間I・IIを意識した退院・転院予定日を設定し、情報共有する、④患者・家族には入院診療計画書説明時より、当院の社会的役割を説明し理解を得る、⑤DPC 期間IIを超えた場合、副傷病名チェック、早期より退院・転院調整を多職種のチーム医療として行う、⑥包括範囲の診療行為もオーダー・カルテに残す、⑦救急入院はできるだけ

救急医療管理加算を算定する、などを行っていく。

2．当院の概況

　当院は歴史と文化の町、京都の東山山麓、名刹東福寺に隣接し、昭和9年11月の開設以来、地域の保健・医療の中核としての役割を果たして来ました。平成6年より取り組んだ全面改築が平成27年9月に完了し、現在の姿となりました。「人道と奉仕の赤十字精神に基づき、全ての人の権利を尊重し、安心出来る適切な医療を行います」との理念の下、地域に信頼され選ばれる高度急性期病院を目指しています。

　現在の診療体制は、診療科数35科、実働病床612床で、救命救急センター

図表3.7.2　当院外観

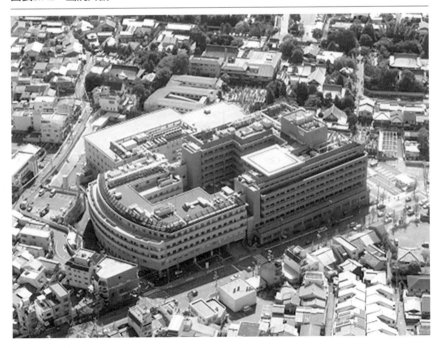

（30床）、院内 ICU（8床）、総合母子周産期医療センター（52床）を有し、地域医療支援病院、地域がん診療連携拠点病院、京都府基幹災害医療センターなどの指定を受けております。急性期病院としては、DPC Ⅱ群に3期連続して選ばれています。

　救急医療については、京都市乙訓医療圏で最も多い約8,000件の救急車及びヘリ搬送を受け入れており、虚血性心疾患、脳血管疾患、外傷、消化器・呼吸器疾患をはじめとした急性期疾患に対して、迅速かつ高度な医療を行っています。

　がん診療については、全国レベルの胃がん・食道がん内視鏡手術をはじめ、消化器癌、肺癌、乳癌、頭頸部癌、婦人科・泌尿器科において、近畿で有数の手術件数をこなしております。血液がんの症例数も多く、幅広く化学療法、放射線治療、緩和医療を行い、集学的・全人的ながん医療を展開しています。

　周産期医療については、京都府唯一の総合母子周産期医療センターとして、ドクターカー運用をはじめリスクの高い新生児及び母体搬送を受け入れております。また、鼓室形成術、虚血肢に対する末梢血管形成術、リウマチ・膠原病などの疾患に対しても、有数の診療実績を誇っています。

　本院の特徴としまして、重症例・複合疾患に対して複数の診療科による集中治療が可能で、京都における最後の砦としての役目を果たしております。そして、この機能を支えるのが迅速診断・検査等の体制であり、当院の検査部は日本でまだ数少ない国際標準化機構による ISO151189の認定を受けております。

　本院では活発な学術活動が行われ、そのような環境の中で、将来の医療の担い手を育てています。平成29年3月現在、医師臨床研修の修了者は189名、看護専門学校の卒業生は3,426名に達しました。今後の新専門医制度では、内科と救急領域において基幹施設としての役目を果たしていきます。

　災害については赤十字病院の使命として、日常的にドクターカーを運用し近隣の集団災害対応を行うとともに、大規模災害時には、DMAT、救護班、心のケアスタッフ派遣、および、海外への国際救援など、時期とニーズに応じた人道的貢献を行っております。

3.7 経営改善の取組み〜更なる成長のために、今なすべきこと〜
（京都第一赤十字病院）

図表3.7.3 医業収支の推移

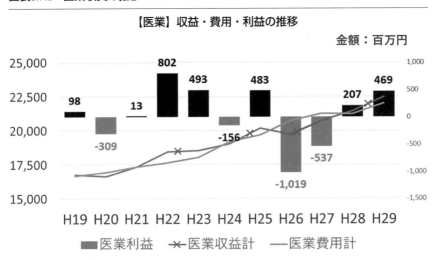

　これからは、激変する医療環境の中、急性期医療の安全と質を向上し、ホスピタリティを充実し、地域医療に貢献し、本院の使命を果たせるよう尽力していく方針です。

3．経営改善3カ年計画と結果

(1) 経営改善3カ年計画

　平成27年度は幹部研修が奏功し、DPC対策に進み医業収支の赤字幅を半減することができました（**図表3.7.3**）。そこで、平成28年4月に経営戦略室を設置し、「財政再建3カ年計画」を立ち上げました。
　概要は、収入面において、新入院患者を毎年1日当たり1名増加させること（平成29年度：44人／日、平成30年度：45人／日、平成31年度：46人／日）、支出面において、変動費率29.2％を維持し固定費は増やさないことにより、5億円の医業収支の赤字を3年間で改善（平成29年度：2億円、平成30年度：△1

260 第3章 ケース・スタディ 10病院の実践

億円、平成31年度：±０）するプランです。「地域に信頼され選ばれる高度急性期病院になろう！」をビジョンとし、バランストスコアカード（BSC）に従い行動目標を設定、経営戦略室で進捗状況を管理しました。

⑵ 28年度の取組みと結果

　28年度の主な行動目標は、①救急受入体制を改善し、救急からの新入院患者の増加を図る、②高度医療（DPC Kコード対象の手術・処置、化学療法・放射線治療など）を促進する、③ DPC対策（在院日数の短縮、特定入院料など管理料算定、コメディカル関連の指導料の算定など）を強化し、入院診療単価の増加を図る、④薬剤・材料費などの変動費の削減、非常勤職員など固定費の削減、委託費・水道光熱費などを削減する、などでした。

　ビジョンと行動目標の周知徹底のため、6月に幹部研修（幹部職員対象）、業務連絡会（中堅職員対象）、8月にコメディカルスタッフ連絡会（コメディカルスタッフ対象）を行いました。進捗状況の管理は、経営指標・数値目標の達成度について定期的情報公開（毎週の病床管理ミーティング、毎月の管理会議、院内LAN）を行うことにより、また、11月のヒアリングにおいて上半期の実績評価を部門別にフィードバックしました。また、例年年度末に支出が偏り問題があったので、28年度は毎月の支出をできるだけ平準化し、進捗状況の管理に支障がないようにしました。

　28年度の主な経営指標の結果は（27年度に比し増減を括弧内に示す）、新入院患者数：15,816人（＋320）、延入院患者数：186,927人（－7,311）、入院診療単価：79,827円（＋4,583）、平均在院日数：11.8日（－0.7）、病床利用率：83.7％（－3.0）、外来延患者数：319,296人（＋1,321）、外来診療単価：17,808円（＋1,384）、救急車受入：7,724台（＋194）、救急入院：4,639人（＋365）、などでありました。

　救急からの入院増加により新入院患者数は320人増えましたが、在院日数の短縮により延入院患者数は7,311人減少しました。しかし、入院診療単価が4,583円、外来診療単価が1,384円増加したことで収入増加となり、かつ、変動

3.7 経営改善の取組み〜更なる成長のために、今なすべきこと〜
（京都第一赤十字病院） *261*

費・固定費の増加が予想以上に抑えられた結果、医業収支にて2億7千万円の黒字、総収支でも3千万円の黒字という結果を得ました。

　急性期病院としての様々な対策が奏功して、財政再建3カ年計画の1年目に黒字化したことは、望外の喜びであります。しかし、支出面において、今年度だけの幸運な要素が多かったこと、収入面において、延べ入院患者数が減少したこと、入院診療単価の上限に近づいたことなどより、今後の収支については楽観できないと考えられます。また、更なる人口減少・高齢化のなか、2018年・2020年と厳しい診療報酬改定が予想され、地域包括ケアシステム構築のための医療再編成が必要となります。当院が、地域の基幹病院として、5年後、10年後も輝くためには、より大きな視点での中・長期計画が必要と考えられました。

(3) 29年度の取組みと結果

　28年度は医業収支・総収支とも何とかプラスになりましたので、29年度は黒字を継続できることを基本方針としました。行動目標はBSCに沿って策定し、数値目標化を行いました。また、職員の基本姿勢として、挨拶と会話のある明るい病院、手洗いと身だしなみのある清潔な病院、日々の改善と振返りのある病院にしよう、という3つの院長メッセージを発信し周知につとめました。

　結果として、29年度は医業収支4.6億円の黒字、総収支2.3億円の黒字となり、予想以上の業績を残すことができました（**図表3.7.4**）。また、DPC特定病院に4期連続して選ばれました。

　この原動力になったのが、新入院患者の増加、入院延患者数の増加、及び高度な医療・DPC対策による入院診療単価の増加でありました。外来部門でも、外来延べ患者数の増加、外来診療単価の増加、人間ドック受検者の増加でありました。支出については、給与費率は抑えられましたが、材料費率が1.9％増の31.4％と増加しました。

　これらの要因及び今後の課題は以下のように考えられました。

1）新入院患者数・稼働額の増加は、いわゆる閑散期の7月・8月の新入院患者数の増加が大きな要素となりました。この要因としては、「上半期閑散期における入院患者増加に係るプロジェクト」の直接効果とともに、新入院患者受け入れ体制の改善による間接効果が考えられました。反対に、繁忙期である2月・3月の新入院・稼働額が前年を下回りました。これは、退院・転院調整が滞り、在院日数が増加したことが主因でありました。入院時に退院・転院後の予定を考慮したうえで、病床管理をしていくことが重要となってきております。30年度は入退院支援センター開設を行い、取り組んでいく方針です。

2）入院診療単価が増加し初めて8万円を超えました。手術など高度な医療の提供と在院日数管理などの対策が功を奏したと考えられます。今後は、右肩上がりに件数を増やすだけでなく、事例ごとの利益率の改善が課題になっていくと考えられます。

3）院内ICU・救命センター・周産期センターなど重症病床での延べ患者数と特定入院料の算定が前年を下回りました。入室基準が少しずつ厳しくなっていること、後方病棟への転室が滞るケースがあることでした。ニーズに応じた効率的な病床運営と再編成が必要になっていますので、今回の診療報酬改定の影響を見て再編成を進めていく予定です。

4）当院は地域がん診療拠点病院であり、機能を充実していくために、ロボット手術、ゲノム医療な、PETなど高額な診断・治療機器の購入、緩和病棟など療養環境の整備、人材育成を計画的に進めていく必要があります。がん診療についての中期計画の策定を進めています。

5）医療従事者の過剰な時間外勤務が社会問題化されています。当院では、実態調査を行い、時間外勤務の多い者に対しては産業医による健康管理を行っています。今後、働き方改革を進めていくため、順次ヒアリングを行いに取り組むべき対策の執行を予定しております。

6）29年度は、大きな医療事故は発生しませんでした。しかし、入院患者の高齢化が益々進んでおり、転倒転落予防、せん妄対策、治療選択の意思決

3.7 経営改善の取組み〜更なる成長のために、今なすべきこと〜
（京都第一赤十字病院） *263*

定支援への対策など、強化していく必要があると考えています。

7）29年度も学術活動・教育活動も盛んで、今年度も初期研修医はフルマッチし、多くの後期研修医が集まってくれました。今後、職員のキャリア形成と管理は重要な領域となりますので、教育研修センター化を図って取り組んでいく方針であります。

当院は、臨床・学術・教育、そして、経営の4つのバランスがとれた「地域に信頼され選ばれる病院」になりつつあります。そして、新たな中期計画目標として、大学との関係、地政学上の観点より、「京都府南部地域における最高の高度急性期病院になる」をビジョンにしていくこととしました。

⑷ 30年度の取組みと途中経過

診療報酬改定への対策、収入増加・支出抑制などに取組みの結果、財務的には順調で、ロボット支援手術ダビンチ、バイプレーンの高額機器の導入の意思決定を行いました。顧客の視点では、新入院患者数は増加するとともに、「ふるさと企業大賞」受賞という形で病院の社会的イメージの向上かることができました。業務の視点では、5月に救命 ICU の移転、7月より医師事務作業補助者の新体制、9月にゲノム医療連携病院の指定・遺伝カウンセリング室設置、10月に入退院支援センターの開設、そして、病院機能評価 Ver.5 を無事受審することができました。学習・成長の視点では、若い医療従事者への教育だけでなく、学術的にも多くの学術賞を受賞するなど、活発でありました。30年度の途中経過を総括すると、目標である「京都府南部における最高の急性期病院になる」に一歩近づきつつあると考えられます。（2019年1月）

⑸ 31年度へ向けて

平成30年11月に行った31年度予算ヒアリングの結果より、31年度へ向けて、次のような取組みを行っていくことになりました。

1）2階フロア整備計画

　　超音波検査の充実が必要と考えられましたので、1月中に2階麻酔科外来を旧救命センターICUへ移転し、その跡地を超音波検査の拡充に当てていく方針です。そして、旧救命センターICU は、麻酔科外来を移転したのち2020年度へ向けて、局所麻酔センターとして整備していきます。これらはダビンチの本格的運用と合わせて手術室の整備計画として行っていく予定です。

2）7階フロア整備計画

　　がん診療につきましては、ゲノム医療連携病院の指定、遺伝カウンセリング室設置など行ってきましたが、がん拠点病院として充実していくためには、緩和ケアは欠かせません。2020年度へ向けて、緩和病棟を旧B7病棟に整備する予定です。

3）入退院支援センタープロジェクト

　　入退院支援センターについては、お陰様で無事オープンしました。入院前より退院後の転帰を考慮した効率的な業務とシームレスな地域連携の構築を推進のため、順次業務拡大を行っていきたいと思います。

4）学会プロジェクト

　　2020年は当院にとって、4つの学会を主催するという当たり年で光栄に思うとともに責任を感じます。学術活動とともに、学会の準備をよろしくお願いします。

5）働き方改革プロジェクト

　　最後に、働き方改革への対策についてです。法的には、今から5年間に是正する必要があり、病院全体の働き方改革と合わせて中長期に取り組んでいくことが必要です。日常業務の見直しいかに利益を確保していくか（効率化）、必要な業務の均てん化（タスクシェア、タスク・シフト）が重要な課題となり、今まで以上のマネジメントが要求されます。

3.7 経営改善の取組み〜更なる成長のために、今なすべきこと〜

（京都第一赤十字病院） 265

図表3.7.4 マネジメントに寄与した定例の会議・研修会

	頻度	時間	対象	人数
管理会議	月1回	約1時間	部長、看護部、事務部、技師長	約70名
医師集会	月1回	30分	すべての医師（出席率70%）	230名
病床管理ミーティング	2週ごと	1時間	入退院管理室、MSW、病棟師長（輪番）	15名
幹部研修	年2回	1日〜2日	すべての部長・副部長、師長、課長、技師長	約140名

4. Ｖ字回復の要因

　短期間にＶ字回復したことについては、病院スタッフの頑張りとともに、いろいろな出会いに導かれた幸運としか言いようがありません。浅薄ながら振り返ってみると、以下が役立ったように思います。

(1) 変革のお手本

　急性期病院のDPC対策については、平成27年度の井上貴裕先生の幹部研修及びその後の院内講演が前述したように大きな契機になりました。具体的な内容については、井上先生のアドバイスにより、名古屋第二赤十字病院へ見学に行きました。そこでは、先行した取組みが行われており、マニュアル化されていました。マニュアルは、DPC対策について「やりたい医療から求められる医療」へ、費用削減を含めて意識改革を促すもので大変参考になりました。

(2) 組織文化とリーダーシップ

　マニュアルがあっても、リーダーシップとマネジメント力が備わっている必要があります。その見本を求めて、多くの赤十字病院（名古屋第二、武蔵野、松山、姫路、伊勢）に見学に行かせていただきました。そして、病院の風土によりリーダーシップとマネジメント法が異なっていることを認識することがで

266　第3章　ケース・スタディ　10病院の実践

きました。

　当院においては、管理会議以外に、10年前から行っていた幹部研修（年2回）、医師集会（月1回）を継続してきたこと、今回の対策で開始した病棟・病床管理ミーティング（週1回）が院内マネジメントに奏功したと考えられました（**図表3.7.4**）。

⑶　ビジネス書

　病院を率いていくリーダーシップは大きなテーマです。いろいろなビジネス書を読み漁ったところ、よりどころとなる多くの書物に出会いました。

　コッター氏の「リーダーシップ論」は、リーダーシップ10の教訓、企業変革の8つのプロセス、変革への抵抗勢力にどう対応するかなど記載されており、カリスマでなくてもリーダーシップを発揮できるヒントを教えてくれました。ホロウィッツ氏の「HRAD THINGS」は、答えのない難問と困難に立ち向かう際のヒントを、グローブ氏の「HIGH OUTPUT MANAGEMENT」は、人を育て成果を最大にするマネジメント方法を、帚木氏の「ネガティブ・ケイパビリティ」は、答えの出ない事態に耐える力を、アレックス・キム氏の「良い休息」は、創造性を刺激する戦略的休息の取り方など、多くの知見を与えてもらいました。その他、新氏の「決断の作法」、リンダ・アンドリュー氏の「LIFE SHIFT」、大竹・平井氏の「医療現場の行動経済学」など多くの書物が参考になりました。

⑷　目標管理ツール

　変革成功のための目標管理ツールとして、原価計算に取り組みましたが、直感的評価と食い違う結果しか出ず、諦めました。バランスト・スコア・カード（BSC）にトライしましたが、会議は踊り、グループワークも滑り、結局、ボトムアップがうまく機能しませんでした。結果的にトップダウン的なBSCになってしまいましたが、労力を厭わずポジティブ評価とコーチングを行い、かつ、競争の原理を働かせることが良い結果をもたらすと考えています。

3.7 経営改善の取組み〜更なる成長のために、今なすべきこと〜
（京都第一赤十字病院） 267

(5) 経営戦略室

トップの意思決定において、声の大きい人や部門の最適だけでなく全体最適としていくために、説明のための利にかなったデータを揃えられる有能な事務職員が必要でした。資料作成としては、経営指標の見せるデータ化と定期的な情報公開、意思決定まえ事前調整と誘導（ナッジ）、部署間の利害調整などで、院長直轄として運用することが非常に有用と考えられました。マネジメント力のあるスタッフをいかに養成し各部門に配置していけるかが、今後の大きなポイントと思います。

(6) マネジメントの経歴

医療の狭い世界の経験だけでは、病院全体のマネジメントは難しいです。小生は、幸運なことに、いくつかのマネジメント経験が大きな糧になりました。

もともとは消化器外科医でありましたが、病院方針で救急科に転向し、救命救急センターの設立（平成9年）携わりました。率先して働くこと、情報共有のカンファランスなどが奏功し、救命センターは順調に発展を遂げることができました。その後、新臨床研修医制度が発足すると、教育研修推進室長の兼務となり、いろいろな講習会参加や開催により、フィードバックやコーチング手法、問題解決技法を学ぶことができました。

平成19年に副院長に命ぜられ、今度は医療安全推進室長を兼務することになりました。医療安全は、患者安全だけでなく医療上のトラブル対応も行う部門です。連日のクレーム対応、医療事故後の対応、医療訴訟対応など、時間と体力・気力を必要とする非常にタフな業務でしたが、人間的に鍛えられました。同時に、赤十字本社での業務を手伝う機会を得ることになり、いろいろな交流や経験を積むことができました。

平成26年に大赤字を出した時には、前院長より経営改善の指揮をとるように仰せつかり、2年間の経営面での研鑽を積むことができました。院長に就任してからは、赤十字の院長連盟・近畿ブロック院長会議など交流が増し、いろい

268　第3章　ケース・スタディ　10病院の実践

ろなアドバイスをいただける状況にあります。振り返れば振り返るほど、いろ
いろな体験を通して成長させていただいたことを痛感し、感謝する次第です。

5．将来へ向けて

　現在の当院のビジョンは、「京都府南部の最高の高度急性期病院になろう」
であります。高度急性期医療の課題として、ゲノム・遺伝子医療を含めたがん
診療拠点病院の指定見直し、ロボット手術への対応、救命救急センターの評価
見直し、包括的脳卒中センター構想、総合母子周産期医療センターの役割分担
など山積みであります。同時に、将来の社会構造の変化にいかに対応していく
かがより重要課題です。ここでは、地域医療構想（将来の医療提供体制への対
応）、高齢化社会における医療のありかた（Advanced Care Planning
(ACP))、働き方改革への対応（タスクシェア・タスクシフトと Joy of Work）
について、少し見解を述べたいと思います。

(1)　地域医療構想（将来の医療提供体制）

　我々が属する京都市・乙訓地区も高齢化が進み、必要病床数は総数では現状
と変わらないものの急性期から回復期への大きな転換と在宅医療の大幅な強化
が課題となります。急性期病床の転換策としては、緩和病棟、地域包括ケア病
棟、回復期病棟などと、外来（局所麻酔）手術センターがあります。地域医療
構想会議では実効的な調整は難しく、2020年・2022年の診療報酬改定を通して
結果的に誘導されていくものと考えます。
　その後、2040年へ向けて大きく総人口は減少し（**図表3.7.5**）、医療の需要そ
のものが減少しますので、病床ダウンサイジングは避けられません。ダウンサ
イジングにおいては雇用対策が大きな課題ですので、雇用を維持するのなら保
険診療以外の業務拡大による多角経営化は不可避と考えます。その候補として
は、健診業務（人間ドック、医療ツーリズム）、治験事業（他施設と共同）、人
材派遣業（地域の連携する施設へ）などがあります。実行していくためには、

3.7 経営改善の取組み〜更なる成長のために、今なすべきこと〜
（京都第一赤十字病院）

図表3.7.5 京都市・乙訓の人口減少

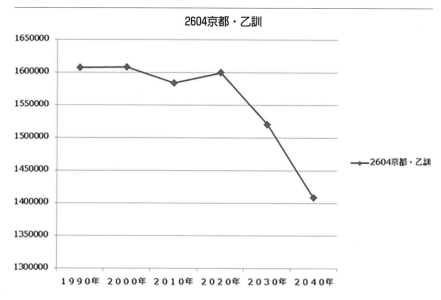

それらをビジネスとして成り立つだけのマネジメントとリーダーシップを持った人材の確保・養成が急務であると考えます。

(2) 高齢化社会における医療のありかた（ACP）

　急性期医療ではEBM（Evidence Based Medicine）がベースで、DPCによる効率性、いわゆるEBM（Economy Based Medicine）で政策誘導されています。高齢化社会が進む中、終末期においては、NBM（Narrative Based Medicine）がACP（Advanced Care Planning）において 重視されつつあります。NBAを実行していく上で、治療選択などの意思決定支援が重要で、臨床倫理の質が問われることになり、組織として取り組んでいかなければなりません。

　人生100年時代が現実になり、定年後の第二、第三の人生をどう生きていくのかが大きなテーマになりつつあります。地域医療構想で謳われる、時々入院

270　第3章　ケース・スタディ　10病院の実践

ほぼ在宅を実現するためには、本人の若い時代からの健康管理と人生計画が欠かせません。そして、高齢者になった際には、医療・介護だけでなく、人生をサポートしていく必要があります。そのためには、その人の物語 NBM の理解者が必要で、かつ、個人情報が適切に管理・共有されなければなりません。従いまして、地域における良質なネットワーク構築が、少ない医療資源で質の高い、人道的なケアの根幹となると考えます。

(3)　働き方改革（タスクシェア・シフト、Joy of Work）

　病床のダウンサイジング方向のなか、働き方改革を行っていくことも求められています。パフォーマンスをおとさないで働き方改革を行っていくためには、効率化による利益率向上、そのための知恵と工夫が死活問題として求められます。その際、個人、チーム、職種間の業務均てん化は避けては通れません。マネジメント上、専門性を超えたタスクシェア、タスクシフトの導入が必要となります。専門性の発揮だけに固執しているとモチベーションの低下をきたします。そうでなく、個人、チーム、組織の改善や進化することに価値観、喜びを見いだすことにより、モチベーションの向上となります。働くことにより改善し進化する喜び、Joy of work を求めていくことが、働き方改革の1つのゴールと考え、取り組む所存です。

3.8

平成医療福祉グループの
経営と慢性期医療

一般社団法人日本慢性期医療協会 会長・平成医療福祉グループ 代表 武久 洋三

　私は35年前の昭和59年１月に徳島市南部に60床の病院を新規開院した。当時、徳島県内には急性期病院が山ほどあり、個人の新しい中小病院が急性期医療を担うのは難しかった。一方で、高齢者をしっかりと診ることのできる医療機関はほとんどなかった。そこで、リハビリテーションや慢性期医療を担う病院としたのである。翌年の昭和60年に地域医療計画ができたが、その前には病床数の制限がかかるのはわかっていたので、開院後わずか３年間で210床まで増床した。いわゆる駆込み増床である。

　次に病院を作ったのは、兵庫県淡路島だ。当時人口は17万人程度であり、すでに過疎地域で人口が少なくなりかけていたが、病院は少なかった。30年以上前のことである。淡路島の自治体から「病院を作ってくれないか」と依頼を受け、150床の病院を開院した。当時の淡路島内の急性期医療は兵庫県立淡路病院（現在の兵庫県立淡路医療センター）が主に急性期を担っているので、淡路島に開院した病院は、慢性期の患者だけでなく、ある程度、地域の急性期医療も受け持つ、いわゆるケアミックス機能を有する病院とした。その後、全国的に行政をはじめ銀行など公的要素を持つ機関からの病院再建の依頼を受け、現在は東京、大阪をはじめ、全国で100以上の病院・施設を運営している。

　私が高齢者医療の現場に携わるようになった頃は、臓器別に患者を治療していく急性期医療に比べると、高齢者医療は明らかにマイナーというか格下の医療であると思われていた。正直、私もはじめのころは「そういうものか」と考

えていた。しかしながら、20歳の若者の多くが特に何も考えぬままに過ごしがちな1年よりも、例えば、周囲の友人たちが79歳、80歳で亡くなったのに、自分は1年間生きて81歳になれたと思っているかもしれない80歳の高齢者が過ごす1年間の方が充実感は大きい。この貴重な時間を、いい加減な治療によって寿命を短くするようなことは、決して許されるものではない。早く入院して、適切な治療をすれば、十分に自宅に帰れる。「高齢者だからこんなものだろう」と見放すわけにはいかないと強く思っていた。これが高齢者医療にかかわるようになった理由の1つである。なお、現在の平成医療福祉グループのグループ理念は「絶対に見捨てない」である。つまり私の考えは当時から一貫して変わっていない。

　また、長年の間高齢者医療の現場での治療に専念してきて思うことは、高齢者は一般成人とは似ても似つかない別の生物であるということである。高齢者は、個体差も大きく、身体内の様々な機能が低下しているため、間髪入れずに適切な治療をしなければ死に至ることもある。現在の医療体制下では、高齢の軽中度救急患者であろうと、救急車で急性期病院に搬送されて臓器別専門医による治療が行われ、相次ぐ検査や絶食、治療による食欲低下や絶対安静による心身の廃用、大量の薬剤投与などにより、かえって身体環境を悪化させることがある。これを私たちは「医原性身体環境破壊」と呼んでいる。高齢者の場合、本来の病気より、その素地となっている低栄養や脱水などの身体環境の乱れを併せ持つことが多く、病院で主病名の治療と同時に、低栄養や脱水の治療をしなければ治るわけがない。

　最近では、要介護状態に至る重要な要因として「フレイル」が注目されているが、フレイルは「加齢に伴い、心身機能の低下とともに生活環境下で作られる」と言われている。しかし、実は急性期病院での治療の副作用として人為的に作られることが多いということがあまり知られていない。脳卒中や手術のために急性期病院に入院した高齢患者に対する急性期治療によって受けた医原性身体環境破壊を、入院後半期に十分回復させることができず、急激にフレイルに陥ることが多いのである。急性期病院では高齢患者を早く治療して日常復帰

させなければならないという使命を感じていない臓器別専門医が多いのではないかと思われる。しかしながら我が国の超高齢化はますます深刻化し、病院の入院患者は高齢患者が多くを占めている。救急車で搬送されてくる患者は、10年前に比べると高齢患者が激増しており、7対1一般病床における入院患者の平均年齢も約70歳である。高齢患者は、発病後、直ちに治療しなければならない。治療開始が少しでも遅れたり、治療方法が適切でなければ、最悪の結果に至ることもある。我々医師は、患者が入院したら、直後から最善の治療を行い、短期間で回復して早く退院させることを常に念頭に置いて日々の診療業務につかなければならない。

　さて前述したように、現在「平成医療福祉グループ」として、全国で100以上の病院・施設を運営している。グループ内24病院のうち、私が開設したのは6病院であり、残りの18病院は、経営難に陥っている病院の再建を頼まれて引き受けたものである。これらの病院を引き受けるに当たり、最初に話をいただいて、引き受けるかどうか決定する前に、必ずその病院へ足を運び、病院内を見学している。どんなレベルの医療を提供しているのか、看護・介護職員のレベルはどのくらいか、改善の余地はあるのかなど、現場で見たらすぐにわかる。必ず自分自身の目で見ることが重要である。そして、引き受けることになれば1名の事務職員を派遣する。この事務職員もほとんどが医療職出身であり、薬剤師やリハビリセラピスト、検査技師が担っている。医療現場を理解していなければ、病院経営はできない。そして、それぞれの病院の自主性を尊重しながら、各病院・施設が地域に根差した病院・施設運営を目指している。

　医療はサービス産業である。適切な治療はもちろん、患者のためのより良いサービス提供を目指さなければならない。そこで真っ先に行うことは、より良い療養環境を作ることである。これまで依頼を受けて引き受けた病院にも共通して言えることは、入院・外来ともに患者の減っている病院のほとんどは、暗い・臭い・汚い・狭い・マンネリ・不親切なのである。何十年もの間、ハード環境のリニューアルをしていないのに継続して運営できている産業は、医療産業以外ほとんど見当たらない。しかしながら2000年に介護保険制度が始まり、

老健、特養などの介護保険施設をはじめ、サ高住等の居住系施設が急激に増えたことにより、病院病床を高齢者の居住系施設代わりにしていた患者家族が、経済的理由・居住性、医療信頼度の順に判断して、病院から居住系施設へシフトし、病院の空床が増えてきているのである。特に4.3㎡／床の6人部屋以上の病室の多い病院が忌避されているのだ。現在の病床面積は、一般病床・療養病床に関係なく、6.4㎡／床以上と定められているが、一般病床に限って、2001年3月1日までに開設許可を受けていた病床については4.3㎡／床以上が15年もの間、経過措置で認められている。これは早急に廃止すべきであり、4.3㎡／床6人部屋であれば、4人部屋にすることで、6.4㎡／床となり、2／3への病床削減が可能である。そこで、ぜひこれらの転換に各都道府県の医療基金を使うべきではないかと提言している。

また当グループでは、患者が過ごしやすい療養環境に対する工夫として、病室の広さの確保だけでなく、施設全体の開放的な空間づくりを目指して、光と風を多く取り込めるような間取りとし、敷地内禁煙の徹底、病院内に売店や軽食コーナーを設置している。

さらに当グループでは食事提供へ強いこだわりを持って取り組んでいる。なぜなら人間にとって食べることは最も重要な機能であり、生きる上での楽しみの1つだからである。給食会社に委託せず、管理栄養士が定期的に市場へ買い出しに行き、旬の食材を使って調理師が手作りの食事を提供している。また、高齢患者の中には、脳卒中の後遺症で嚥下障害がある患者、意識障害のある患者など口から摂取することが難しい患者もたくさんいる。そこで、患者の嚥下・咀嚼機能に合わせて様々な種類の形態食を開発し、提供している。さらに、経管栄養患者に対する食事も、市販品の流動食を使用せず、自然の食品を使って高齢者に適した栄養組成を考慮し、さらに逆流予防にも配慮した半固形流動食を独自に開発し、提供している。市販品に比べるとはるかにコストはかかるが、PEGペーストは高齢者で不足しがちな食物繊維や微量元素、電解質を標準的な流動食よりも多めに配合しているため、当グループではPEGペーストを利用している。

3.8 平成医療福祉グループの経営と慢性期医療（平成医療福祉グループ）　*275*

　また、当グループでは多職種でのチーム医療を推進している。急性期病院に比べて、医師・看護師の数が少ない慢性期医療の現場では、様々な身体的症状を抱える患者に対する医師の幅広い知識とともに多職種から成るチーム医療が欠かせない。医師、看護師の他に、リハビリテーションスタッフや介護スタッフ、薬剤師、管理栄養士、歯科衛生士、社会福祉士など、様々な職種が関わることにより、より良い慢性期医療の提供を目指している。そして、多職種が同じ患者情報を共有するために導入したのが電子カルテである。2000年ごろ知人の医師に電子カルテの原形となるソフトを無償で譲っていただき、2002年6月より記録の電子化として使い始めた。しばらくして利便性向上のため市販の電子カルテの購入を検討したが、急性期・慢性期に関係なく、1億円を超える高額なものばかりで、自社開発以外の方法は頭に浮かばなかった。独自に開発した電子カルテは、医療療養病床の「医療区分・ADL区分に係る評価票」の自動作成機能や、「高齢者用基本治療パスマニュアル64（武久洋三著・㈱メディス）」に基づいた治療パス No. 自動判定機能など、一般メーカー製の電子カルテにはない特徴的な機能を備えた。また、バーコード読み取り機能を利用して患者認証を行う医療事故防止対策システムを導入するなど、様々な ICT 技術を取り入れていった。初めて電子カルテを導入してから約20年がたち、当時に比べると、今では多くの慢性期病院においても電子カルテが普及してきたが、改めてより良いチーム医療を推進していくためには、患者情報をはじめとする様々な情報を皆で共有できる環境が必須であり、職種や年齢にかかわらず、誰もが使いやすい機能を備えた電子カルテは慢性期医療にこそ必要なものである。

　さて、急性期であろうと慢性期であろうと関係なく、患者が入院したら最善の治療を行い、短期間で病状を回復して、早く退院させることが我々の使命であり、そのためにリハビリテーションは必須の医療行為である。現在のリハビリテーション制度は、理学療法士や作業療法士が、それぞれ同じ時間のリハビリテーションを実施しても1単位（20分間）当たり、脳血管障害リハビリテーションは2,450円、呼吸器リハビリテーションは1,750円と、それぞれのリハビ

276　第3章　ケース・スタディ　10病院の実践

リテーションに該当する疾患によって、1単位（20分間）当たり700円もの差がある。疾患によって差が生じるのはリハビリテーションだけである。特に回復期リハビリテーション病棟では、1日9単位まで許されているリハビリテーション料を算定するために毎日かかさず9単位のリハビリテーションを実施する病院もあるらしい。しかし、日によって患者の調子の良いときは少し長めに行い、調子の悪いときは短くし、熱が出ていたら中止するのが普通ではないだろうか。患者のためのリハビリテーションのはずが、これでは誰のためのリハビリテーションなのかわからない。

　我々は独自の取組みとして、リハビリテーションセラピストによる病棟内での夜間勤務を始めた。夜間におけるリハビリテーションセラピストの主な業務は、患者のトイレ誘導・介助訓練が中心である。リハビリセラピストの夜間勤務を始めてから、患者の転棟・転落件数は大幅に減少した。

　続いて取り組んだのは積極的な摂食嚥下訓練、膀胱・直腸リハビリテーション訓練である。私はたとえ自立歩行ができなくても、まずは口から食べ、排泄することができれば在宅復帰は可能であると考えている。そこで、摂食嚥下訓練と膀胱・直腸リハビリテーション訓練の多単位介入を実施したところ、有意

図表3.8.1

積極的な摂食嚥下訓練の効果検証

積極的な摂食嚥下訓練	
評価期間	2014年7月〜2017年11月
実施対象病院	実施対象病院
患者数	57名 （男性36名・女性21名）
年齢	76.72±11.2歳
主疾患	中枢神経疾患：44名 その他：13名
平均ST実施単位（1日当たり）	4.7単位

＊この期間に入院した57名に対し、最長半年間実施

図表3.8.2

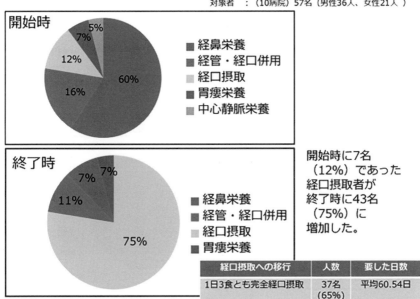

な結果を得られ、現在もリハビリテーションセラピストを中心に実践している。

　私は、どの患者にも必須の医療サービスであるリハビリテーション料は、看護業務と同様に入院基本料に包括するべきであると考えている。リハビリテーション料が包括化されることで、1単位＝20分間に縛られず、患者の日常生活復帰を目指した身近な行為（起居、移乗、食事、整容、更衣、排泄、移動など）に対するリハビリテーション介入が可能となる。2014年に新設された地域包括ケア病棟では、リハビリテーション2単位が包括されているが、地域包括ケア病棟を有する多くの病院で、1日2単位以上のリハビリテーションが実施されていることが厚労省の調べでわかっている。すなわち、リハビリテーション包括で2単位しかリハビリテーションをしない病院と、患者によっては1日

278 第3章 ケース・スタディ 10病院の実践

図表3.8.3

膀胱直腸障害に対するリハビリテーション

実施施設数	20病院
調査期間	H28.12.1〜H29.9.30
対象患者数	上記調査期間のうち以下を除外した495名（男性203名、女性292名）【除外対象】・入院期間14日未満・膀胱直腸リハ実施時間20分未満・急性増悪、死亡等・未完成のデータ
平均年齢	82.4±9.7歳
個別リハ実施	5.3±1.8単位
膀胱直腸リハ実施時間	2.1±1.1単位/日

疾患割合
- 脳血管 23%
- 運動器 31%
- 廃用 45%
- 呼吸器 1%

病棟
- 回復期 67%
- 地域包括 18%
- 一般 13%
- 療養（在強）1%
- 療養 1%

転帰先
- 自宅 55%
- 転棟（在強）22%
- 転棟（2以外）7%
- 在宅系施設 6%
- 老健（在強）2%
- 老健 4%
- 転院（軽快）4%

4〜6単位行う病院とでは、当然その成果に大きな差がつくことになる。そうなれば各病院はリハビリテーションアウトカムの競争に勝たなければならない。こうしてリハビリテーションの質の向上につながれば、患者にとって良いことである。

　現在の診療報酬体制は、普通に当たり前の治療をしていれば、多少の利益が出るような仕組みになっている。どうすれば儲かるか、とか、どうしたら得か、を考えていると、まずうまくいかないことが多い。これまでに述べてきたような我々の取組みは、診療報酬がつく前から、報酬評価の有無に関係なく、先に実践してきた。常に「患者にとって良いと思うことは損をしてでもやる！」と。すると後から診療報酬として認められることが多い。特に慢性期病院では、診療報酬が包括性であらかじめ決められているため、治療すればする

図表3.8.4

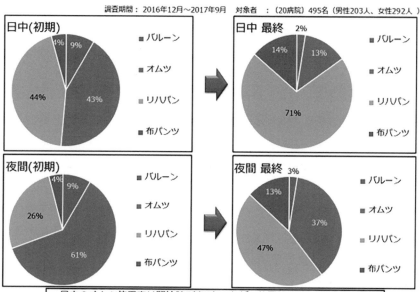

ほど、収益は下がってしまう。だからといって、患者を選りすぐって、比較的治療の必要のない軽症患者だけを受け入れ、患者に必要な検査もしないような病院は、近い将来病院として認められなくなるだろう。

事実、2018年に行われた診療報酬介護報酬同時改定で特に強調されていたのは、アウトカムの評価である。どちらかといえば、スタッフを配置していれば認められるなど、形から入っていた診療報酬にアウトカムという意識を導入したのは、2016年度診療報酬改定における回復期リハビリテーション病棟に対する実績指数の導入である。リハビリテーションを行い、どれくらい良くなったかということをスコアで示す実績指数「27」以上を求められたが、2018年度改定では「27」から「37」へ、いきなり10も上がったのである。実績指数の計算に用いるFIMの算定項目は運動項目13項目、認知項目5項目の合計18項目あ

るが、13項目ある運動項目の半数を排泄関連項目が占めている。先述したように実績指数が導入されるまでは、ただ１人のリハビリテーションセラピストが１人の患者に対して１対１のリハビリテーションを20分間実施したら、その内容がリハビリテーション室での歩行訓練などではなく、ベッド上でのマッサージ的な内容であっても報酬算定することができた。しかし、2016年に回復期リハビリテーション病棟に実績指数が導入され、2018年には実績指数が引き上げられ、より厳しくなったことからも、今後のアウトカム重視に対する流れは強くなることはあっても弱まることはないと思われる。

　「病院」の評価はアウトカムにかかっている。いかに良くするかであって、いかに看取るかではない。無理して入院を長引かせたり、入院をしなくてもよい患者を入院させたり、退院できるのに入院継続したりして治療成績が悪ければ、いずれ地域住民に見捨てられるだろう。そこにある病院はそこから動けないのだから、その地域で評価されなければその病院の将来はない。誰に評価されるかというと、当然地域住民だけではなく、行政、地域の開業医、福祉施設等からの評価も重要となってくる。逆にこれらの方々から信頼されていれば、その病院の地域での存在は盤石となるだろう。

　病院はこれからますます高齢患者が多くなり、急性期の患者も８割以上が後期高齢者になることを覚悟しておかなければならない。後期高齢者が入院しても、高齢者であるということで、いい加減な治療しか行わず、簡単に終末期であるので看取ればよいなどと考えてはいけない。適切な水分と栄養を投与すれば回復する患者も多い。このような患者は終末期とは言えない。少なくとも高齢者自身のほとんどは、病気になっても早く治療してもらって、日常生活に戻りたいと思っている。彼らに十分な検査や治療をあきらめさせるために ACP を使うとしたら、それは正しい政策であろうか。最近では、終末期（ターミナル）という言葉は国民に十分に受け入れられないと思えば、ACP と言い出し、しかも「人生会議」などという新語まで使って、ターミナルということで医療費をできるだけ抑制しようとしているのかと感じることがある。しかし、死亡率の高い病院が地域に必要とされる病院として受け入れられると思うだろ

3.8　平成医療福祉グループの経営と慢性期医療（平成医療福祉グループ）　*281*

うか？　私はそうは思わない。

　病院とは治療するところであり、長期療養する場所ではないということを再認識するとともに、高い技術を要する検査や手術・処置等を行う高度急性期病院を高く評価し、社会的入院患者は施設へ、看取り患者は介護医療院へ任せてはどうか。そうすれば病院病床はさらに効率化され、現在の病床数の3分の2から2分の1へとより厳密化されるであろう。そうなれば、病床当たりの医療スタッフ数も他国に近づき、短期間で効率の良い入院治療が可能となり、平均在院日数は半減し、寝たきり患者を減らすことができるであろう。そうなれば、医療・介護費用は確実に減っていく。

　最後に、もう高齢だからといって大した治療せずに簡単に死なせることは国民には評価されないだろう。病院は入院直後から最善の治療を行い、短期間で病状を回復して、早く退院させること、これが慢性期医療の本質であるし、医療とはそういうものである。私たちはこれからも良質な慢性期医療を提供することにより、健康で有意義な楽しい長寿を生きていくことのできる社会の実現に努力していきたい。

3.9

崖っぷち自治体病院　復活のシナリオ

高知県立あき総合病院 院長　前田 博教

　今、自治体病院がピンチです。

　特に都市部から離れた中小規模の自治体病院が大きな岐路に立たされています。医師や看護師はなかなか集まらず病院機能は低下。病院機能の低下は患者離れへとつながっていきます。地方の人口が減少していく中、社会基盤となる病院の衰退はさらに地域自体の衰退をも加速します。

　医療圏の中での自院の役割はそもそも何なのか。地域のために今何をすべきなのか。決断までの時間が限られる中、病院トップである院長の意思決定は病院だけでなく地域の命運まで左右することになります。

　さらに地域医療構想や機能分化、患者さんの動向、高齢化による影響などなど、さまざまなデータを俯瞰した上で、まるで多元方程式を解くようにして、最も良い「解」を見つけださないといけません。

　もちろん地域によって状況は異なりますし病院の事情も違いますが、ある程度普遍的な"病院復活の法則"といったものがあるのではないでしょうか。

　私たち県立あき総合病院は8年前にまさに崖っぷちの状況からスタート。病院統合と新病院開院を経験し、現在も病院改革を続けているところです（**図表3.9.1、3.9.2**）。

　ここでは地域医療の核となる自治体病院をどうやって復活させるのか、病院再建を目指して私たちがやってきたこと、さらにこれからやるべきことについてお話したいと思います。

3.9 崖っぷち自治体病院 復活のシナリオ（高知県立あき総合病院）

図表3.9.1

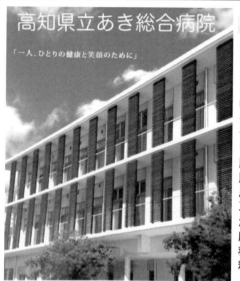

平成26年新病院開院
全23診療科
病床数 270床
内科、消化器内科
循環器内科、
呼吸器内科、血液内科
外科、整形外科
形成外科、リウマチ科
リハビリテーション科
脳神経外科
胸部・心臓血管外科
産婦人科、小児科
耳鼻咽喉科、眼科
泌尿器科、皮膚科
麻酔科、放射線科
救急科、神経内科
精神科

図表3.9.2

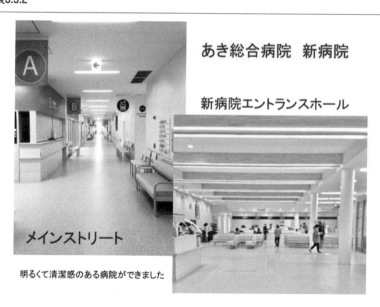

あき総合病院 新病院

新病院エントランスホール

メインストリート

明るくて清潔感のある病院ができました

復活へのステップ1：これ以上失うものは何もない。ゼロからのスタート

　栄枯盛衰。いわゆるガラケーがスマートフォンにとって代わられるように、物事には必ずライフサイクルがありいつかは衰退していきます。同じように病院にもライフサイクルがあって、かつては勢いがあった病院もニーズの変化とともに衰退、なかには統合や閉院となる病院もあります。

　県立あき総合病院は、旧県立安芸病院と精神科の旧県立芸陽病院の2つの県立病院が統合されて新たな総合病院として生まれ変わった病院です。

　当時多くの公立病院が抱えていた医師の引揚げ問題にまさに直撃された形で、救急医療をはじめとする急性期機能は極端に低下、常勤麻酔科医もいなくなり手術も満足にできない状況でした。

　私は2011年の東日本大震災の年にこの病院統合と経営立直しを命じられて院長として着任しました。翌年には病院の統合を、3年後には新病院への移転開院も予定されていて、この新病院開院までの3年間で二次医療圏の中核病院を整備してほしい、これが私に与えられたミッションでした。

　しかし着任はしたものの自信を失った病院職員の士気はあまりにも低く、また患者さんの失われた信頼を取り戻すのは容易なことではありませんでした。

　当時、院長の私が感じた病院の問題点を実際に幹部会議で示したものが**図表3.9.3**です。まさにどん底といった感じで、この頃の病床稼働率は60%台でガラガラ。県のお役人は院長に任せっきり。大学の各医局も同情はしてくれるもののすぐには人を出せず援軍は来ない状況。まずは外科の後輩を呼び寄せて院長自ら診療を開始。まさにこれ以上失うものは何もないといった状況でした。

　さあ、みなさんが院長ならこの状況で一体何から始めますか？

3.9　崖っぷち自治体病院　復活のシナリオ（高知県立あき総合病院）　*285*

図表3.9.3　旧 県立安芸病院（現 県立あき総合病院）の問題点

（平成23年着任の年に幹部会議にて発表したもの）

- 内向きの体質
- 外からの悪い評価に対して閉ざしてしまう
- 組織としての上下関係の意識が希薄
- 実力がないのにプライドが高い
- 新しいことに抵抗感が強い
- 経営感覚が欠如している
- 赤字でも県立だから平気という意識
- ぬるま湯体質
- 怒られることがない
- 全て医師不足のせいにすれば良い
- 敬語が話せない者が多い
- 挨拶をしない
- 事務方は2-3年で代わってしまう
- 医局が暗い、汚い
- 医師も看護師もベテランが多い
- 逃げるが勝ち
- 医師会との交流がない
- 外から見て何をしているかわからない
- 現場で自然発生的に出てきた義勇軍の寄せ集め
- 指揮系統がバラバラ
- 自分の専門以外の患者は全く診たくない
- 問題を解決したくない（自分の問題としたくない）
- ベッドコントロールは病棟師長まかせ
- 地域連携室の機能が発揮できていない
- 地域連携室の担当が一人しかいない
- 緩和ケアの目標は良いが、収益をとっていない
- 急性期病院であることの意識に欠ける
- 地域に開かれていない
- 広報部門については現場任せ
- 長期の戦略がない
- 短期の戦略もない
- そもそも戦略を考えていなかった
- 新病院の設計も戦略に基づいたものではなく現場の意見の寄せ集め
- 院長の考えを伝える場所と手段がなかった
- 職員が冷めている
- 諦めムード

復活へのステップ2：本当に病院は要らないのか。まずはオーソドックスにマーケティングから

　着任してまず始めたのはマーケティングでした。

　外来も入院も患者が少ないなか、圏域内に本当に患者はいないのか、急性期医療は不要なのか。院長が戦略を立案しようにも前提となる情報が全く欠如していて方向性すら打ち出せない状況でした。

　実は自治体は統計データをたくさん持っているのですが、何が重要なデータなのかうまく抽出できていないことがほとんどです。そこで事務方に依頼して私が欲しいと思うデータを集めてもらいました。集めたデータとしては人口動態推計、患者受療率、圏域内各消防の救急搬送データ、圏域内医療機関の病床

286　第3章　ケース・スタディ　10病院の実践

数と医師数、高齢者人口に占める独居の世帯数などなど。意外と短時間に集めることは可能でした。当時はまだDPCには加入していなかったためDPCデータの解析は行いませんでしたが、DPC算定となった現在は解析ソフトもあって調べやすくなっています。

これらのデータからわかったことは、1）需要の多い、がん、循環器疾患、脳卒中患者の多くが圏域外に流出。2）圏域内に競合する病院はほとんどない。3）当院の入院患者のシェアはたかだか16％でほとんどが県中央部に流出。4）さらに独居人口が増えていて、今後高齢者の移動力低下に伴って圏域内での入院需要が増えることの4点でした。

要は急性期疾患も含めて潜在的な需要は十分にあるものの、ほとんどが自院をスルーしていたのです。

かつては救急もたくさん受け入れていた急性期病院です。医師引上げで機能が低下していても、医師を再び集めて病院の実力が高まれば、必ず急性期でも復活できるハズだという結論に達しました。

これが例えば、圏域内に競合する急性期病院が複数あって、自治体病院であっても回復期や慢性期医療のニーズに応える必要があるといった場合には別の選択となったと思われます。

自転車乗りはいくつになってもまた自転車に乗ることはできます。まずは救急を断らずに1例1例取っていくことが病院立て直しのスタートと考えました。

復活へのステップ3：理念なくして戦略なし。方向性が違うことはやらない

さてマーケティングで潜在的な患者はたくさんいることがわかりました。

次のステップはこうした病院の使命・存在意義を職員にしっかりと示すことです。

病院だけでなく企業であっても、原点となる理念や存在意義がブレていると

図表3.9.4 県立あき総合病院の理念と基本方針

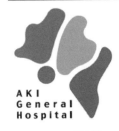

理念

私たちは安芸地域とともに歩み、人々の心とからだの健康を支えていきます。

基本方針

（1）安芸地域のための急性期病院を目指します。**急性期医療**
（2）安芸地域に良質な医療を提供します。**地域完結医療**
（3）地域の医療を担う有望な若手医師を育てていきます **教育**
（4）地域と連携し信頼される病院を目指します。**地域連携**

間違った方向に進んでしまって、やらなくても良いことをやってしまうことになります。

特に自治体病院では外部の方々からさまざまなご要望やご意見をいただきます。中には検診や人間ドックをやってはどうかといったご意見もありました。しかし何でもやっているとエネルギーは分散、本来とは違った方向に向かってしまいます。

ですから病院の理念はとことん突き詰めて考えて、方向性と違うことについては信念を持って"やらない"ことが大事だと思います。

当院の理念は自治体病院として二次医療圏を支えていくということの一点に集中して作りました（**図表3.9.4**）。

理念が決まればそれに沿ったビジョン・基本方針が決まります。当院では急性期医療を受け持つこと、地域完結医療を目指すこと、若手医師を育てるこ

と、地域と連携することの4つを基本方針としました。

この病院理念と基本方針は7年経った現在も変わっていません。新病院開院後の救急受け入れ増加や医師数増加、臨床研修病院指定などを見ると、最初に掲げた目標設定は間違っていなかったと思っています。

復活へのステップ4：病院の名前とシンボルマークにこだわる

企業の広報戦略ではコーポレート・アイデンティティ（CI）が重視されます。これは企業の存在意義やビジョンを明確に打ち出すことで、顧客だけでなく企業内で働く人たちに企業の方向性を強く意識させることが目的です。

病院統合で問題となったのが新病院の名称です。最終的に名称決定委員会で決まりましたが、ここでも病院の理念を強く意識したものにしました。病院所在地は安芸市ですが、管轄するエリアは広く安芸医療圏全体、旧安芸郡下9市町村にわたります。そこで安芸市だけの病院ではなく、広く安芸医療圏をカバーする総合病院という意味で、あえてひらがなの「あき総合病院」としました。

またシンボルマークも安芸医療圏の9市町村の地図をモチーフにしたデザインとしました。こうして病院名もシンボルマークもともに二次医療圏のための病院というイメージを込めています。

やはりこうした病院の向かうべき姿を職員に明確に示すことが病院を形づくることにつながるのではと思います。

復活へのステップ5：攻めはトップダウン、守りはボトムアップ

さて新病院開院まで3年しかありません。最短時間で病院の形を作らないといけません。そこでエネルギーを最大限発揮するために新病院での作戦設定はトップダウンで行うことにしました。

作戦には上からのトップダウンと下からのボトムアップのやり方とありま

す。しかし限られた時間で仕上げるためにはリアルタイムな指示が必要です。特に、急性期医療を目指す攻めの計画はトップダウンでないと思い切ったことはできません。逆に医療安全や感染対策また病院機能評価のような病院の守りの強化にはボトムアップのやり方が向いていると思います。

こうして急性期医療に必要な電子カルテ、心カテなど高額医療機器導入、病棟配置、救急外来体制など次々と決めていきましたが、一点突破にはやはりエネルギー集中が必要だったと思います。

復活へのステップ6：トップの意思を伝える「幹部会議」と「院長メッセージ」

どんな病院にも歴史や風土があります。外部から突然やってきた院長がさあトップダウンで動こうとしてもなかなか県立病院という組織は難しく、裸の王様にはなりたくありません。皆さんの組織ではトップの意思はどうやって職員に伝えていますか？

院長の考えを実現する場として、まず幹部会議を本当に大事にしています。週に1回、院長と副院長、看護部長、事務部長で院内のあらゆることを話し合います。

幹部会議は水曜日と決めています。病院というところは週初めの月曜日と火曜日はとても忙しく、前週からの案件や週末に起こったことの処理、また入院患者も週初めに集中します。水曜日になってようやく前向きで創造的なアイデアを語る余裕が出てきます。

他では話せない人事や他病院の情報、院内諸問題、広報などなど、良いことも悪いこともすべての情報を共有することで幹部には強い一体感があります。

また話し合った内容はレジュメにまとめて必ず残しておきます。病院では決めないといけないことがいっぱいあります。決めたことをきちんと記録しておくことで同じ議論の繰返しを防ぎ、時間のロスを減らすことができます。

こうして幹部の意思統一はかなり上手くいくようになりました。しかしこれ

290　第3章　ケース・スタディ　10病院の実践

図表3.9.5　病院トップの意思を伝える「院長メッセージ」

MESSAGE FROM THE DIRECTOR OF AGH
院長メッセージ　✉
MESSAGE

これまで500回以上連載
経営の話よりも、院内のニュース
のような内容

第156回＜新駐車場の新聞記事です。＞ NEW
第155回＜永年勤続表彰の表彰　おめでとうございます。＞ NEW
第154回＜駐車場オープンしました。＞ NEW
第153回＜「産科土曜日外来」開始します。＞ NEW
第152回＜安芸の秋は「あき祭り」。盛り上げていきましょう。＞ NEW
第151回＜ふれあい医療教室のスライドです。＞
第150回＜「ふれあい医療教室 in 室戸」盛況でした。＞
第149回＜「広報誌ひだまり第8号できました。＞
第148回＜「あきぐんネット」始まります。＞
第147回＜県外から病院見学にこられました。＞
第146回＜病理解剖にご協力ください＞
第145回＜駐車場11／4オープン＞
第144回＜一気に進む当直室改善化計画。＞
第143回＜外科系診療科、手術件数増えています＞
第142回＜高知新聞マタニティコンサートの記事＞
第141回＜患者満足度調査　入院編＞

> アクセス数がわかるので、どれだけ
> の職員が見てくれているのか
> すぐにわかります。

を職員末端まで届けるのがまた難しいところです。小回りのきく小さな病院で
はありますが、それでも病院職員は350名を超え、委託の派遣社員を加えると
500名の所帯です。

　病院内の組織は看護部、事務部また医局など縦割りの区分になっていて、そ
れとは別に各種委員会が部局横断的に存在します。なかなか病院としての意思
は末端まで伝わりませんし、新しいことを始めるときにトップの考えが下に伝
わらないと不信感につながってしまいます。

　そこで電子カルテの院内 WEB のトップページ、これをポータルサイトと言
いますが、ここに院長メッセージを掲載するようにしました（**図表3.9.5**）。経
営方針といった固い内容はなるべく避けて、まずは院内のニュースや新任ドク
ターの紹介といったブログのような内容にしています。

　職員が電子カルテを開いたときに新着メッセージがわかるように掲載してい

ます。過去のバックナンバーもいつでも見られるようにしていますが、アクセス数もわかりますので、みんなが見てくれているかどうか確認できます。

　この院長メッセージはすでに掲載500回を越えました。病院の状況や問題点も院長の言葉として語りかけるようにしています、全職員に病院の方向性をわかってもらうのにはかなり良い方法だったと思っています。

復活へのステップ7：最大の課題「良い医師を集める仕掛け」

　さて病院の中心は何と言ってもドクターです。

　医師を獲得する方法にはいろいろあります。しかし何よりメインとなるのはやはり大学医局からの派遣でしょう。大学の准教授から院長に着任した私に期待されたのもこの医師獲得であって、大学とのパイプを常に保ち、安定した医師派遣を得ない限り安定した病院経営は難しいと言っても間違いありません。

　しかし病院が良くならないと医師が派遣されてこないのも事実です。大学医局側も若手医師がたくさんいればなんとか考えてくれるでしょうが、入局者が限られている中ではなかなか派遣はありません。

　また当時の病院の、ネガティブなイメージは大学医局にも伝わっていて、常勤医の人事となると難しく、これは若い医局員が行きたがらないということが大きな理由でした。

　どうやったら医師が来やすい病院になるのか。地道なようですが、これには常勤医師も含めて医師が不満に思っているところを1つずつつぶしていくしかないと思います。

　特にドクターは病院から大事にされているウェルカム感を肌で感じ取ります。診察しやすい外来スタッフの雰囲気、また医師事務補助によるカルテ記載や診断書作成といった書類作業の代行。新病院では電子カルテをカスタマイズで工夫して使いやすくしました。また腕の良い医師が実力を発揮できるように必要な医療機器を整備するのも大事なことです。

　細かいことですが、当直室のベッドのマットレスを有名ブランドホテルと同

じマットレスに替えて居住性の向上を図りました。また医局だけでなく非常勤医師も使える院内Wi-Fiを整備。医局の秘書さんがこまごまとした用事をやってくれるのもドクターが仕事に専念できるようにと改善したことです。

あとで気づいたのですが、こういったことを院長メッセージに掲載していたところ、非常勤で来てくれている大学のドクターや、中には教授の先生までがこれを見てくれていることがわかりました。

一般にドクターは口コミに敏感です。病院が良くなってきているという情報は、非常勤医師から必ず大学医局にも伝わります。

こうした医師を大事にする病院側の努力の上に、やっと大学医局との交渉で医師派遣をお願いできるようになってきました。

復活へのステップ8：人を育てる病院は人が集まる病院

病院には若いエネルギーが必要です。

若いドクターが来ない病院には将来はないと言えるでしょう。この意味で初期臨床研修病院への復帰も病院にとって悲願でした。

当院も以前には研修病院でしたが、指導医不足から研修病院を放棄していました。研修病院の再指定要件には厳しいものがあり、特に年間入院患者数3,000以上という要件は中小規模の病院には1つのハードルとなります。

しかしスタッフ一同が強い気持ちで準備に臨み、ついに研修病院の指定復活をいただきました。復活した初年度にフルマッチで研修医が来てくれたときにはそれは胸が熱くなる思いでした。

初期臨床研修だけでなく医学生実習も多く受け入れています。医学生のアンケートを見ると指導医の熱心さが伝わっているようです。精神科もある総合病院ですので、ジェネラルな疾患の勉強には事欠きません。また昼間の実習だけでなく仕事が終わってからの地元の美味しい魚菜も好評のようです。これも地域の病院ならではでしょう。

グラフに当院の医師数の推移を示しています（**図表3.9.6**）。院長として着任

図表3.9.6　県立あき総合病院の医師数の推移

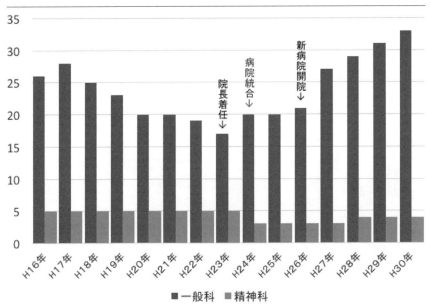

したときには院長含めて17名だったのが、現在では常勤医37名、研修医5名となっています。

また2018年から開始された新専門医制度では、全19領域のうち主要16領域の関連施設を取得しました。今後の大きな問題ではありますが、専門医資格が取れない病院には若いドクターがくるチャンスは少ないと思います。

まさに人を育てる病院は人が集まる病院であると思います。

復活へのステップ9：これからの地域医療の中心。病院総合診療医

人口が減少しているなかにあっても、後期高齢者人口はこれからもまだまだ増えていきます。

当院の入院患者の半数以上が75歳以上の後期高齢者の方です。手術やカテー

図表3.9.7　病院総合診療医を中心としたカンファレンス

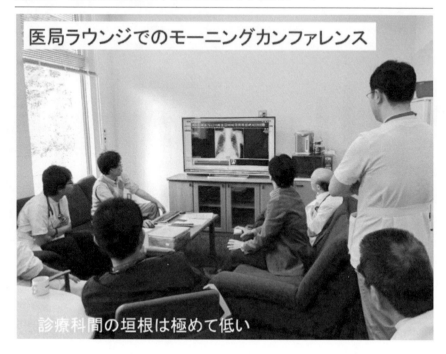

テル治療が必要な急性期疾患も多いのですが、一般的疾患、すなわち肺炎や尿路感染、心不全などの内科疾患が増加しています。

　実際、救急搬送疾患でも第1位は肺炎です。こうした疾患を大学からの専門科ドクターが全て診ることは彼らにとって大きな負担となります。

　これら地域医療でのニーズの変化に対応するには、総合診療医、特に入院を診ることができる病院総合診療医が大きな役割を果たすことになります。

　県立あき総合病院では病院総合医養成センターを設置して、総合診療医を目指す後期研修医の養成を進めています。

　当院の名物と言っても良いものにモーニングカンファレンスがあります。前日に入院した全ての患者さんを総合診療医が中心となって電子カルテでチェックするカンファレンスが行われています。これには内科系、外科系ドクターだ

けでなく麻酔科医や放射線科医など様々なドクターが参加します（**図表3.9.7**）。

　診療科間の垣根はもともと極めて低いのですが、病院総合診療医が中心となり、これに専門診療科が意見を出し合うという非常に良い関係性が生まれています。これは大学病院や高度急性期の病院には決してないもので、地域の病院でのこれからのあり方を示しているものかもしれません。

復活へのステップ10：病院イメージアップ大作戦。広報誌の重要性

　どんなに病院が生まれ変わっても、黙っていてはなかなか外部には伝わりません。

　広報には病院イメージを変える大きな役割があります。

　他の業種と比べて病院の広報には制約があって、その中で使えるツールに病院ホームページと広報誌があります。

　新病院となるにあたって早速ホームページを新病院のイメージを押し出したものに変えました。しかしホームページは速報的な情報提供の役割が強く、そもそも読者がホームページを見に来てくれなければ伝わりません。

　その点、広報誌はちょっと手に取ってちらっと見てくれるだけでも読者の目にとまるチャンスがあります。そこで着任当初からカッコ良い広報誌が欲しいと思っていました。

　どこの病院でも今や広報誌を出していない病院はないと思います。スタイルや内容も千差万別で、院内イベントや新任ドクターの紹介など、また院長や理事長の挨拶で始まるのもよく見かけます。

　当院の広報誌「ひだまりプラス」は若い医師、看護師がこの病院で働いてみたいと思ってもらえるように、対象を医師、看護師、医学生、看護学生向けの内容としています（**図表3.9.8**）。医学情報もあえて平易にならずプロを相手に通用するクオリティ。院長の挨拶はあえてカット。しかし患者さんに広報誌の印象を聞いてみても意外と好評で、多少内容が難しいけれどこの病院で高いレ

図表3.9.8　広報誌「ひだまりプラス」

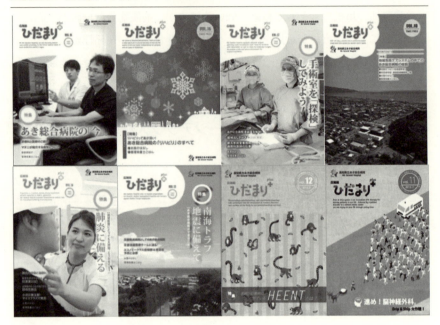

ベルのことが行われているという安心感を感じるそうです。

　広報委員会による手作りではありますが、手作り感を出さないように心がけていて、誌面レイアウトだけは出版業者に依頼しています。掲載内容もあえて他の病院がしないことを目指しています。当初からの医師、看護師獲得の目的から、配布先も大学の医学生や看護学生の教室に大量に配布、また大学各医局にも目に留まるように配布しています。

　こうして医師獲得のツールとして始めた広報誌ですが、実は一番の成果は意外と別のところにあって、病院職員が自信や誇りを再び取り戻したことだと思います。新しくキレイになった病院とキレイになった広報誌。

　「ひだまりプラス」は今や職員が病院を良くしていこうという病院ブランディングの象徴と言っても良いと思います。

復活へのステップ11：病院長は広告塔である

　広報誌だけでなく病院には色々な催し物があります。

　年に3回行っている市民公開講座、また病院祭りの「あき祭り」、自治体主催のイベントへの参加。これらに加えて市内の公民館を院長が回ってお話する「出張なんでも医療相談」まで、まさにアピールできることならなんでもやっています。

　決して出たがりではありませんが、院長が恥ずかしがっていては話になりません。組織のトップがプレゼンスを示すことは病院のイメージアップにとってとても重要なことだと思います。

復活へのステップ12：病院長は病院の主治医である

　また院長の仕事として感じるのは、院長は病院の主治医のような存在だということです。

　入院患者を持つ主治医の仕事は、毎朝患者さんの温度板でバイタルサインをチェックすることから始まります。病院でも毎日いろんな数字が上がってきます。病床稼働率や看護必要度、救急件数や手術件数など、これらはいわば病院のバイタルサインで、ちょっとした変化の裏に大きな問題が隠れていることもあります（**図表3.9.9**）。

　また医療安全や感染、さらに人事の問題など実に様々な懸案事項が次々と院長には報告されてきます。これらを主治医となってチーム医療のように組織全体で解決し、病院が悪い方向に行かないよう日々お世話をしていくのが院長の仕事であると思います。

　もちろん、安定した病院経営も院長の仕事です。

　県立あき総合病院では医師数の充足と急性期機能向上にて医業収益は着任時の約2倍に増加しました（**図表3.9.10**）。しかし他の多くの自治体病院と同じ

図表3.9.9　一般病棟　病床稼働率推移

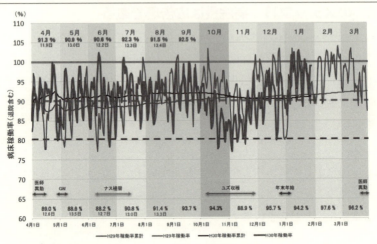

毎日の稼働率を例年と比較することで、増減が予測可能である。

図表3.9.10　医業収益移動累計推移

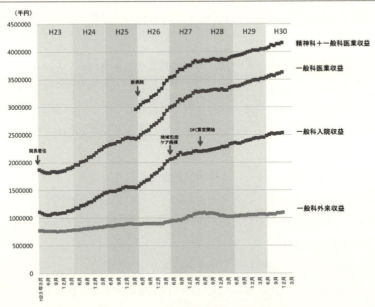

直近１年間の累計を毎月プロットした移動累計を見ると変化の要因が分析しやすい。

く、高い人件費比率や経費比率が大きな問題です。

　これからの自治体病院の院長にはこれら経営、財務のマネジメントも求められ、まさに主治医としての力量が試されると言っても良いと思います。

復活へのステップ13：情報収集に努力を惜しまない。ちば医経塾の受講

　院長職のもう1つ大事な仕事は、病院という大きな船の舵取りの仕事です。

　公立病院では1年間の予算は議会の承認を得る必要があります。

　全く小回りの効かない巨大な石油タンカーみたいなもので、病院トップが舵を切っても実際に船が曲がるのは1年以上先のことになります。

　ですから次回、次々回の診療報酬改定も含めて常に先の状況を見ながら船の進路を決めていかないといけません。その意味で、情報収集能力は船長である院長の大きな資質の1つかもしれません。

　振り返ってみると、病院経営についての教育を全く受けたこともないままに院長職を命じられ、慌てて経営セミナー受講や経営関係の書物での勉強を始めましたが、独学の域を超えるものではありませんでした。

　また実際の経営を通じて学んだことも多いのですが、これら独学での知識や経験だけで果たしてこの先も通用するのか、思いつきや勘と度胸で決めるにはリスクが多すぎます。

　これからの病院経営にはプロの知識が必要であり、そのためにはまず院長自らが病院管理について系統的な講習を受ける必要があると感じていました。

　そんな中、千葉大学の社会人講座で「ちば医経塾」が開講されるとの話を聞いてこれはと思いすぐに応募、第1期受講生となりました。

　ちば医経塾では実際に病院組織を運営するのに必要な財務諸表、資金調達、労務管理などなど、これまで自分に欠けていて、まさに知りたかった分野の知識を入手することができます。また全国から受講生で来られている方々は、それぞれの分野でのプロの集まりであり、お話をしても輝いています。こうした

仲間と一緒の時間を過ごすことができたのも大きな収穫でした。

復活へのステップ14：これからの病院づくりは街づくり

　これからの地域を救う切り札として国が進めている構想に「地域包括ケアシステム」があります。

　高齢者が増加する一方、予算も医療資源も限られています。こうした中で医療と介護・福祉だけでなく住まいまで含めて最適な地域の姿を構築しようとするのがこのビジョンです。

　県立あき総合病院も新病院計画の時から、この地域包括ケアシステムでの中核病院として描かれています。

　地域包括ケアシステムでは高齢者のアクセスの問題が重要です。若い方と違って高齢者は車の運転から離れていきます。そこで高齢者が移動できる範囲での医療・介護サービスの構築、つまりアクセスの範囲が人の流れと地域のユニットを決めることになります。

　病院を中心としたこのいわゆるコンパクトシティ構築が、県立あき総合病院でも現実味を帯びてきています。現在、公共バスが病院エントランス前まで乗り入れていますが、これに加えて病院のすぐ横の鉄道路線に新駅が建設されることが決まりました（図表3.9.11）。

　近い将来、周辺地域の高齢患者さんが鉄道を使って来院することになるでしょう。また津波の心配の少ない当院の周辺に高齢者住宅や介護施設が集まってくることも予想されます。

　まさに病院づくりはこれからの街づくりと言えるのではないでしょうか。

復活へのステップ15：「地域多機能病院」で地域のニーズに応える

　ちば医経塾では全国区で有名な講師のお話が直接聴講できます。

3.9 崖っぷち自治体病院　復活のシナリオ（高知県立あき総合病院）

図表3.9.11

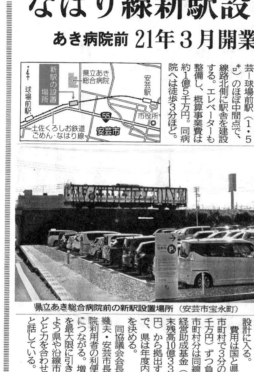

高知新聞平成30年12月6日

　中でも日本慢性期医療協会会長の武久洋三先生のお話「地域別、機能別病院の処方箋」はこれからの病院のあり方を示唆する意義深いお話でした。
　この中で武久先生は、これからの病院は「広域急性期病院」と「地域多機能病院」の2つに大別されていくと力説されました。
　民間病院も含めて地域の医療機関が減少する中、自治体病院の役割は今後も

決して消滅するわけではありません。考え方を変え、ケアミックスも含むまさに「地域多機能病院」が地域の自治体病院に期待される将来像ではないかと私も感じるところです。

同じ自治体病院でも都市部の病院は機能を集約化して高度急性期機能を維持し、周辺医療圏からの患者ニーズを受け持つ必要があるでしょう。

しかし地域に根付いた中小規模の自治体病院こそ、これからの地域のニーズに合わせた構成で将来にわたって地域を支える病院づくりが必要だと思います。

終わりに

島国である日本には多様性豊かな地方が広がり、それぞれの土地での歴史と風土が日本人独特の文化を創り上げています。

しかし今、この地方・地域が危機に瀕しているのも確かなことです。

この意味で郷土存続のカギとなる医療、特にその核となる自治体病院をどうやって復活させるのか、我々に課せられた仕事は大きいと言わざるを得ません。

採算性を維持しつつ、将来にわたって最適かつ最大の医療サービスを地域に提供する。

県立あき総合病院の改革はまだまだこれからも続いていきます。

3.10

コンサルからケアミックス病院の事務長になって実践してきた病院経営

特定医療法人谷田会 谷田病院 事務部長 藤井 将志

1．市場としての医療業界の魅力

　医療業界にするか他の業界にするか検討している事務職員が面接に来た際に、医療業界の将来性について伝えている。医療の市場（マーケット）規模は42兆円以上あり、自動車産業や通信業など国内の他の産業に比べても非常に大きい。医療だけでそれだけの規模があるうえ、介護や福祉、予防といった周辺市場まで含めるとさらに大きくなる。また、それだけ大きい市場であるうえ、年率2～3％の成長を続けている。年間に拡大する市場規模としては7,000億円程度になり、これは日本の玩具市場が1年で創出されるような規模感である。さらに、これらの成長の背景にあるのは、高齢者人口の増加という人口構造によるものであり、今後も手堅い成長が期待できる。他の産業は、2004年から日本の人口自体が少なくなっており、縮んでいくパイを取り合う市場環境に突入して久しい。こうした大きくて成長しているマーケットで面白いことやらないか、ということを面接で伝えている。実は、この点が、筆者が13年前に大学を卒業する際に医療業界に絞って就職活動した理由でもある。

　この10年をみても確実に医療市場は広がっており、10年前に33兆円だったマーケットは先述の通り9兆円も増えている。日本国内の他の産業でこれだけマーケットが広がったところはないだろう。今となっては、製薬企業や医療機

304　第3章　ケース・スタディ　10病院の実践

器メーカーといった医療系の企業に限らず、小売やIT企業に至ってもヘルスケアに関する事業に乗り出してきている。これも、医療のマーケットがかなり大きく成長しているからこそ、新規の参入者が増えているのである。

　ただし、今後もこの成長が永遠に約束されているわけではない。マーケットが増えている理由は高齢者人口が増えているからであり、日本全体だと2042年まではこのような状況が続く可能性がある。地域による差はあるにしろ、その頃までは自然と市場が広がっていく。経営戦略を考えるうえで、市場が成長している環境と縮んでいく環境とでは、選択すべき戦略が異なるのは想像に難くない。一般企業が高度経済成長期にどんどん拡大していく戦略を選んだのは、あらゆるマーケットが成長していたからである。その後、低成長時代になって、方向性を見失い低迷を余儀なくされた企業はたくさんある。あと20年後には、医療機関を取り巻く環境も、似たような状況になる可能性が高い。そうなると、縮んでいく市場でどのような経営戦略をとっていくのか、を考えなければならない。

　医療業界では団塊の世代が後期高齢者になる2025年問題が取り沙汰されており、急増する高齢者を財源も含めてどのように対応していくのかが目下の課題として語られている。それはその通りであるが、ビジネスという視点から考えると2042年の市場がピークを打った後にどのような世界が待っているのか、ということの方がエポックメイキングである。金融界をみると、2000年のバブル崩壊までは、お金を借りたいときに貸してもらえないのが銀行であり、頭を下げてお願いして貸してもらっていた。しかし、バブル崩壊後、銀行が次々に倒産したり日本一の証券会社が倒産したりと、経営環境が大きく変わった。今では頭を下げてお金を借りてくれと頼むほど、金余りとなっている。それまでは待っていてもお客さんがきたが、今では銀行といえども営業活動しないとならない時代と様変わりした。

　医療業界もこれと同じようなことが、2042年を境に起こる可能性が高い。それまでは患者さんが増えていくが、それ以降は急速に患者さんが減っていくことが予想されている。それに合わせて規模を見直すのか、買収などをして組織

図表3.10.1 国民医療費の推移

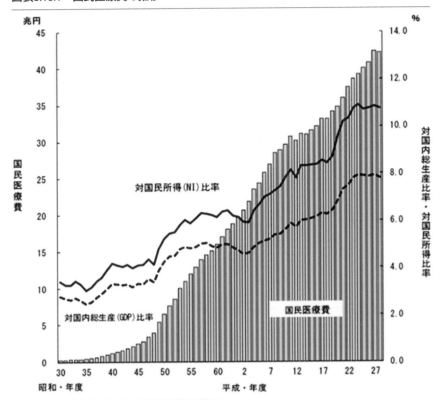

出所：厚生労働省「平成28年度国民医療費の概況」

を大きくしていくのか、それともその他の戦略をとるのか。こうしたことを考えていかなければならない。

2．医療業界の事務職はブルーオーシャン

「ブルーオーシャン戦略(※1)」をご存知だろうか。端的にいうと、競合がいない市場でビジネスをする戦略のことである。ちなみに、ブルーオーシャンの反対の概念としてレッドオーシャンがある。レッドオーシャンとは、競争の激し

い市場で、価格やクオリティをかけて熾烈な争いがあることから「血の海」や「赤い海」とたとえられている。なぜここで突然戦略論の1つを持ち出してきたのかというと、これまで筆者がキャリアを形成していく過程で、ブルーオーシャン戦略の考え方を適用してきたからである。

　前項のように、医療市場が非常に大きく、成長産業であることがわかっていた。しかし、医療系ではない一般の大学の就職先として医療業界が注目されることは少なかった。今でこそ、一般の大学生の志望ランキングで医療系が分野として首位[※2]になるなど、注目されてきたが10年前は金融や広告、コンサルティングなどが人気就職先であった。医療関係でも、最も現場に近いところでサービスを提供している事業となると、製薬企業や医療機器メーカー等ではなく医療機関である。一般の大学の新卒者で、病院に就職することを志望する人は限られた人たちになる。そもそも、病院経営をメイン事業としている企業に上場企業はなく、どんなに大きな病院でも医療業界にいない限り名前すら知らないのが実情である。

　当時、筆者の周りも上場企業や外資系企業、国家公務員などを目指す人ばかりであった。別の視点からすると、優秀な友人たちは就職先として病院の事務職など見向きもしていないということである。これだけ大きい市場で成長しているにもかかわらず、優秀な人材が少ない可能性がある。まさにそこには「ブルーオーシャン」が広がっているように思われた。

　ちなみに、今から当時の2005年くらいを振り返ると、病院経営に関する書籍が医療系のコーナーに少しずつ出始めた頃である。民間企業から来た事務長が結果を出したり、病院経営を語る有名な病院長がいたり、看護部長が副院長職を担い始めたり、といったように、病院に経営という概念が浸透し始めた時代だったと思う。

　さて、このような考えから、第一志望を病院の事務職と絞り東京近郊で最初の就職先を探した。しかし、病院経営をする事務方を募集している病院は限られており、面接を受けたがことごとく落とされてしまった。そこで第二志望として選んだのが、コンサルティング会社である。コンサルティング会社もたく

さんあるが、病院経営をしたかったので医療機関向けに特化した企業に絞って就職活動し、最初の会社に入職することができた。就職活動は順調とはいえなかったが、確実に狙ったマーケットで経験を積む機会を与えられた。

[※1] 「ブルー・オーシャン戦略 競争のない世界を創造する」（Harvard business school press）W・チャン・キム，レネ・モボルニュ

[※2] 就職情報サイトのディスコが2018年12月4日発表した2020年卒の就活生を対象とした就職志望業界に関する調査によると、前年1位だった銀行が8位に下がり、医薬品や素材といった業界が上位になった。

3．DPC データ分析は病院経営の必須スキル

　最初の就職先としてご縁があった会社が、大学病院や公立・公的病院など、地域の基幹病院がクライアントの大多数を占め、もともとは病院の建替えを支援する案件が多い会社であった。しかし、病院を建て替えるためにも経営状態が良くないと建替えが難しいケースが増えてきて、建替計画をするのと同時に経営改善を進める依頼が多かった。こうして、新卒という何も分からない状態ではあったが、希望する病院経営に最初から触れる環境があった。

　2006年あたりの基幹病院を取り巻く経営環境といえば何を思い出すだろうか。2004年に DPC 制度が導入され、急性期病院はこの新しい制度を取り入れる始めた時期である。しかし、DPC がどういうものか、どのように経営に活かしていくのか、まだ一般的に広がっていない時期であった。それは社内においても同様で、DPC データの活用方法を模索していた。

　たまたま入社する前から医療経営に関する勉強会に参加していたため、DPC についても基本的な知識だけはあった。そのため DPC に関する案件に積極的に関わりを持ち、クライアント先の大学病院からデータ分析をさせてもらうなどして知識を増やしていった。ここでもブルーオーシャン戦略を実施できたと思っている。社内にまだ誰もやる人がおらず、膨大なデータの分析という手間がかかりそうな分野を率先して行うことにより、新人ではあったが DPC に関しては情報が集まるようになっていった。

図表3.10.2　ベンゾ系医薬品の使用量推移

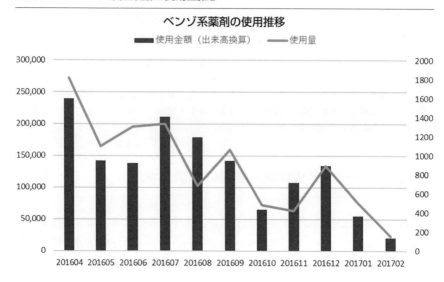

　今となってはDPCデータはDPC対象病院だけではなく、ほぼ全ての病院で提出することになっている。逆に、DPCデータを経営改善に活かせる環境が広がってきた。データ量が膨大なため敬遠しがちではあるが、コツさえつかめばAccessなど市販のデータベースソフトで生データを分析することは容易である。

　筆者が現在所属する病院は、地域包括ケア病棟をもつケアミックス病院であるが、データ提出が必須となっている。データを活用し、業務改善をしていくことは日常茶飯事である。例えば、せん妄対策のプログラムであるDELTA（デルタ）プログラムを導入しており、その結果としてベンゾ系薬剤の使用量が減少していった。このような情報もDPCデータを活用すれば簡単に可視化できる（**図表3.10.2参照**）。薬剤の使用量となると医薬品のデータベースや発注データからも抽出することはできるだろうが、毎月作成しているDPCデータから抽出した方が効率的であろう。DPCデータの中身を理解し、できるだけそのデータを活用すれば二度手間にならないで済む。経営改善において数値

化することの必要性は反論する人はいないだろう。DPCデータを扱えることは病院経営において必須スキルといえる。

4. コンサルの活用術

コンサルティング会社で経験を積みながら、病院の内部で働く機会を常に探していた。コンサルというと見た目は派手なイメージだが、やはり「経営」と「コンサル」は違うと感じていた。コンサル契約となると1つの病院に対して1月に数日しか入らない。数日で数字的な結果がでることをやろうと思うと、確実に改善ができることをプレゼンし、実際の改善を支援する時間はないので、病院の職員にお願いすることになってしまう。提案してあとは丸投げとならざるを得ない。しかし、経営とは、実際にこうした改善を行う過程で起こる問題への対応があったり、一度の改善で終わりではなく、さらに次を考えて行動していくことだと思う。

ちなみに、コンサルティングが悪いとは思っておらず、自院の環境に応じたコンサルを活用するのは、大いに意義があると考えている。実際に筆者の所属する谷田病院でも定期的にコンルティングをお願いしており、病院経営に役立てている。問題なのは、目的や環境に応じて適したコンサルを選べているか、ということである。場合によっては、本部や取引先の銀行から紹介されたので仕方なく導入している、というような病院もある。経営という、まさにその組織の根幹に関わることを、外部の圧力や、安易な気持ちで導入すべきではない。以下では、コンサルティングをしていた経験と事務長の両方の立場から、コンサルの活用方法についてまとめてみた。

医療業界のコンサルティングのタイプを、①コンサルファーム、②経験のある個人事業、③ハンズオン型、に分けてみる。①は組織として数人〜数百人単位でコンサルしている会社である。規模を維持するためにも常に新卒レベルの新人を採用しているので、"あたり"の担当者が来ればそれなりの成果を得られるが、"はずれ"た場合は思うような結果が得られないケースもある。選定

のプレゼン時に「病院に最も出入りする予定の担当者」にプレゼンさせる、契約前にかなり綿密に進め方を調整する、などを注意すると失敗が少なくなる。

　次に②は、病院や①のコンサル経験者、一般企業の経験者などが独立して実施する形態である。こうしたところは少人数でやっていることが多いので、手足となる業務を担ってもらうのは難しい。ただし、知識や経験が豊富であることが多いので、参考になるアドバイスは提供してもらいやすい。コンサル導入の目的が知識であればうまくいくが、良質な知識が提供されても、それを院内で有効活用する人材がいなかったり、改善活動ができない組織では、"聞いて終わり"という状態が続いてしまう。また、過去に所属していた組織でうまくいったが、他の組織でも通用するかというと別問題である。「うちの病院ではこうだった」というように、過去の成功体験を話して終わりになってしまう人もいるので注意したい。

　最後の③は、組織に常駐者を送り込むパターンで、資本提供が伴う場合も多い。この場合は組織内に完全に入り込み職員として活動するので、現場に全然来てもらえないということはない。実行力がない組織では、このタイプのコンサルを依頼しないと成果は出にくい。①や②のタイプのコンサルに実行力を期待すると、なかなか現場に来られないのでうまくいかないことが多い。③の場合、中に入り込む分、組織文化と融合できないと、かなり現場は混乱する。組織風土や導入目的に合った人材に来てもらえるかが成否の鍵を握る。

　院内で実行する力があるのか、会議用の立派な資料が必要なのか、確実な収益の改善がしたいのか、一歩先を行った知識が欲しいのかなど、目的や組織の状況によって依頼すべきところや契約の仕方が変わってくる。

5．公立急性期病院での常駐経験

　コンサルティングと経営の違いを感じていたので、事務長職を目ざしていたが、なかなかチャンスがなく、どこか1つの病院にがっつりと入り込むプロジェクトを探していた。そこで機会をくれたのが、沖縄県立中部病院である。

病院経営としては有名ではないが、初期研修制度ではネームバリューがある病院で、働く医師も沖縄県の最後の砦だという意識を常に持ち、教育面でも自信がある医師が多くいる病院である。病床規模は550床で、救急車も年に6,000台受け入れる、超急性期病院である。沖縄県の本島に130万人の人口を抱えているが、そこに同規模の病院は琉球大学医学部附属病院のみで、周産期や小児科も含めて、幅広い疾患をカバーしている病院でもある。さらに、多くの基幹病院と違うのが、地元医学部の医局人事に頼らず、自院で医師育成ができ、医局の顔色を伺う必要がない状況が長らく続いてきた点である。

　ただし、県立病院であるため、たとえ全国的に名が売れていても、公立病院に特有のルールから逃れることはできない。沖縄県立病院群には精神科単科の病院、離島の病院や診療所もある。同一法人なので異動の対象になるし、予算や人員定数なども公営企業と同じ枠組みで動かなくてはならない。例えば、新しい診療を始めるにあたり、自費料金を設定するためには県議会の承認が必要となる。今では診療報酬でも認められている性同一性障害（GID）の治療を、当時導入する準備をした。民間病院であれば、やりたい医師がいて、機材なども整っていれば、あとは診療報酬などを参考に自費診療の費用を院内の経営会議で決定すれば、始めることができる。同じような院内プロセスは実施したうえ、本部である病院事業局と県議会で、なぜ県立病院がGID治療をやらなければならないのか、また自費料金の設定金額は妥当なのか、ということをそれぞれ検討してもらい、承認を得なければならない。紆余曲折はあったものの結果的に導入は実現できたが、民間病院で導入するのに比べてスピードは1年位遅いと感じた。もちろん、良いとか悪いとかではなく、公立病院を経営するということは、こうした県のルールにも則らないとならない、ということを多く学んだ。

6．ディスカッションが生み出すもの

　組織風土面では、それぞれ自信をもっている医師が集まり、診療科の枠を超

えて喧々諤々とディスカッションして患者さんの診療方針を決めていく、という文化にも衝撃を受けた。多くの大病院で他科に診てもらう場合は、院外と同様に電子カルテで紹介状のやりとりをするだけで、直接意見を交わしたりたり、時には反論したりすることはタブーのような雰囲気があるところが多いだろう。もともと戦後の占領下に米軍がアメリカ流の医療を導入したという歴史がある病院なので、意見を言い合うことに抵抗のない雰囲気がある。筆者もDPCのデータを分析し、抗生剤の使い方や、術後の在院日数などの見直しを提案した際は、いろいろと反論されたが、議論の末に場の納得が得られれば、プロセスの見直しが行われた。

筆者は学生時代に外資系企業2社でもインターンシップをしたことがある。ここでも会議の場では上下の立場は関係なく発言を求められた。空気を読む、忖度する、ということも日本人の美徳とする習慣であることは否定しないが、その代償として、あるべき発言ができないのは"裸の王様化"を招きかねない。

谷田病院の事務部長に着任してからは、こうした意見がいえる環境づくりには意識的に取り組んできた。事務長に何ももの申せないようでは、組織として成長が望めない。そのため、確度が低い提案や単なる愚痴も含め、なんでも聞くことを心がけている。「意見を言ってもいいんだ」ということが浸透してきてからは、いろいろなことを言われるようになってきた。まだまだ思っていることが言えてないなと感じることはあるが、この姿勢は組織の上層部が言わない限り、組織全体の風通しがすぐに悪くなってしまう。

その象徴として、筆者は事務長室を持っていない。さらに、デスクも毎年移動していて、初年度は庶務経理、翌年は総務課、昨年は医事課と移動してきた。やはり、デスクがあるとその部署の空気感が分かるし、どんなときは忙しいのか、逆にどんなときは余裕があるのか、どの人がどんな発言をし、誰がどんな返しをするのか、といったことがすぐにわかる。個室にいてはこうした情報は絶対に入ってこない。また、デスクがあると、事務長に持ち込まれる案件の会話や、電話のやりとりなどを通して、事務長が「どのような考え方で仕事

をしているのか」ということも自然に伝わる。何か話が持ち込まれると、必ずその人の意見を聞いており、意見が考えられてないと、意見を引き出す質問が始まる。こうしたことを見聞きしていると、自然と周囲にも「こいつには自分の意見なしで言うだけでは埒が明かない」ということが伝わっていく。

　ちなみに、今年度は事務部から飛び出して、通所リハにデスクを置くようにしている。これまで40近くの病院を見てきたが、1病院だけ理事長室がなかった。そこは全国的にも有名な病院で、そこの理事長が事務方と同じフロアでデスクを並べていて驚いたことを覚えている。さらに、院長、事務長、看護部長の個室のドアが開きっぱなしの病院とそうでない病院があり、根拠はないが開きっぱなしの病院のほうが、幹部と現場の風通しの良さを感じられるところが多かった。

7．3度目の正直で事務長の機会を得る

　社会人4年目になる頃、自分で透析クリニックを立ち上げるチャレンジをしたが、開院直前に院長となる医師が脳梗塞で倒れてしまい、プロジェクト自体が中止になる経験をしている。それが1回目の事務長を目指したチャレンジで、その3年後の2回目もチャンスがなく沖縄県立中部病院に経営アドバイザーとして着任した。それでも病院の中でラインのトップとして事務長になりたいという気持ちが諦めきれず、3度目の正直として転職活動を行った。病院経営については少しずつ経験を積んでいたが、事務長経験はなく、当時31歳という事務長としては若すぎるという年齢的な問題もあり、簡単に転職先を見つけることはできなかった。そのため地域を限定することはできず、日本中どこでもいいので最初から事務長ができる病院を探し回った。そうした転職活動の中で巡り会えたのが、現在所属している熊本県甲佐（こうさ）町にある谷田（やつだ）病院である。いろいろな人に聞かれるが、熊本に縁もゆかりもなく、創業家とも何の関係もない。いわゆる落下傘人事で、外部から若輩者が事務長として着任した。ちなみに、入職当時は事務部のスタッフ全員が私のより

314　第3章　ケース・スタディ　10病院の実践

も年上で、おそらく「お手並み拝借」といった気持ちで見ていた職員も多いのではないかと思っている。

　3度目の正直でようやくスタートラインの事務長職を得ることができた。ただし、それまでの経験はいろいろな場面で役立つことになる。規模感でいうと診療所から大学病院までさまざまなタイプの医療機関に関わってきた。地域性でいうと、都心のど真ん中から、へき地や離島まで。組織形態でいうと、民間病院から公立病院、公的病院まで関わり、それぞれの立場があることを痛感している。地域連携で関係性を築く過程で、このようにいろいろなタイプの病院を知っていることは役に立った。

　谷田病院では急性期治療は行わず、地域医療を提供しているケミックス病院である。急性期領域は熊本市内の公的病院との連携で提供してもらっており、そことの関係性を深めていくことは重要な戦略となる。熊本は地域連携が有名な地域で、大学病院を始め、日赤、済生会、国立病院機構、国家公務員共済組合、医師会立といった、あらゆるタイプの急性期病院が熊本市内にひしめき合っている。これまでの経験から急性期病院にどのような課題があるのか分かっている。また、組織のタイプによって、できることや内部の調整プロセスの手間なども理解できる。そのうえでポストアキュートの病院からいろいろな提案を実施してきた。

　例えば、医師のリクルーティング活動の一環として、当院では指導医がいないため研修病院になることは難しい。そこで考えたのは、初期研修期間にある地域医療を学ぶ施設になることである。1週間ほど研修医を受け入れ、地域医療を知ってもらう。急性期病院では、老健と特養の違い、医療療養病棟と介護医療院の違い、在宅医療のあり方、などを教えられないことを知っていた。そうしたことを肌で感じてもらうようなプログラムを組み立てて提案した。2年越しで調整を完了し、現在では2つの病院のプログラムで対象施設となっており、毎年数名の初期研修医が出入りするようになった。こうした提案ができたのも、臨床研修制度がどうなっているのか、ということを経験を持って知っていたからである。

3.10 コンサルからケアミックス病院の事務長になって実践してきた病院経営
（谷田病院）　*315*

図表3.10.3　研修医受入プログラム

施設名	谷田病院				
研修の目標	当院は、急性期後のポストアキュートの患者さん、外来・地域の施設からの患者さん（サブアキュート）を診ている病院です。急性期医療は済生会熊本病院をはじめ、熊本市内の救急病院と連携して提供しています。谷田グループでは、地域包括ケア病棟、医療・介護療養病棟の病院のほかに、関連法人で特別養護老人ホーム（桜の丘）、老人保健施設（なごみの里）、サービス付き高齢者住宅（松樹苑）があり、個人宅への訪問診療を含めて100例程度診ています。 　糖尿病教室や健康診断などの予防活動を始め、急性期後は患者さんが当院でどのような経過を辿って回復し、在宅などどのような環境に退院していくのか、経験していただきます。回復・慢性期での多職種協働チーム医療、地域での包括的なケアをしていくことで、医療・介護・福祉が協力し、患者さんのQOL向上をトータルで実現させることを目ざしていきます。 　疾病は急性期治療後の疾病管理、回復期リハビリ、内科系の疾患が主です。他にも、糖尿病や、内科疾患がメインの認知症の方、在宅医療を経験いただきます。ご希望に応じて、医師等への同行にとどまらず、実際に診察体験もしていただきます。				

スケジュール（案）

	月	火	水	木	金
午前	オリエンテーション 施設見学	外来診療支援（糖尿病専門医、一般内科医）	褥瘡回診支援 デイケアとデイサービスの違いを体験	特養と老健、サ高住の違いを体験	外来診療支援（地域小児科医）
午後	病棟回診支援（地域包括ケア病棟、療養病棟の違いを知る） ケアマネ業務の体験	症例検討カンファレンス リハ医回診の支援 連携室の調整業務の体験	NSTの回診支援 訪問診察支援（施設・個人宅、薬剤師同席）	認知症ケア回診支援 認知症院内デイ体験 リハカンファ同席 感染ラウンド支援	訪問看護、訪問リハの支援 振り返り

上記のスケジュールをもとに、具体的に日程が決まり、以下のイベントがある場合はプログラムに盛り込んでいきます。

研修の方略 （スケジュール等）	・町の保健師との打ち合わせ（もしくは戸別訪問）、消防署とのMC会議 ・学校医活動の支援（保育園、小学校、中学校、高校） ・糖尿病教室の支援 ・産業医活動、出張企業健診の支援 ・各種学校での講演活動の支援 ・地域での出前講座の支援 ・急性期病院への患者搬送の支援 ・介護予防事業Cの支援	・地域ボランティアとの交流会、地元医師会活動 ・急性期病院での退院前カンファ同席 ・後方支援施設との定例会議への同席 ・専門医コンサルテーションへの同席（栄養とリハビリ、認知症とせん妄対策、皮膚科、栄養管理、リハ医回診） ・インフルエンザ等の予防接種 ・連携歯科医によるVF検査支援

8．まず実践したのは ABC 戦略

　経営改善で介入する際の組織の状態には３つのタイプがある。１つは大きな赤字状態で、短期的に Ｖ 字回復しないと組織自体が潰れてしまうような危機的な状況。もう１つは収支でいうとプラスだったりマイナスだったりギリギリで経営していて、安定的な黒字を目指すような状況。３つめは安定的な黒字が出ているが、その上で将来を見据えてどのように新しいことにチャレンジするか打ち出さなければならない状況。この３つの状況により、それぞれ経営改善のやり方は異なってくる。例えば、１つ目のような状況であれば、職員の大量退職などを覚悟の上、ドラスティックに改革をしていかないと組織自体がなくなってしまう。逆に、３つ目のような病院があれば小手先の経営改善は日々実践できている可能性が高く、５年後10年後を見据えた経営環境を整えていくことが主眼となる。

　筆者が４年前に谷田病院に着任した時は２番目のケースであった。そのため、１つ目のようなドラスティックな経営改善ではなく、「A あたりまえのことを、B バカになって、C ちゃんとやる」ABC の徹底を実践することにした。

　例えば、モノを１つ購入するにあたっても、伺い書に添付される見積もりは１つの業者だけであったり、価格交渉をしている気配を感じなかった。型番商品などはインターネットで検索すると、添付の見積もりよりも何万円も安いものがたくさんあった。担当者に悪気はなく、今までそうした買い方をしてきたので、その慣習に従っているだけなのである。個人で何か購入するときには、複数の店を比較したり、インターネットで金額を比較したりするだろう。しかしそれが病院の“財布”で購入する場合にはしなくなってしまう。そうした根底にある考え方を伝えて、インターネットで安く手に入るものは、ネットで購入するようにした。公的な病院ではクレジットカードで支払うことができず、アマゾンや楽天等の利用が難しいところもある。インターネットで売っているのに、こうしたことが理由で高いものを買わなければならないのはお粗末な習

慣である。こうしたあたり前のことを、あらゆる業務プロセスで行っていった。収支はまだ安定的な黒字とまではいかないが、事務長に着任した初年度から黒字になり改善の兆しを見せている。

9. 学ぶ組織への仕掛け

病院理念があり、理事長がこんな病院にしたいという想いはあるが、それとは別に筆者もこんな病院になったらいいなと考え、病院経営を実践してきた。それは、「谷田病院ってどんな病院」と聞かれたら、「なんだかよくわからないけど、働いてる人たちがみんな生き生き楽しそう」というようなイメージの病院にしていきたいと思っている。もちろん給料を高くしたいとか、医療の質を向上させたいとは思っているが、どんな病院かと聞かれたときに、あそこは給料が高いとか、最先端の医療が提供できる、というようなイメージではなくてもいいと思っている。こうした考え方でいろいろな改善を行っているが、そのうちの1つに「学ぶ組織」にしていくことがある。そのために、以下のような仕組みの見直しを行ってきた。

・院外研修への参加と事後の改善活動の推奨
・資格取得支援制度
・奨学金制度
・院外学術活動支援制度
・研修学生受入れの推奨
・他組織への出向の推奨

(1) 院外研修への参加と事後の改善活動の推奨

当初、院外研修の伺書には感想欄がA3用紙1枚分、研修後に報告することが求められていた。かといって、その伺書を読んで何らかの次のアクションが生まれるわけではなかった。そこで、伺書のフォーマットを変更し、感想は書かなくていいので、研修で得た知識で、何か1つでも改善できることを記載

してもらい、それをいつまでに実行するのか日付を設定してもらうようにした。

　積極的に研修に参加してもらいたいという方針を示すために、参加回数の制限は廃止した。病院によっては1人年間何回までと院外研修の回数が制限されているところも少なくない。それを撤廃し、業務上問題がなければ参加することができる。教育研修に関わる費用も、収益の0.5％しか使われていなかったので、目標を1％とし、それまでの倍は研修費用に使いたいというメッセージを示した。それでは費用ばかりがかさんでしまうのでは、と思うかもしれないが、心配は無用だと考えている。もし延べ100人が研修に参加したとしたら、100件の改善活動が期限付きで「実行」される。全てが収支改善に関連しないにしても、その一部でも収支に繋がれば投下した研修費の回収は容易であろう。

　さらに、ポイント制度を導入し、部署ごとに（感想ではなく、何をやるかを明記した）報告件数、その改善活動を完了した件数ごとにポイントを付与し、1人当たり件数が多い部署に表彰等をしていく予定である。この新たな仕組みの導入の目的は、さらなる研修への参加アップを目指すというより、参加したあとの報告と改善策の実行の定着を図っていくことである。

　研修の場合は長くて1日や2日程度であるが、資格を取得する講習会のような場合は、より長期にわたり、費用もかさんでくる。こうしたケースは、研修扱いではなく「資格取得支援制度」の対象とし、経営会議で決済が通れば、業務扱いで旅費も含めて支援していくことにした。ただし、資格取得後にすぐに辞めてもらっては困るので、取得後何年間は勤務するという誓約書を記載してもらう。もしその期間内に退職した場合は、かかった費用を返金してもらうこととした。

　さらに、費用が百万円を超えるような、例えば認定看護師コースや大学院などの場合は「奨学金制度」を適用する。よくある奨学金の仕組みであるが、当院の場合は「金銭消費貸借契約」を結び、その借入金の返金を免除していくという契約にしている。この免除の対象は在職中に限っており、退職した場合は

残金を一括返済することを求めている。返金期間も10年〜20年程度を想定しており、安易に制度を利用して辞めにくい枠組みとした。また、入職前の学生に対しては、卒業後にすぐに"お礼奉公"するのではなく、5年以内に入職してもらえればいい、としている。新卒のうちは大きな基幹病院で経験を積みたい、というニーズにも柔軟に対応できるようにした。

(2) 院外学術活動支援制度

　最大の学びは「人に教える」ことだと考えている。前述のような研修に参加するだけではなく、講師として職員が招聘されることもある。人前で話すことは、それ自体で勉強になるし、病院のイメージアップにも有効である。しかし、そのためには経験もさることながら、資料を作る手間もかかってくる。そこで、院外で講師として講演する場合には、手当として5,000円、学会発表の場合は10,000円を支給する制度を設けた。ただし、講演料として支給される場合は対象外とし、そうしたケースは勤務を休み扱いにすることで、副業として講師料を個人で受けていいことを明確にした。

　人に教えるという視点では、研修生の受入れも推奨している。先述の初期研修医もそうであるが、学生さんたちを受け入れることは、受け入れる側の勉強にもなる。当初はリハビリテーション科と栄養科くらいしか研修生を受け入れていなかったが、今では医師、復職看護師、事務職、介護職などでも受入実績がある。今後は、看護学生や専門医研修などが受け入れられる体制を目指していきたい。

(3) 他組織への出向の推奨

　当院は病床数が99床と小規模で、診療科も内科系、小児科、リハビリテーション科に限定しているため、当院で全ての疾病を経験できるか、といえばそうではない。そこで、院外の医療機関や施設などに出向して経験を積むことを奨めている。組織内で学べないのであれば、組織外で学んできて、その人が中心となって、学んできたことを還元してもらえればいいのではないか。

320 第3章 ケース・スタディ 10病院の実践

これまで、外を見たいと思った人材は「転職」という選択肢でキャリアを築いていくことが一般的であった。こうした想いをもった人材はデキル人であることが多く、組織としては手放したくない人材である。しかし、自院内でできない経験を積みたいと言われると、引き止めるのも難しくなる。そこで、当院の職員として他病院や施設などで経験を積んでもらうという選択肢を用意した。例えば、これまで、管理栄養士が急性期病院に3カ月間、栄養管理を学びに行ったり、理学療法士がリハビリ特化型デイサービスの立上げ支援に3カ月間行ったり、認定看護師が大学の講師として半年間、経験を積んだりしてきた。外で経験を積んだこれらの人材は、病院に戻ってくるとやる気に満ち溢れ、新しい空気を入れ込んでくれている。

次々に転職するキャリア形成ではなく、組織に残りながら求めているキャリアを築く、ということもできるようにしていけたらと思っている。

10. 2018年度診療報酬改定の対応

さて、ここで谷田病院が2018年度の診療報酬改定をうけ、どのように施設基準の見直しを行ったかを通し、診療報酬に関する経営戦略をお伝えする。改定前の施設基準は、地域包括ケア病棟が1病棟（39床）、医療療養病棟が1病棟（32床）、3つ目の病棟は半分が医療療養病棟（14床）で、残り半分が介護療養病棟（14床）となっている。今回の診療報酬改定では、地域包括ケア病棟に上位基準が設けられた。この上位基準である地域包括ケア病棟入院料1については、200床未満の病院しか届出することができない。さらに、訪問診療や訪問介護などを提供することが求められている。当院は地域医療を提供することをミッションとしており、この上位基準が想定する医療機関にぴったり合致していた。しかし施設基準のうちの1つである「在宅復帰率」については課題があった。

3.10 コンサルからケアミックス病院の事務長になって実践してきた病院経営
(谷田病院)

図表3.10.4 地域包括ケア病棟入院料の在宅復帰率の変更

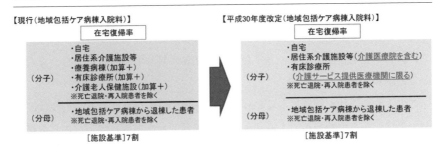

図表3.10.5 在宅復帰率の試算

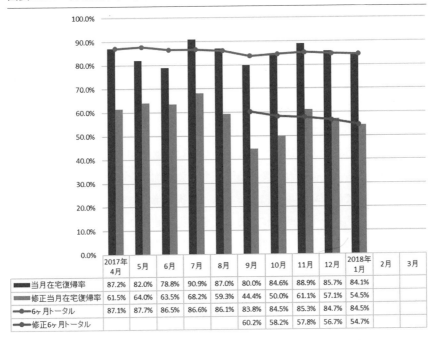

(1) 在宅復帰率への対応

2018年度改定で在宅復帰率の計算式は図表の通り変更になった。当院にとって問題となったのは、在宅復帰先にこれまで含まれていた療養病棟と老健が除

外されてしまった点である。自院内に療養病棟を持っていたため、そこへの転棟で在宅復帰率の10〜15％を占めていた。また、地域の老健と連携を強化し、そこへの転院でも10％弱を占めていた。これらが在宅復帰先から除かれることで、新しい在宅復帰率では、基準値である70％に対して60％程度にしかならないことがわかった。

　このような現状が明確になるにつれ、頭を悩ませていたところ、当院は改定の1年位前から療養病棟でも直接入院する患者さんを増やしていたことを思い出した。そこで、先の在宅復帰率は地域包括ケア病棟に限定した数字であったので、病院全体で療養病棟に直接入退院する患者さんも含めた数字を試算してみた。そうすると、老健への退院数を除いてもギリギリ基準値である70％程度であることが分かった（**図表3.10.5**参照）。

　ここでもう1つ考慮が必要なのが、療養病棟の在宅復帰機能強化加算の問題である。療養病棟の在宅復帰に関する基準は2つあり、1つはいわゆる在宅復帰率で在宅に退院した患者割合が5割以上である必要がある。もう1つは今回の改定でも変更されており、一般病床からの患者を受け入れて在宅に退院させているかという指標で、改定で10％から15％に基準値が上がっている。療養病棟で受ける患者さんの流れを変えることで、強化加算を取り下げなければならないのは本意ではない。場合によっては"選択と集中"で、より稼ぎ頭である地域包括ケア病棟を上位基準にすることを優先させることもあり得るが、月に50〜60人程度の入退院がある当院にとっては、"二頭を追う"ことも可能だろうと判断した。

　こうしたことを、看護部や地域連携室、医局に対して説明し、病院全体の患者さんの流れを変えることを提案した。この号令を発したのが改定前の2018年2月である。地域包括ケア病棟の在宅復帰率は6カ月の平均値を用いることになっている。この時点では、2月・3月の在宅復帰率をよほど高めないと6カ月の平均値で基準を超えることは難しいと考えていた。地域包括ケア入院基本料1が届出できると年間2,600万円の増収になるが、もし在宅復帰率が超えられなかった場合、ひとつ下の基本料2ではなく、さらに低い入院料3に下がっ

てしまう。もし基本料３になった場合は、逆に年間4,600万円の減収となる。まさに当院としては天国か地獄かの両極端な改定内容であった。それを左右するのが、この在宅復帰率であったわけだ。

　結果的には、４月６日の疑義解釈によって、３月までの退院先には改定前の基準で構わないという通知がなされ、在宅復帰率の基準値を超えることができた。この通知のおかげで半年間の"延命"となり、当院は４月１日から入院料１を届出することができた。運用の見直しにより３月以降の在宅復帰率も７割を超えるようになり、延命期間が終了する10月以降も安定的に基準を超えられている。さらに盤石にするため、これまで介護療養病棟だった14床を介護医療院に切り替える準備をしている。介護医療院ができると在宅復帰先の対象となるので、より安定的に在宅復帰率をクリアすることができるだろう。

　今回の改定内容で１つ疑問なのが、中間施設という位置づけの老健が在宅復帰率から外されたことである。地域包括ケア病棟の機能の１つに地域のサブアキュートが求められており、老健で急性増悪した患者を受け、回復したら早々に老健に戻ってもらうという運用もあるはずだ。また、急性期からのポストアキュートを直接老健で受け入れるには厳しいケースもあるだろう。その場合一度地域包括ケア病棟で受け、在宅復帰機能として安定するまで診て、落ち着いたら老健に戻るという運用もおかしくない。老健は医師も看護師もいるのであるから、これらの患者は診るべきだという考えなのだろうが、現状の人員配置基準で在院日数が短くなっている急性期から直接受け入れたりするには難しいケースも多い。地域包括ケア病棟の在宅復帰率も、急性期一般入院基本料と同じように在宅復帰先に老健を含めるべきである。

⑵　重症度、医療・看護必要度の変更への対応

　続いて、施設基準や収益には関係ないが、今回の改定で重症度、医療・看護必要度の見直しが行われている。変更の内容は必要度にⅠとⅡが設けられ、これまで通りの必要度Ⅰとは別に、病棟での診療行為を集約した医事データであるEFデータから必要度を算出する必要度Ⅱが新設された。必要度ⅠとⅡは全

く同じ基準ではなく、全国のデータを比較すると必要度Ⅱが低めに出ることがわかっている。そのため、すべての入院料で、必要度Ⅱを選ぶと基準値が低くなっている。例えば、地域包括ケア病棟の場合、必要度Ⅰだと基準値が10％であるが、必要度Ⅱの場合は8％となる。この必要度Ⅱにしたところで、点数等は変わらない。しかし、EFデータから抽出された数値を用いることで必要度Ⅰを作るのに必要なデータ入力作業が不要になると、看護師の手間が大幅に削減される。必要度Ⅱに移行できるのはA・B・C項目のうちA・C項目だけであり、B項目については引き続き入力が必要になる。しかし、A・C項目だけでも入力作業が削減されると大きな効率化につながる。さらに、地域包括ケア病棟においてはそもそもB項目の入力が不要である。こうした業務の効率化を目的に、当院でも必要度Ⅱへ切替えを進めていた。

　必要度Ⅱに変更するには毎年4月と10月の2回のタイミングしかない。当院は4月時点では間に合わなかったため、10月に変更することを目指していた。実際にEFデータから計算をしてみると、6月までの数字は十分にクリアしていた。ここで注意が必要なのが、単純に基準値をクリアしているだけではなく、必要度Ⅱから Ⅰを差し引いた数字が0.04未満である必要がある。つまり、現状の必要度Ⅰから大幅にずれている場合は届出が認められないというわけだ。当初はこの数字もクリアしていたため、特に問題視していなかったが、届出に必要な8月までのデータが揃ったところ、なんと必要度Ⅰとの差の数字が0.04よりも大きくなってしまった。それが判明したのが届出を提出する予定の3日前の出来事である。これまでの数字でクリアしていたので、慢心してしまった結果である。

　早々に、院長と看護部長に相談をしたところ、追加された2カ月間の必要度をカルテ1つ1つ立ち上げて見直すことになった。内容を見ると、注射薬などの項目で必要度Ⅱのデータの方が正しいケースが多く、再入力した後の必要度Ⅰの数字が大幅に変わった。そもそもこの状況自体が問題で、看護師の必要度の入力について当院では課題があることが分かった。それはともかく、数字はクリアしたので何とか9月内での届出ができた。

図表3.10.6　看護必要度の試算

年月	医療看護必要度Ⅰ（10％以上）			医療看護必要度Ⅱ（8％以上）			必要度Ⅱ－Ⅰ
	対象者	1以上	割合	対象者	1以上	割合	
2018/01	1,220	257	21.1%	1,260	276	21.9%	0.01
2018/02	1,115	245	22.0%	1,159	283	24.4%	0.02
2018/03	1,129	279	24.7%	1,166	303	26.0%	0.01
2018/04	1,136	232	20.4%	1,164	235	20.2%	−0.00
2018/05	1,178	257	21.8%	1,221	248	20.3%	−0.02
2018/06	1,170	293	25.0%	1,218	323	26.5%	0.01
2018/07	1,180	390	33.1%	1,235	370	30.0%	−0.03
2018/08	1,205	395	32.8%	1,250	406	32.5%	−0.00

　病院によってはその後も継続的に必要度Ⅱで基準値がクリアするのが心配なので、看護師による必要度入力を継続しているところもあるようだ。その後の疑義解釈で、届出時に0.04の差がないことを求められているが、継続的にその差を見る必要はないとされている。筆者は管理者が気になるからという理由で、無駄な入力作業を継続する必要はないと考えている。当院においては早々に必要度Ⅰの入力は終了し、今後は医事課が中心にEFファイルから算出するデータのみで管理していく予定である。

　この必要度に限らず、過去からやっていたという理由で業務が無くならず、継続されていることがあまりにも多い。判断に用いない資料作成や、データ提出、過去に院長が言ったからといって継続している資料等、現段階で積極的に使っていないものはどんどん削減し、業務を効率化しなければ、やらないとならないことが増え続ける一方である。

11.　介護医療院への転換に紆余曲折

　続いて、介護医療院に関する当院の対応についてお伝えする。周知の通り、

図表3.10.7 介護療養病床から介護医療院への転換シミュレーション (14床)

【介護療養型医療施設 (現行)】

サービス名称	単位	件数 (17年4~12月実績)	単位数	1月換算
療養型介護療養施設サービス費Ⅰ(ⅴ) 要介護3・夜勤Ⅲ	1,133	115	130,295	14,477
療養型介護療養施設サービス費Ⅰ(ⅴ) 要介護4・夜勤Ⅲ	1,232	1,563	1,925,616	213,957
療養型介護療養施設サービス費Ⅰ(ⅴ) 要介護5・夜勤Ⅲ	1,321	2,046	2,702,766	300,307
施設他科受診時費用	362	1	362	40
初期加算	30	6	180	20
退院前訪問指導加算	460	0	0	0
退院後訪問指導加算	460	4	1,840	204
退院時指導加算	400	0	0	0
退院時情報提供加算	500	0	0	0
退院前連携加算	500	0	0	0
老人訪問看護指示加算	300	1	300	33
栄養マネジメント加算	14	3,725	52,150	5,794
―				
経口維持加算Ⅰ	400	17	6,800	756
経口維持加算Ⅱ	100	16	1,600	178
療養食加算	18	367	6,606	734
―				
―				
―				
―				
サービス提供体制加算ⅠⅠ		18	3,725	67,050	7,450
合計	―	―	4,895,565	543,952

【介護医療院 (新)】

サービス名称	単位	件数 (9月分)	単位数	1月換算
Ⅰ型介護医療院サービス費(ⅱ) 要介護3・夜勤Ⅲ	1,158	115	133,170	14,797
Ⅰ型介護医療院サービス費(ⅱ) 要介護4・夜勤Ⅲ	1,257	1,563	1,964,691	218,299
Ⅰ型介護医療院サービス費(ⅱ) 要介護5・夜勤Ⅲ	1,346	2,046	2,753,916	305,991
施設他科受診時費用	362	1	362	40
初期加算	30	6	180	20
退院前訪問指導加算	460	0	0	0
退院後訪問指導加算	460	4	1,840	204
退院時指導加算	400	0	0	0
退院時情報提供加算	500	0	0	0
退院前連携加算	500	0	0	0
老人訪問看護指示加算	300	1	300	33
栄養マネジメント加算	14	3,725	52,150	5,794
経口移行加算	28	3,725	104,300	11,589
経口維持加算Ⅰ	400	17	6,800	756
経口維持加算Ⅱ	100	16	1,600	178
療養食加算	18	367	6,606	734
在宅復帰支援加算	10			
認知症専門ケア加算 (Ⅱ)	4	3,725	14,900	1,656
移行定着支援加算	93	3,725	364,425	38,492
排せつ支援加算	100	―	―	―
サービス提供体制加算Ⅰイ	18	3,725	67,050	7,450
合計	―	―	5,454,290	606,032

増減: 62,081　11.4%
増減(年換算): 744,967

※移行定着支援加算を除く

増減: 23,589　4.3%
増減(年加算): 283,067

3.10　コンサルからケアミックス病院の事務長になって実践してきた病院経営
（谷田病院）　　　*327*

介護療養病床は2023年度末で廃止が決定している。当院の選択肢としては、医療療養病棟など医療用のベッドにするか、介護医療院にして介護用のベッドを維持するか、の2つが考えられた。全て医療用のベッドにしてしまうと課題になるのが、医療区分が低く、介護度は高く、経鼻経管がある終末期の患者さんをどこが診るのか、という点である。あるべき姿としては、回復の見込みがない経鼻経管は望ましくない、ということなのだろう。しかし、当院の地域ではまだそうした選択肢がゼロとはなっておらず、過渡期だと考えている。関連施設として特養があり、そこで経鼻経管の利用者も診ているが、人手が厚くないので診る数に限りがある。当院の理念が、地域医療をトータルケアすることであり、こうした患者さんを診ないという選択肢は望ましくない。こうしたことから、介護医療院へ転換することとなった。

現行で14床ある介護療養病床を介護医療院に転換した場合のシミュレーションが**図表3.10.7**である。結果として年間744万円と現状に比べると11.4％増という大幅に増収することが分かった。しかし、そのうち移行支援加算から得られる収益が461万円と大きく、1年経過したらその"果実"はなくなり、現状比では年間＋283万円程度となる。それに伴う人員増は必要ないので、既に院内にいる人員の運用見直しで全ての加算について基準を満たすことができる。

もう1つ、介護医療院について考慮したい点が、急性期病院等からみた位置づけである。介護医療院は基本的に「在宅等」に該当することになっており、急性期一般入院料、地域包括ケア病棟入院料、回復期リハビリテーション病棟入院料の在宅復帰の対象になっている。つまり、病院のなかの1つの病棟であるが、在宅と同じ扱いとなる。個人宅に帰るよりは、病院施設内の病室の方が医療や介護の提供レベルは高いわけで、重宝されることもあると考えている。

18年2月に介護報酬の答申で点数が発表されてから早々に検討を始め、4月16日までに届出をすれば4月1日から介護医療院に変えられるのだろうと思っていた。ところが、単なる病棟機能の一部を変更するという位置づけではなく、介護医療院という新たな「施設」を設けるという位置づけになっており、介護保険の届出を扱う県のみならず、財源を扱う市町村との調整、医療保険の

図表3.10.8 熊本県から示された介護医療院の申請手続きの流れ

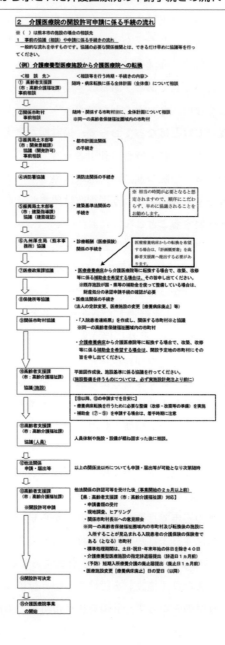

施設基準に関連する厚生局との調整、さらには、消防署や県の土木部とも調整が必要であることが分かった（**図表3.10.8**参照）。察しがつく通り、4月時点では介護保険の主たる部署である県の窓口担当者でさえ「まだわからない点が多いので一緒に検討していきましょう」というスタンスで、ましてや市町村の窓口や、医療や介護に関係ない部署に至っては、そもそも「介護医療院とは何か」ということを、こちらから説明するくらいの状況であった。

　4月早々に転換ができなかったもう1つの理由が、転換のための補助金である。地域医療介護総合確保基金を財源に、改修や改築のための補助金が設けられた。改修でも1床96万円で国と県を合わせると全額補助されるという、ある意味大盤振る舞いの補助金である。14床で計算すると上限1,344万円にもなる。しかし、無駄に改修する必要もないので、当初は補助金を得なくても早々に転換し、在宅復帰率など転換後のメリットを享受しようと思っていた。ところが、介護医療院の施設基準にある居室面積や廊下幅は大型改修まで現行水準でも可能という経過措置があるが、複数床の場合にカーテンのみで仕切られているのは不可ということが明確に示された[※3]。当院の建物は25年前に作られており、残念ながらベッドの間にパーテーションの仕切りはない。このため、ハード面の施設基準上からも4月からの届出が不可となってしまった。また、先述の改修の補助金だけでなく、開設準備経費の補助金が1床15.6万円で、14床で計算すると218万円になる。補助金を得ようと思うと、転換がさらに遅れることは明白であったが、心配していた地域包括ケア病棟の新しい在宅復帰率に沿った運用を3月からトライアルで実施しており、介護医療院への転棟が含まれなくてもなんとかギリギリ基準を超えられることが分かった。そのため、補助金を活用して改修をすることにした。

　　[※3]　老老発0322第1号「介護医療院の人員、施設及び設備並びに運営に関する基準について」（平成30年3月22日）

　全国では18年4月から介護医療院を認めているところもあるが、熊本県では10月が最も早い認定であった。もちろん、これらの施設は補助金を得ずに転換したところである。当院で補助金の交付決定があったのは施設整備が11月、開

設準備費が12月であった。施設整備はそれ以降に改修工事を始めて、2月中に完成予定である。当院の場合は1つの病棟内に介護医療院と医療療養病床が混在しているため、介護療養病床では通知で許可されていたスタッフステーションの共同利用や職員の勤務表の一括管理が、今のところ通知が出されていないとのことで分ける必要性が生じた。さらに、介護施設になるため、部屋も番号ではなく「名前」を付ける必要があったり、職員はエプロンなどをつけて医療のスタッフと区別する、といったことも求められた。ナンセンスな点は多いが、抗議していては時間がかかってしまうので、言われたまま対応している。結局、届出が完了するのは3月予定と当初よりだいぶ時間がかかってしまった。

12. 上益城郡在宅医会の取組み

　診療報酬に関する施設基準や加算に関する取組みは、結果も出やすいのでやりがいもあるのだが、より難易度が高いのが集患戦略だと考えている。どんなに高収益になる施設基準が用意されていても、そのベッドに空気が寝ているだけでは収益にならない。当院では、急性期病院との連携、地域の診療所や病院との連携、介護施設との連携に分けて、意図的に集患戦略を実行している。以下では、地域の診療所や病院との連携の具体例として、「在宅医会」の事例をお伝えする。

　当院の所属する上益城（かみましき）地域で、在宅医療を積極的に取り組む気持ちのある医師数名と何度か話し合い、より協力的な体制を地域をあげて作れないかと模索していた。そんな矢先に、同じ熊本県のなかで"玉名"という地域で活発に在宅医療をネットワークする会が開かれていることが分かった。早速見学させてもらうと、毎月1回多職種で集まり、ショートレクチャーや症例検討をしていた。会場の雰囲気はとても柔らかく、これこそモデルにしたい形だ、ということで意見が一致した。やりたい形が明確になったので、あとは当地域でまず始めてみて、課題が見つかったら改善しながら、この地域で合っ

3.10 コンサルからケアミックス病院の事務長になって実践してきた病院経営
(谷田病院)

た形を見つけていこう、ということになった。事業内容もそのまま真似をし、「上益城郡在宅医会」として第一回目の勉強会を開催した。対象者は在宅医療を提供する医師や訪問看護ステーションのスタッフ、ケアマネや介護施設から、保健所や町の保健師など幅広く声掛けした（図表参照）。

　初回からかなりの反響があり、50名を越える参加者が集まってくれた。ちなみに、そのうち医師が15名ほどあり、こうした多職種が集まるこの地域の勉強会では異例の参加人数となった。勉強会後は参加者を広く募集し地域の飲み会も行い、オフの場での意見交換も実施している。TTP（徹底的にパクる）戦略で始まった取組みであるが、1年近く継続しており、参加者も減ることなく、多いときには100人弱集まる会へと成長してきた。

図表3.10.9　第1回上益城郡在宅医会の案内

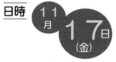
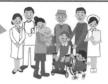

図表3.10.10　上益城郡在宅医会の様子

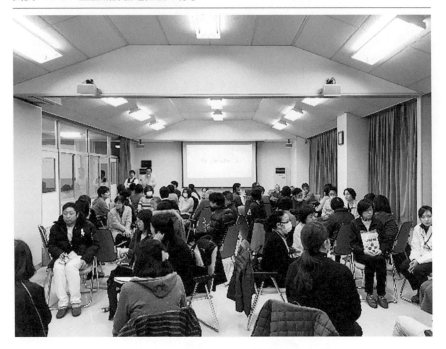

　在宅医会を動かす事務局機能は谷田病院が一手に引き受けている。関わる人件費や通信費といった費用については全て手弁当でスタートした。しかし、会場はいろいろな場所を使わせてもらい、自院だけで囲い込むのではなく、できるだけ公平性をもたせた活動を心がけている。その狙いが厚労省発信で各市町村に降りてきている「在宅医療・介護連携推進事業」に関係している。当事業はその名の通り、地域での在宅医療を推進する仕組みを構築することとなっており、全国の自治体で実施することが求められている。事業を行うということは、そこに予算が設けられる。実際に、年度が変わったときに若干ではあるが、構成する5町から予算をつけてもらうことができた。さらには、2年間限定だが「地域医療介護総合確保基金」として、熊本県では「在宅医療サポートセンター」という事業がスタートした。その認定も上益城郡医師会の正式な活

動として"昇格"した在宅医会で受託することができた。まだ活動費全てを賄うことはできていないが、徐々に資金も集まってきている。

　こうした動きを病院の事務職員が実践していてくことで、地域に自然と「谷田病院は在宅医療を積極的に実施している」ということが伝わっていく。結果として、患者さんを集めています！という直接的なメッセージを発することなく、地域の診療所から何かあったら在宅医療のバックベッドとして患者さんを紹介していただいている。

13. 病院がまちづくりに参入する理由

　最後に、谷田病院の最新の取組みとして、まちづくりについて触れる。医療系の情報誌にも最近「まちづくり」の文字を頻回に見るようになった。しかし、その内容で多いのは、病院のハードを作るときに商店モールやコミュニティスペースなど地域との交流する機能を設けたりする事例である。また、ソフト的な取組みでは、地域ぐるみの祭りなどの行事を主催したり参加したり、講演会を開催したりボランティア組織を作ったりといった事例が目立つ。もちろん、こうしたことも医療機関が取り組むまちづくりではあると思うが、世間的に言うまちづくりはより広義なものとなっている。一般的にもまちづくりはホットトピックで、ビジネス誌やカルチャー誌でも取り上げられる内容である。そこで取り上げられる内容の多くは、安倍政権になってから掲げられている「地方創生」の動きが関連している。今、地方創生はある意味バブルのような状況で、政府主導でいろいろな取組みがなされている。地域ごとに魅力的な取組みを実施するように、さまざまな施策や計画が実施されている。商店街活性化、民泊推進、観光といった多方面な取組みがある。これらは、医療機関の事業ドメイン（事業領域）ではないように感じるだろう。谷田病院では、こうした領域も含めたまちづくりの動きを始めた。

　それこそ、分野が多岐にわたるので始動しているプロジェクトも多いが、大きな柱の1つに古民家再生旅館を作る事業がある。人口1万人の甲佐町にホテ

ルや宿泊施設が1軒もない。そうすると、町で開かれる様々なイベントで人が集まっても、宿泊という結構なお金が地元に落ちる機会を逸してしまう。また、甲佐町もご多分に漏れず人口が減少している地域なのだが、いきなり住んでもらいたいと思っても初めての地域だと候補に挙がりにくいので、まずは泊まってもらい地域を知ってもらう機能も狙っている。町の予算で1軒、農林水産省の予算で2軒の古民家を再生し、再来年度にオープンする予定となっている。もちろん、古民家再生することがまちづくりではないので、それ以外にもスポーツを活かしたこと、地域学力向上に向けたこと、商店街に店を呼び込むことなど、いろいろな取組みに関わっている。

　こんなことを99床で職員数もさほどいない病院が関わる理由があるのか、疑問に思われた方もいるだろう。その目的は3つある。1つは、こうした取組みが地域中で起こることで、地域にいろいろな「生きがい」を創出することである。医療機関で働いていると、病気を治す方法は「治療・ケア」になってしまうが、治る過程で「生きがい」があることはとても大切である。また、病気や要介護状態にならないため、つまり予防するためにも「生きがい」が役立つ。高齢者でも仕事やボランティア活動、地域活動をしている人ほど、自立度が高いとか、認知症になりにくい、といった調査はたくさんある[※4]。

　　[※4] 経済産業省「将来の介護受給に対する高齢者ケアシステムに関する研究会　報告書」(2018年4月9日)

　2つ目の目的は、人材集めである。新しいこと、面白いことを取り組んでいる組織だと認識されることで、今までに交流がない人材と関わる可能性が増える。まちづくり系の勉強会や交流会に参加すると分かるが、医療系に比べるとぐっと年齢層が若くなる。いろいろなチャレンジをしたい、と思っている人材も多く、比較的安定志向で集まってくる医療・介護系の人たちとはまた違った視点を持っている。もちろん、そうした人たちが直接医療や介護をするかどうかは分からないが、接点が増えることで組織が活性化する可能性がある。実際に、当院では熊本県で活躍する女子バレーボールチームと組んで、キャプテン始め2人の選手が日中は介護職として働き、夕方頃から練習をする、という取

図表3.10.11　まちづくり協定締結式の様子

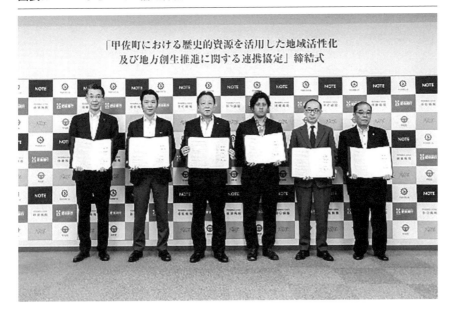

組みに発展している。

　3つ目の目的は、「未来の患者創造」である。このまま何もしないと、地域の人口推計は右肩下がりで、あっという間に1万人が6千人になってしまう。4割人口が減るということは、それだけ患者さんや利用者さんが減る可能性がある。もしくは、地域の他の医療機関と取り合いをしなければならない。日本の人口が減少しているのだから仕方ない、と諦めることはできるのだろうが、端から無理と決めつけるのではなく、どうしたら人口減少を食い止められるか、もしくは増やせるか、を模索するのもアリだと思っている。調べてみると実際に人口を増やしている地域は日本に皆無ではない。方法論は1つではないが、その地域にあったやり方で人口増を実現しているところはいくつもある。医療技術の発展で未来の病院のあり方は変わる可能性はあるが、地域に人がいる限り医療機関の必要性は残るのではないかと思っている。

　まだ始まったばかりの取組みで、成果は出ていないが、谷田病院の新たな

チャレンジとして続けていきたいと思っている。

14. 未来の病院経営がどうなるか

　これから日本の医療界は過去にない転換期を迎える。あと10年ぐらいは患者数が増えるが、高齢者が増えるかそこをピークに人口が減っていく。減っていく中でどのような病院経営をしていくのか、ということも考慮しながら経営の舵取りをしていくことが求められる。もうすでに始まっているのは労働力不足であり、これは日本全体の人口が減り続けているので避けられない課題である。外国人労働者の受入れが始まっており、良い・悪いの議論の前に人手不足で頼らざるを得ない選択肢になってくるであろう。当院でも向こう1年で外国人が働き始める予定である。今まで日本人しかいなかった組織に外国人が一定割合入ってくると、教え方や組織文化なども否応なく変革が求められる。医療界以外では既に一般的になっており、地方にある中小企業ですら外国人雇用は進んでいる。他業界のノウハウを応用すれば、医療界でも十分に対応していくことができるであろう。

　もう1つは、高齢者人口が減っていき、パイも減少していく環境でどうするのかということである。複数の医療機関が縮んでいくパイを取り合っていくのか、供給側の医療機関が集約していくのか、組織化して規模を拡大していくのか、選択肢はいくつかあるが、"現状維持"では成り立たない地域は必ず出てくるだろう。谷田病院がある上益城地域は、まさにそうなるのが確実な地域だと予測している。この地域で、持続可能な組織として経営し続けるためにどんなことが必要か、特に人材の育成や文化の醸成といった時間がかかることは今から着実に進めていかなくてはならない。これからも、まだ見ぬ世界を楽しみながら病院を経営していきたい。

編著者プロフィール

井上　貴裕 (いのうえ たかひろ)

千葉大学医学部附属病院 副病院長・病院経営管理学研究センター長・特任教授・ちば医経塾塾長

東京医科歯科大学大学院にて医学博士及び医療政策学修士、上智大学大学院経済学研究科及び明治大学大学院経営学研究科にて経営学修士を修得

東京医科歯科大学医学部附属病院 病院長補佐・特任准教授を経て現職

日本赤十字社本社医療施設教育研修アドバイザー

東邦大学医学部医学科客員教授

武蔵野赤十字病院、大垣市民病院等、各地の中核病院の経営アドバイザーを務めている。

執筆者プロフィール（五十音順）

池田　栄人 (いけだ えいと)　医学博士

京都第一赤十字病院 院長

1954年　生まれ

1978年　京都府立医大卒業

1980年　京都第一赤十字病院 外科

1998年　同 救急科 部長

2007年　同 副院長、救命救急センター長

2017年　同 院長

日本救急医学会専門医、日本外科学会専門医、日本医療マネジメント学会評議員、日本医療の質・安全学会代議員

亀田　義人 (かめだ よしひと)

千葉大学医学部附属病院 病院経営管理学研究センター 特任講師

千葉大学予防医学センター 特任助教

船橋市 ふなばし健やかプラン21推進評価委員会 会長

社会医学系専門医

日本医師会認定産業医

株式会社ワーク・ライフ・バランス認定ワークライフバランスコンサルタント

2005年　佐賀大学医学部卒業

2010年　千葉大学グローバル COE プログラムリサーチアシスタント

2013年　千葉大学大学院医学薬学府博士課程修了

2013年　厚生労働省 雇用均等児童家庭局 母子保健課 課長補佐

2014年　厚生労働省 医薬食品局 血液対策課 課長補佐

2015年　千葉大学医学部附属病院 医員・千葉大学予防医学センター 特任助教

2016年　千葉大学医学部附属病院 特任助教

〈専門領域〉
医療政策・病院経営管理・循環器内科学・公衆衛生学・社会医学・社会疫学

川腰　晃弘（かわごし　あきひろ）
医療法人社団浅ノ川　金沢脳神経外科病院　事務部経営企画課長
1999（平成11）年　富山大学経済学部経済学科卒業
1999（平成11）年　高松機械工業株式会社入社
2001（平成13）年　金沢脳神経外科病院　地域医療連携室
2002（平成14）年　同　医事課
2007（平成19）年　同　診療情報管理室
2009（平成21）年　同　診療情報管理室　主任
2013（平成25）年　同　経営企画課　課長
診療情報管理士、石川県診療情報管理研究会役員、小松短期大学（診療情報管理コース専攻
科）非常勤講師

北野　喜良（きたの　きよし）
国立病院機構まつもと医療センター　院長
1979年　群馬大学医学部卒業
1979年　信州大学医学部第2内科入局
1986年　自治医科大学附属病院血液科レジデント
1988年　カリフォルニア大学ロサンゼルス校（UCLA）医学部血液腫瘍科研究員
1997年　信州大学医学部附属病院第2内科　講師
2001年　信州大学医学部附属病院医療福祉支援センター　助教授
2001年　国立病院機構松本病院　内科医長、2004年　同　教育研修部長
2006年　国立病院機構松本病院　副院長、中信松本病院　副院長（併任）
2008年　国立病院機構まつもと医療センター　副院長
2013年　同　院長、2019年4月　同　名誉院長
日本血液学会専門医・指導医・功労会員

小室　瑞夫（こむろ　みずお）
桐和会ユニバーサルメディカルサービス　事業開発部部長　兼　経理部部長
1987年　東京大学法学部卒業
1987年　東京銀行（現　三菱 UFJ 銀行）入行（京都支店）
1990年　英国東京銀行ロンドン派遣
1993年　東京銀行新宿支店　支店長代理
1996年　東京三菱銀行　国際審査第二部　調査役
2000年　同　立川支社　課長
2002年　東京ダイヤモンド再生サービサー（現　エム・ユー・フロンティア債権回収）出向
2005年　三菱東京 UFJ 銀行　四日市支社　次長
2007年　同　法人コンプライアンス部　上席調査役
2008年　同　国際オペレーション統括部　上席調査役

2016年　桐和会グループ（現 桐和会ユニバーサルメディカルサービス）出向
2017年　同 転籍
2018年　ちば医経塾 1期生として病院経営スペシャリスト養成プログラムを修了
東京銀行に入行以来、国内外での企業向け融資業務を中心に29年間勤務した後に桐和会グループに入職。現在、主にグループの病院、クリニック、高齢者施設、保育施設等の新規施設整備に従事

関　利盛（せき としもり）医学博士
札幌市病院事業管理者・市立札幌病院長
1954年生まれ　大分県出身
1979年　北海道大学医学部卒業
1979年　北海道大学医学部泌尿器科入局
1987年　北海道大学医学部附属病院 助手
1990年　釧路市立病院泌尿器科 部長
1992年　北海道大学医学部附属病院 講師
1997年　手稲渓仁会病院腎移植科 部長
1999年　市立札幌病院泌尿器科医長、2005年 同 副部長、2007年 同 部長
2009年　同 理事、2012年 同 副院長
2014年　札幌市病院事業管理者・市立札幌病院長
2019年　札幌市病院局 顧問
日本泌尿器科学会専門医・指導医
泌尿器科腹腔鏡手術認定医

武久　洋三（たけひさ ようぞう）
平成医療福祉グループ 代表
1966年　岐阜県立医科大学卒業
1971年　徳島大学大学院医学研究科修了
1984年1月　博愛記念病院開設
1996年3月　社会福祉法人平成記念会 理事長就任
2007年4月　平成リハビリテーション専門学校 校長就任
2008年4月　日本慢性期医療協会 会長就任
病院（一般・医療療養・回復期リハ・地域包括ケア）、介護老人保健施設、介護老人福祉施設、ケアハウスなどを経営。また、厚生労働省社会保障審議会介護給付費分科会委員、経済産業省次世代ヘルスケア産業協議会委員など、各種公的委員を務める。

田中　繁道（たなか しげみち）
医療法人渓仁会 理事長
1973年　札幌医科大学医学部卒業
1973年　札幌医科大学内科学第2講座 研究生
1981年　米国南カロライナ医科大学薬理学 研究員
1992年　札幌医科大学内科学第2講座 助教授

1997年　医療法人渓仁会　手稲渓仁会病院　副院長
2009年　医療法人渓仁会　手稲渓仁会病院　院長
2014年　医療法人渓仁会　理事長 兼 手稲渓仁会病院　院長
2015年　医療法人渓仁会　理事長
日本循環器学会専門医、日本内科学会認定医・指導医、日本老年医学会専門医・指導医、日本腎臓学会専門医・指導医、日本高血圧学会功労会員
日本病院会 理事、日本病院会北海道ブロック支部 支部長、全日本病院協会北海道支部 幹事、北海道病院協会 副理事長、札幌市医師会裁定委員、北海道心臓協会 理事 ほか
1993年日本心臓財団予防賞（日本循環器管理協議会賞）受賞

遠山　一喜（とおやま かずき）　医学博士
高岡市民病院 前院長
1952年　岐阜県生まれ
1977年　金沢大学医学部医学科卒業　金沢大学麻酔学教室入局
1985年　高岡市民病院　麻酔科
2015年　高岡市民病院　院長
2019年　高岡市民病院　医療顧問

藤井　将志（ふじい まさし）
谷田会　谷田病院　事務部長
2006年　早稲田大学政治経済学部卒業
2006年　株式会社アイテック（医療経営コンサルティング会社）
2009年　株式会社 MM オフィス
2012年　沖縄県立中部病院　経営アドバイザー（NPO 法人病院経営支援機構所属）
2015年　特定医療法人谷田会　谷田病院　事務部長 着任
2017年　熊本保健科学大学　非常勤講師
2018年　医療法人興和会　なごみの里（老健）理事

前田　博教（まえだ ひろのり）
1989年　宮崎医科大学卒業
1989年　高知医科大学第二外科入局
1998年　米国ペンシルベニア大学　研究員
2003年　米国 City of Hope National Medical Center 研究員
2005年　高知大学第二外科　講師
2010年　同 准教授
2011年　高知県立安芸病院　院長
2012年　高知県立あき総合病院　院長、現在に至る
専門：消化器一般外科・乳腺外科
日本外科学会認定医・専門医・指導医、医学博士

吉村　健佑（よしむら けんすけ）

千葉大学医学部附属病院 病院経営管理学研究センター 特任講師

国立保健医療科学院 保健医療経済評価研究センター 客員研究員

1978年生まれ

千葉大学医学部医学科卒業

東京大学大学院医学系研究科公共健康医学専攻修了（公衆衛生学修士）

千葉大学大学院医学研究院博士課程修了（医学博士）

千葉県内で精神科医、産業医として勤務後、2015年厚生労働省に入省、保険局・医政局にて、遠隔医療を含む医療情報分野の政策立案と制度設計に関わる。

2017年国立保健医療科学院主任研究官としてレセプトデータを用いた医療経済分析等の政策研究に従事。

2018年より現職となり、主に病院経営・管理学の研究と教育に取り組んでいる。

日本精神神経学会「精神科医・精神科医療の実態把握・将来計画に関する委員会」及び「オンライン精神科医療検討作業班」委員

精神保健指定医、精神科専門医・指導医、社会医学系専門医・指導医、労働衛生コンサルタント（保健衛生）、医療情報技師

病院経営財務マネジメント
財務基盤強化のための実践テキスト

発 行 日 2019 年 6 月 20 日
編 著 井上 貴裕
発 行 者 橋詰 守
発 行 所 株式会社 ロギカ書房
〒 101-0052
東京都千代田区神田小川町 2 丁目 8 番地
進盛ビル 303 号
Tel 03 (5244) 5143
Fax 03 (5244) 5144
http://logicashobo.co.jp/
印刷・製本 藤原印刷株式会社

定価はカバーに表示してあります。
乱丁・落丁のものはお取り替え致します。
©2019 Takahiro Inoue
Printed in Japan
978-4-909090-25-6 C2047